U0277967

张其成全解黄帝内经·灵枢

上册

张其成 著

华夏出版社
HUAXIA PUBLISHING HOUSE

图书在版编目（CIP）数据

张其成全解黄帝内经．灵枢：全二册 / 张其成著．-- 北京：华夏出版社有限公司，2021.1（2024.3 重印）

（张其成国学经典全解丛书）

ISBN 978-7-5080-9976-7

Ⅰ．①张… Ⅱ．①张… Ⅲ．①《灵枢经》—研究 Ⅳ．① R221.09

中国版本图书馆 CIP 数据核字（2020）第 120018 号

张其成全解黄帝内经·灵枢

作　　者 张其成
责任编辑 张　平 黄　欣 曾　华

出版发行 华夏出版社有限公司
经　　销 新华书店
印　　刷 三河市少明印务有限公司
装　　订 三河市少明印务有限公司
版　　次 2021 年 1 月北京第 1 版
　　　　 2024 年 3 月北京第 3 次印刷
开　　本 787mm×1092mm　1/16
印　　张 38.5
字　　数 669 千字
定　　价 168.00 元（全二册）

华夏出版社有限公司　　地址：北京市东直门外香河园北里 4 号　　邮编：100028
　　　　　　　　　　　 网址：www.hxph.com.cn　　　电话：（010）64618981
若发现本版图书有印装质量问题，请与我社联系调换。

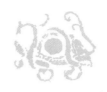

序　言

　　当代社会，最能代表中国国家形象的文化符号是什么？

　　从 2012 年开始，中国外文局对外传播研究中心连续在国内外开展"中国国家形象"的调查，结果显示，中医与中餐被国外受访者认为是最能代表中国国家形象的文化符号。而作为中医第一经典的《黄帝内经》已在 2011 年被联合国教科文组织列入《世界记忆名录》。

一、《黄帝内经》的文化地位

　　在我国的历史传说中，中医学的起源和三皇是分不开的，伏羲制作九针，神农尝遍百草，黄帝讲解医道，所以历代都尊奉伏羲、神农、黄帝为医神。

　　早在远古洪荒时代，先民们在劳动中不断摸索，制造出砭石和骨针等医疗器具来治疗疾病，后来逐渐发明了艾灸、推拿、酒剂、汤剂和导引等治病方法。从远古一直到周代以前，医疗技术主要掌握在巫师手里。巫师用各种巫术给人治病，所以最早的"医"（毉）字，下面就是一个"巫"字。可见早期巫和医是不分的。到了西周时期，医师已经从巫师中分离出来。经过春秋战国到了西汉时代，《黄帝内经》诞生了。

　　《黄帝内经》在中国文化历史中的地位，我用三个"第一"做一概括。

　　第一部中医学的经典。《黄帝内经》的诞生标志着中医学的形成。在这之前的简帛医书都是讲治法和药方的，中医学作为一个理论体系是从《黄帝内经》开始的，所以《黄帝内经》被认为是中医学的奠基之作，排在中医四大经典的首位。这部著作第一次系统讲述了人体的生理、病理、疾病、治疗原则和方法，几千年来护佑着中华民族战胜疾病灾难。

　　第一部养生学的宝典。《黄帝内经》第一次系统讲述了养生理念，不仅讲了怎样治病，而且讲了怎样才能不得病，也就是在没有得病的时候就预防它，最终能够不得病，这就是"治未病"。

第一部关于生命的百科全书。除了医学外，《黄帝内经》还讲了天文、历法、物候、地理、心理、社会等各学科知识，但所有知识都是围绕"生命"展开的，充满了人生哲理，所以它是教人健康快乐长寿的生命百科全书。

《黄帝内经》在中国文化历史中的地位，还可以用两把"钥匙"来进一步说明。

第一，《黄帝内经》是解开生命密码的钥匙。

《黄帝内经》把人体生命和宇宙自然看成一个整体，提出"气—阴阳—五行"模型，为我们提供了一把解开生命密码的钥匙。这个模型将人体的生理病理与天文地理有序地联系在一起，我们既可以从天地自然推测人体内在生命的秘密，又可以从人体生命活动推测天地自然的秘密。

第二，《黄帝内经》是打开中华文明宝库的钥匙。

《黄帝内经》提出了"阴阳五行，调和致中"的中医思维方法，这一思维方法不仅是对《周易》"阴阳中和"思想的继承和发展，而且与儒释道文化融通互补。中医文化一直最接地气，传承到今天，仍然活在人们的日常生活中。从《黄帝内经》中可以发现先秦儒家、道家及汉以前的人文科技文明之光，进而打开中华文明的宝库。

二、《黄帝内经》的成书

《黄帝内经》当然不是黄帝写的，只是托名"黄帝"，意在溯源崇本，表明这部书的起源和中国医药文化的发祥很早，与中华文明的形成是同步的。当然也不能说这部书和黄帝一点关系都没有，很可能是黄帝的思想经过后世口耳相传，不断补充、不断丰富，最终才形成了这部不朽经典。这本书采用黄帝和岐伯等大臣对话的形式，反映了黄帝以及先民们对人体生命的认识。考察书中的用字音韵和学说原理，可以发现这本书不是一时之言，也不是出自一人之手。究竟是什么时候汇编成书的呢？

我的师爷、中医泰斗任应秋先生认为，它是战国时期成书的。我的导师钱超尘先生考证过《黄帝内经》的用字，发现一些字用的不是战国时的字义，而是汉代的字义。如"豆"这个字始见于商代甲骨文及商代金文，它的字形就像高脚的盛食物的器皿，直到战国时期仍是高脚器皿的意思，可到了汉代却用来表示植物的豆子，《黄帝内经》的"豆"字就是作植物的豆子讲，而没有高脚器皿的意思。所以《黄帝内经》这本书应该是汉代成书的。我曾考证过《黄帝内经》中的引文和思想，除了引用老子《道德经》的话，还引用了司马迁《史记》的话，并受到了《淮南子》和董仲舒《春秋繁露》思想的重大影响，而这几本书都是在西汉中期写成的，所以《黄帝内经》不可能早于西汉中期，应该是在汉武帝之后。也就是说，《黄帝内经》虽然有一些内容形成于战国时期，但其主体部分最后成书是在汉成帝的时候。当时刘向受命负责校理宫廷藏书，领导了我国第一次大规模文献整理活动。其中御医李柱国负责校订医书，《黄帝内经》就是在这次校订整理中汇编成书的，距今约两千年。当然这还不包括《素问》的七篇大论，七篇大论是唐代王冰加上去的。

《黄帝内经》这本书的书名在刘向、刘歆父子所作的我国最早的图书目录《别录》《七略》中有所记载，遗憾的是这两部目录书已经失传，幸运的是它被东汉班固的目录书《汉书·艺文志》传承下来。《汉书·艺文志》是我国现存最早的一部目录书。它将所有图书分为六类，其中第六类书叫"方技略"，就是中医图书。中医图书又分为四类，其中第一类叫"医经"，共有七种书：《黄帝内经》十八卷、《外经》三十七卷，另外还有《扁鹊内经》《扁鹊外经》《白氏内经》《白氏外经》《旁篇》，遗憾的是除了《黄帝内经》外，其他六种都失传了，只剩下《黄帝内经》十八卷。可究竟是哪十八卷呢？《汉书·艺文志》中并没有记载，也没有记载《素问》和《灵枢》的书名。东汉医圣张仲景《伤寒杂病论·自序》中没有提到《黄帝内经》这一书名，但提到了《素问》和《九卷》的名称。到西晋皇甫谧才第一次提出《黄帝内经》包括《素问》和《针经》两个部分，他在《针灸甲乙经自序》中说："今有《针经》九卷，《素问》九卷，二九十八卷，即《内经》也。"《针经》也就是《九卷》，后来被改名为《灵枢》，两部分各为九卷，加起来就是《黄帝内经》的十八卷。从内容看，《素问》主要讲人体生命的基本原理，《针经》也就是《灵枢》，主要讲针灸、经络方面的问题。后来《黄帝内经》通行版本一共有162篇，其中《素问》81篇，《灵枢》也是81篇。

这本书为什么要托名"黄帝"？因为汉代人最崇尚黄帝，尊奉黄帝为中华民族的人文始祖，司马迁《史记》的第一篇是《五帝本纪》，第一位帝王就是黄帝。所以，托名"黄帝"除了表明这本书起源早以外，还表明这部书的神圣性、权威性。

再看这本书的体例。这是一部问答式、对话体的著作，基本上是黄帝和他的大臣的问答，大部分是黄帝问、大臣回答，非常亲切轻松，仿佛两个人在聊天。黄帝有六个医臣，就是掌管医药的大臣，如岐伯、伯高、雷公等。其中最重要的一位叫岐伯。黄帝在统一天下之后，就"问道于岐伯"。他把岐伯称为天师。这不仅说明黄帝胸怀博大，更说明生命问题的重要。为了搞清楚生命的秘密，黄帝甘愿屈尊，不耻下问。《黄帝内经》的大部分篇章都是黄帝问、岐伯答。所以后来人们就用岐伯和黄帝这两个名字的开头"岐黄"表示《黄帝内经》，将《黄帝内经》称为"岐黄之书"，中医也被称为"岐黄之术""岐黄之道""岐黄之业"，以此纪念岐伯和黄帝这两位中医药学的开创者和奠基者。

《黄帝内经》为什么叫"内经"？当然是和"外经"对称的，不过《黄帝外经》已经失传了。有人曾问我："内经"是不是讲内科，"外经"是不是讲外科？显然不是，因为那时医学还没有分科。那为什么要分"内经"和"外经"呢？按照古书一般的体例，如果同样一本书分内和外，至少有两个意思：一是作者不同，"内"往往是作者自己写的，"外"往往是作者的弟子写的；二是重要性不同，"内"往往是主体部分，"外"往往是辅助部分。我想《黄帝内经》《黄帝外经》可能有这第二个意思，并且我认为"内经"的"内"字还隐藏一个秘密，那就是对待生命的方法——人体健康之道最重要的是"内求"，找内在的原因、内在的方法。《黄帝内经》就是通过"内求"以及其他多种方法去激发人体内部的潜能，激发体内本来就有的自组织能力、自我抗病和自我免疫的能力，从而达到健康、快乐的境界。

再看《素问》和《灵枢》这两个书名是什么意思？先看"素问"，一般都把"素"理解成平常、平素，"素问"就是平常的发问；也有人将"素"理解为根本，"素问"就是询问根本。其实我们只有了解了古人对宇宙生成的认识，才能明白"素问"的真正含义。在先秦时期有一位与老子、庄子并称的道家人物叫列子，他在《列子·天瑞》中将天地宇宙的生成过程分为四个阶段：太易、太初、太始、太素。"太易者，未见气也；太初者，气之始也；太始者，形之始也；太素者，质之始也。""太易"是第一阶段，这就是《易传》说的"易，无思也，无为也，寂然不动"的状态，这时元气还没有出现；到了第二阶段"太初"，元气开始出现；第三阶段"太始"，形状开始出现；第四阶段"太素"，质量开始出现，所以后来有了一个词叫"素质"。"素问"的"素"就是"太素"，就是"素质"，也就是人体生命的本质。《素问》就是指对生命本质的追问。所以《素问》主要讲人体生命的基本理论问题。

再看"灵枢"，繁体字的"灵"上面一个"雨"字，下面一个"巫"字，中间三个"口"字，本义是指能用咒语与天神沟通并能求雨的巫师，后来与"神"连用成"神灵"。神灵主宰人的生命，这个神灵在人体里面，就是灵气、神气。"枢"是枢纽，枢纽用今天的话说就是关键，泛指道路。灵枢，意思就是主宰生命的枢纽和关键，也就是神气、灵气运行的通道，这个通道就叫经络，经络是生命的枢纽和关键。《灵枢》原来称为《针经》，主要是讲经络和针灸的。

三、《黄帝内经》的流传

《黄帝内经》（包括《素问》和《灵枢》）西汉中期成书。在汉代一直到南北朝时期，这本书还是在民间流行的。可是晋代以后，这本书的流传命运实在是太坎坷了，差一点就散失了。

先看《素问》的流传。在南北朝时期，有一个叫全元起的医家曾给《素问》做过解释，可惜这个注释版本后来就消失了。到了唐代，《素问》这本书已经残缺不全了。幸亏在唐玄宗时代出了一位喜好《周易》、老庄和医学的大学者，叫王冰，他从他的老师那里得到了一个秘本，于是用了十二年的时间，注成《素问》24卷。王冰对运气学说很有研究，特地把运气七篇大论补入《素问》中，合为81篇。这个版本经过了北宋官方设立的校正医书局的整理，就是我们今天看到的《素问》的通行版本。也就是说，现存最早的《素问》版本是唐代王冰整理补充、北宋林忆等人校正的24卷本，共81篇。我解读《素问》用的就是这个版本。

再看《灵枢》的流传。《灵枢》就不那么幸运了。到了北宋时期，这本书在中国已经失传了，所以校正医书局没能够校正这本书。好在这本书保存在高丽国（朝鲜），当时高丽国提出一个条件，可以把这本书进献给我国，但必须和我国交换购买一本叫《册府元龟》的书，还有其他历代史书。《册府元龟》可是一部了不起的书，居宋代四部大书之首，记载了从上古到五代的君臣事迹，是一部政治、历史百科全书。高丽国的这个条件太苛刻了，所以遭到大名鼎鼎的苏东坡的坚决反对。当时苏东坡是礼部尚书，他给当时的皇帝宋哲宗写了一个奏本，陈述了换购的五大危害，但宋哲宗没有采纳苏东坡的意见，这样《灵枢》就传回了中国。到了南宋初年，有一个人叫史崧，他家里秘藏了这个《灵枢》版本，他不仅下功夫进行校对整理，而且公布于世。后来史崧的原刻本也不存在了，幸好元代和明代的一些刻书家根据史崧的版本重新翻刻了，这才保留下来。现存最早的《灵枢》版本就是南宋史崧校对整理的版本，分为12卷，81篇。

除了《素问》和《灵枢》，我还要再说一个版本，叫《黄帝内经太素》，这是唐代初年杨上善编撰的，是《黄帝内经》的早期传本之一。杨上善将《素问》和

《灵枢》两部分的内容按照不同的主题作了重新分类、注释，不过这本书后来在国内失传了。感谢唐代高僧鉴真和尚，他在66岁高龄又双目失明的情况下，经历5次东渡日本失败后，在第6次终于东渡到了日本，他随身带去的书籍中就有这本书。这本书一直藏在日本京都的皇家寺院——仁和寺里，直到19世纪中叶才被发现。我们要感谢一位叫杨守敬的中国人，是他花重金买了这本书的影印本，并带回了中国。

目前保存最完整、最早的《黄帝内经》版本是元代胡氏古林书堂刻本，这个版本距今680多年，现藏于中国国家图书馆。这就是我开头提到的被联合国教科文组织列入《世界记忆名录》的版本。

四、《黄帝内经》的理论精华

《黄帝内经》的理论精华可以概括为"阴阳调和，五行致中"。这与中华传统文化"天人合一，和谐共生"的价值观是完全相通的，这种价值观转换为中医整体调和的思维方式。因为中医药最贴近百姓生活，通过体验中医药就能了解中医思维，进而了解中华民族的价值观念和中华优秀传统文化的基本精神。所以说用中医药这把"钥匙"就可以打开中华文明宝库的大门。

天人合一的整体观是《黄帝内经》最基本的特征。《黄帝内经》用"阴阳五行"的思维模型，不但把人体生命和宇宙自然看成一个整体，而且把人体内在脏腑和外在肢体看成一个整体，将人体的生理病理与天文地理有序地联系在一起。我们既可以从天地自然推测人体内在生命的秘密，又可以从人体生命活动推测天地自然的秘密。

《黄帝内经》提出"天人相参"的命题，认为天人是同构同序的，人体形态结构与天地万物是相互对应的，人体生理功能节律、病理变化周期与天地自然四时变化的节律周期是一致的。《素问·阴阳应象大论》说："天有四时五行，以生长收藏，以生寒暑燥湿风。人有五脏，化五气，以生喜怒悲忧恐。"

人体生命和宇宙自然是靠什么构成一个整体的呢？是靠"气"。"气"是《黄帝内经》中出现频率最高的一个词。按照气在人体的不同部位和不同功能，可以分为元气、宗气、营气、卫气、脏腑之气、经络之气等等。《黄帝内经》认为"气"是宇宙万物包括人体生命的本原。《素问·宝命全形论》说"人以天地之气生，四时之法成"。人生在天地之间，必须依赖天地阴阳二气的滋养才能生存。

《黄帝内经》用阴阳五行构建了中医学的理论体系。阴阳其实就是两种气——

阴气和阳气，五行是对阴阳的进一步分类。五行就是木、火、土、金、水五种自然界的基本物质，其实代表的是五种不同的功能属性。《黄帝内经》用五行把天地自然分为五类：五时、五方、五谷、五色、五味、五气。同时，把人体也分成五类：五脏、五腑、五体、五窍、五志、五神。两者一一相对应。然后用五行相生相克说明人体正常的生理现象，用五行的相乘相侮（过分的生克）说明人的病理情况。

《黄帝内经》十分有趣地把人体看成一个国家，心就是国王，肺就是宰相，肝就是将军……它将人体生命以五脏为核心分成五大功能系统。五脏（肝、心、脾、肺、肾）和六腑（胆、胃、大肠、小肠、膀胱、三焦）构成阴阳表里关系，通过经络的沟通，联系筋、脉、肉、皮、骨及目、舌、口、鼻、耳等组织，从而构成一个有机的整体。

经络是中国人的一大发明。《黄帝内经》第一次系统地记载了经络系统。经络是气血运行的通道，十二经脉、十五络脉等构成人体功能的调控系统。

五、《黄帝内经》的实践精华

《黄帝内经》有一句名言："治病必求于本。"也就是要在各种复杂的临床表现中，找出疾病的根本原因，然后采取正确的方法解决这个根本原因。治病的根本就是"阴阳"。一个健康人的状态是阴阳调和、平衡的，如果打破这种平衡导致阴阳失调就会生病；医生治病就是要调和阴阳，也就是将失调的阴阳恢复到平衡的状态。

《黄帝内经》诊断疾病的方法可以概括为四诊，也就是"望、闻、问、切"。望诊主要是观面色，看舌苔；闻诊主要是听声音，闻气味；问诊主要是询问病人发病的情况以及日常生活情况；切诊主要是按压病人的脉象以获得诊断信息。这些都是通过由表及里的方法认识体内的病变情况。

《黄帝内经》重视对病因的分析。导致疾病发生的因素是很多的，可以分为三大类。一类是"六淫"（风寒暑湿燥火）致病，这是外因；一类是"七情"（喜怒忧思悲恐惊）致病，这是内因；还有一类是饮食起居不当、过度劳累等致病，这叫不内外因。

治疗疾病的核心方法是辨证施治，通过脏腑辨证、经络辨证、八纲辨证与六经辨证给出中药配伍、针灸配穴以及各种合适的治疗方案，最终达到阴阳的中和协调。

《黄帝内经》十分重视"治未病"，也就是在没有生病的时候就注意预防，从而不生病。这就需要"养生"。《素问》第一篇《上古天真论》就提出养生的一条总原则"法于阴阳，和于术数"，就是要效法阴阳的变化规律，找到适合自己的养生方法。然后讲养生有四个重要方法，那就是："食饮有节"，饮食要有节制，要合理搭配；"起居有常"，起床、睡觉等日常活动要有规律，要跟大自然的规律一致；"不妄作劳"，运动与劳动要适度，不能太过分；"形与神俱"，外形与精神要结合起来，尤其要保持精神安宁、情志平和。

最后还要再说一句，《黄帝内经》"调和致中"的理念和方法不仅可以用于治病，而且可以用于治家、治企、治国，这就是"上医治国，中医治人，下医治病"。

六、我与《黄帝内经》的缘分

我出生在传承了460多年、被列入国家非物质文化遗产的"张一帖"中医世家，我父亲李济仁是首届"国医大师"，是全国第一批七个《黄帝内经》硕士点研究生导师之一，一直以《黄帝内经》指导中医临床。在我小的时候，父亲就让我背《黄帝内经》中的一些精彩原文，渐渐地我喜欢上了《黄帝内经》。我发现《黄帝内经》太博大了，不单纯是讲治病的，它还讲了天文、地理、历法、音律、哲学、心理、五运六气。比如第三篇《生气通天论》，是讲人是可以和天相通的，人的九窍、脏腑、十二节都可以和天地之气一一相通。太神妙了！我经常向父亲请教问题，父亲说：你要真正搞懂《黄帝内经》，就必须先学习《周易》，药王孙思邈说："不知易不足以言大医。"当然还要学习《道德经》《论语》，不懂这些国学经典也就读不懂《黄帝内经》。父亲常跟我说："秀才学医，笼中捉鸡。"只要打好了文科基础，再学中医就太容易了。

父亲对我的影响是巨大的，1977年恢复高考，我就选择了中文系，先打好中国传统文化的底子。1985年我考取了北京中医学院医古文专业的研究生，在我的导师钱超尘教授指导下，研究《黄帝内经》的语言文字，我作的硕士论文就是日本丹波父子有关《黄帝内经》的训诂研究。前后工作十年以后，1994年我考取北京大学哲学系博士研究生，师从朱伯崑教授。虽然我作的博士论文是《周易》象数哲学，但涉及大量的《黄帝内经》象数内容，所以1997年从北京大学毕业后，我继续报考北京中医药大学博士后流动站，有幸成为全国第一个《黄帝内经》博士后，师从《黄帝内经》泰斗王洪图教授。王教授和我的父亲曾经是1965年第一届全国《黄帝内经》师资班的同学，私交很好。王教授主编的《黄帝内经研究大成》是一部里程碑著作，我也有幸参与写作。在做博士后的两年中，在王教授的倾心指导下，我专注于从《周易》出发研究《黄帝内经》的五行生命观。博士后出站后，我留在北京中医药大学一直从事以《黄帝内经》为代表的中医文化的教学科研工作。

另外我还要提一件事，2016 年我有幸获得一个国家社科基金重大项目"以中医药文化助推中华优秀传统文化复兴研究"。作为首席专家，我决定从中华文化的大背景上探讨《黄帝内经》，因为《黄帝内经》不仅能护佑人体生命的健康长寿，而且能够助推中华优秀传统文化的伟大复兴。

由于我这种特殊的学术经历，所以我解读的《黄帝内经》和其他人是不同的。我的解读有三个特点：第一，立足中华传统文化的大背景、大视野，揭示《黄帝内经》与《周易》、老庄、孔孟、诸子百家以及天文、历法、地理的关系，展现《黄帝内经》作为一部国学经典的文化魅力。第二，立足《黄帝内经》元典的学术精华。《黄帝内经》一共 162 篇，原文有 14 万多字，我按照先"语译"、后"解读"的体例，全面解读《黄帝内经》元典，揭示《黄帝内经》学术思想的精华。首先对全部原文分段进行"语译"，然后对每段的学术思想进行全方位的解读，努力展现《黄帝内经》的魅力。第三，立足养生健康方法和"张一帖"的临证经验。针对当代人在养生、健康方面的困惑和误区，我会在解读相关内容时，把自己习练《黄帝内经》及儒释道的养生方法和功法介绍给大家，还会把我们"张一帖"家族尤其是我父母亲的临床经验分享给大家，希望大家身体力行、知行合一，找到并养成一种适合自己的、健康快乐的生活方式，最终能够不得病、少得病。

日出日落时，人生天地间。让我们一起走入《黄帝内经》神妙的世界吧！

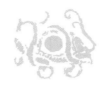

目　录

卷一

九针十二原篇第一　　　　　1

本输篇第二　　　　　　　　14

小针解篇第三　　　　　　　37

邪气脏腑病形篇第四　　　　48

卷二

根结篇第五　　　　　　　　66

寿夭刚柔篇第六　　　　　　78

官针篇第七　　　　　　　　89

本神篇第八　　　　　　　　96

终始篇第九　　　　　　　　105

卷三

经脉篇第十　　　　　　　　121

经别篇第十一　　　　　　　158

经水篇第十二　　　　　　　163

卷四

经筋篇第十三　　　　　　　169

骨度篇第十四　　　　　　　184

五十营篇第十五　　　　　　189

营气篇第十六　　　　　　　193

脉度篇第十七　　　　　　　196

营卫生会篇第十八　　　　　200

四时气篇第十九　　　　　　206

卷五

五邪篇第二十　　　　　　　213

寒热病篇第二十一　　　　　216

癫狂篇第二十二　　　　　　221

热病篇第二十三　　　　　　226

厥病篇第二十四　　　　　　232

病本篇第二十五　　　　　　237

杂病篇第二十六　　　　　　240

周痹篇第二十七　　　　　　246

口问篇第二十八　　　　　　250

卷六

师传篇第二十九　　　　　　260

决气篇第三十　　　　　　　269

肠胃篇第三十一　　　　　　272

平人绝谷篇第三十二　　　　274

海论篇第三十三　　　　　　277

五乱篇第三十四　　　　　　281

胀论篇第三十五　　　　　　284

五癃津液别篇第三十六　　　290

五阅五使篇第三十七　　　　293

逆顺肥瘦篇第三十八　　　　299

血络论篇第三十九　　　　　306

阴阳清浊篇第四十　　　　　310

卷七

阴阳系日月篇第四十一 315

病传篇第四十二 322

淫邪发梦篇第四十三 327

顺气一日分为四时篇第四十四 331

外揣篇第四十五 342

五变篇第四十六 348

本脏篇第四十七 356

卷八

禁服篇第四十八 370

五色篇第四十九 378

论勇篇第五十 391

背腧篇第五十一 396

卫气篇第五十二 398

论痛篇第五十三 402

天年篇第五十四 404

逆顺篇第五十五 417

五味篇第五十六 420

卷九

水胀篇第五十七 425

贼风篇第五十八 430

卫气失常篇第五十九 433

玉版篇第六十 438

五禁篇第六十一 445

动输篇第六十二 448

五味论篇第六十三 453

阴阳二十五人篇第六十四 460

卷十

五音五味篇第六十五 471

百病始生篇第六十六 481

行针篇第六十七 488

上膈篇第六十八 493

忧恚无言篇第六十九 496

寒热篇第七十 498

邪客篇第七十一 500

通天篇第七十二 510

卷十一

官能篇第七十三 521

论疾诊尺篇第七十四 528

刺节真邪篇第七十五 535

卫气行篇第七十六 552

九宫八风篇第七十七 558

卷十二

九针论篇第七十八 568

岁露论篇第七十九 578

大惑论篇第八十 585

痈疽篇第八十一 594

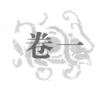

卷一

九针十二原篇第一

本篇介绍九针的名称、形状和用途，以及有关针刺的注意事项、补泻手法、禁忌等，并举例说明治疗不当会导致不良后果。本篇对十二原穴的生理功能、五脏原穴的名称与主治病症，以及察色、诊脉在诊治上的重要意义等，都做了简明扼要的阐述。有关用针部分的内容，本书在《小针解》中进一步做了阐述，因此本篇应与《小针解》互相参看。

黄帝问于岐伯曰：余子万民，养百姓，而收其租税。余哀其不给，而属有疾病。余欲勿使被毒药，无用砭石，欲以微针通其经脉，调其血气，营其逆顺出入之会。令可传于后世，必明为之法，令终而不灭，久而不绝，易用难忘，为之经纪。异其章，别其表里，为之终始。令各有形，先立《针经》。愿闻其情。

【语译】

黄帝对岐伯说：我像对待自己的子女一样怜爱万民，亲养百姓，并向他们收取租税。我哀怜他们生活尚难自给，还常为疾病所困扰。我不想他们服苦药用砭石，只想用细小的针刺他们的肌肤，疏通经脉，调养气血，使他们气血逆顺运行通畅。要想把这种针刺的方法保留给后代人使用，就要制定出针经之法；要想针法永久流传，容易运用，难以被忘记，就必须理清章节的内容，找出它们的区别，以建立一套条理完备的体系来明确人体内气血运行的规律。完善一部收录各种针具形状及功用的《针经》，我认为这是首要的。我想听你说说这方面的想法。

【解读】

《黄帝内经》分为《素问》和《灵枢》两部分，《素问》主要讲人体生命的基本理论及治病的基本原则，而《灵枢》主要讲针灸、经络等。《灵枢》最早叫作《九卷》，三国西晋时期皇甫谧把它叫作《针经》，唐代王冰把它改称《灵枢》。灵枢是什么意思？字面意思是主宰生命的枢纽，也就是神气、灵气运行的通道。这个通道就是经络。可见，《灵枢》是讲经络和针灸的。

读者可能会问，他不是医生，不能给人扎针灸，为什么要学《灵枢》呢？其实，作为一名不是医生的读者，学习了还是很有好处的。第一，可以了解自己生命的秘密，尤其是经络的秘密，这是西医里学不到的。第二，可以了解一种特殊的、不用吃药就能治病的方法——针灸。千百年来的临床实践证明，针灸的疗效是可靠的、确切的。最近几年有关针灸治疗尿失禁、偏头痛、心绞痛的论文在国际顶级医学期刊《美国医学会杂志》（JAMA）上的发表，说明针灸已经为国际科学界所认同。第三，可以养生，按照经络、穴位进行艾灸、按摩、刮痧、导引。如果说《素问》是偏于理论的，那么《灵枢》就是偏于应用的了，学习了《灵枢》，我们可以自己应用。

《灵枢》的第一篇《九针十二原》，从题目可以看出，本篇讲了两个问题：一个是九针，九种针具；另一个是十二原，十二个原穴，即脏腑的原气经过和停留的十二个穴位。原气也就是元气，原是本原、真元之义。

针刺技术用于医疗实践，主要作用于气血出入之会，即穴位，以达到畅通经脉、调理气血的目的，使身体自行调节，无需药石。针刺疗法的应用，无疑是医疗方法的一次革命。古代医家对此种医疗实践进行理论整理，使其成为可以流传沿用的方法，进而创立《针经》，使其广为流传，真的利在千秋。

岐伯答曰：臣请推而次之，令有纲纪，始于一，终于九焉。请言其道。小针之要，易陈而难入。粗守形，上守神。神乎神，客在门。未睹其疾，恶知其原？刺之微，在速迟。粗守关，上守机，机之动，不离其空，空中之机，清静而微。其来不可逢，其往不可追。知机之道者，不可挂以发，不知机道，叩之不发。知其往来，要与之期。粗之暗乎。妙哉！工独有之。往者为逆，来者为顺，明知逆顺，正行无问。逆而夺之，恶得无虚？追而济之，恶得无实？迎之随之，以意和之，针道毕矣。

【语译】

岐伯答道：让我有条理地从小针到九针，依照顺序，详细地讲一下其中的道理。小针的使用要诀掌握起来非常简单，但是要熟练应用达到一定高度却很难。医术差的医生只拘泥于患者有形的身体表面状况来施针，而高明的医生却在针刺时观察患者无形的神气的状况来调整施针的手法。真神奇啊！人体的经络都有开合的门户，邪气可以由这些门户侵入人体。如果连哪种病都分辨不出来，又怎么能分析出病因呢？针刺的诀窍取决于手法的快慢，一般的针刺医生只会死守病人四肢关节这些固定的穴位，而高明的针刺医生却能通过观察病人经络经气的气机变化来进行治疗。人体经气的循行路线与穴位息息相关，其中所蕴藏的道理是极微妙的。如果充斥着邪气，就不能再补气了；如果邪气稀少，就不可以泻正气了。懂得什么时候补还是泻，抓住正确的时机才不会出错。不懂得时机，就如同已经上了弦的箭不能够及时发射一样。因此，针刺的重点是掌握经气的来往时机。医术差的医生不懂得，只有高明的医生才能做到这一点。正气去的方向叫作逆，正气来的时候叫作顺。明白逆顺之理，就可以果断动手。如果正气已然虚损，这时候再用泻的手法，怎会不虚上加虚呢？如果邪气非常盛实，这时候还用补的手法，怎能不增加邪气盛实的程度呢？所以迎着邪气而泻，随着邪气去的方向而补，如此，针刺之道就比较详尽了。

【解读】

本段指出九针的诀窍，讲起来很容易，但是操作起来却有难度。一般的医生只懂得在患者形体的穴位上下功夫，而高明的医生却非常注重神志的专一。神，指精神、神志。"上守神"，就是要求医生和患者都聚精会神，专心致志，这是《黄帝内经》针法所特别强调的内容，如《灵枢·终始》里提到"专意一神""必一其神，令志在针"，《灵枢·官能》里提到"用针之要，无忘其神"。《素问·汤液醪醴论》在问到有些患者经过针刺治疗已经"形弊血尽而功不立者何"时，回答的原因是"神不使也"。又问什么是"神不使"呢？回答说："针石，道也。精神不进，志意不治，故病不可愈。"

神乎神，客在门：对这六个字，有很多种解释，但本书认为这里主要是讲神的重要性的，是说"神"是神奇的、神妙的，虽然没有形体，但却无所不在，客居在人体的所有地方，在人体的所有门户出入自如。《黄帝内经》讲的神不是神仙，也不是鬼怪，而是主宰人生命的精神、意念、意识、思维。如果这个神受伤了，那么人体的门户就关不住了，外邪就会侵入，人就会生病。所以高明的医生一定要体察出神的变化，尤其要观察留意经脉和穴位的具体气机变化，看出疾病的本质。除了要求医生心神合一、思想专注外，也要求患者如《灵枢·终始》篇所讲，通过守神，使消散的真气渐渐收回，使聚结的神气重新分布。患者的守神要从生活环境、精神情绪、所用的针刺手法等诸多方面来进行，只有这样，才利于患者生理功能的恢复。

凡用针者，虚则实之，满则泄之，宛陈则除之，邪胜则虚之。《大要》曰：徐而疾则实，疾而徐则虚。言实与虚，若有若无。察后与先，若存若亡。为虚与实，若得若失。

虚实之要，九针最妙。补泻之时，以针为之。泻曰必持内之，放而出之，排阳得针，邪气得泄。按而引针，是谓内温，血不得散，气不得出也。补曰随之，随之意，若妄之，若行若按，如蚊虻止，如留如还，去如弦绝，令左属右，其气故止，外门已闭，中气乃实。必无留血，急取诛之。

持针之道，坚者为宝。正指直刺，无针左右。神在秋毫，属意病者，审视血脉者，刺之无殆。方刺之时，必在悬阳，及与两卫。神属勿去，知病存亡。血脉者，在腧横居，视之独澄，切之独坚。

【语译】

大体在针刺时，正气虚弱的时候应该用补法，而邪气盛实的时候应该用泻法。针刺的时候，有气血淤结的情况就用破法放血，有邪气盛实的情况就用攻下法使邪气外泄。《大要》说：慢进针然后快出针、急忙按住针孔的情况是补法；而快进针然后慢出针、不按住针孔的情况是泻法。这种补和泻的手法运用起来，是一种

张其成全解黄帝内经·灵枢

有感觉但是好像又没感觉的感受。要仔细觉察气的到来，用此来判断是留针还是去针。总而言之，不论用补法还是泻法，都要使病人感受到补若有得，泻若有所失。

虚实补泻的关键在于这九种针各有各的特点。补和泻是体现针刺手法的。泻法指持针快速刺入穴位，在病人得气之后，摇大针孔然后出针，以排出体内邪气。但是如果在出针的时候按闭了针孔，邪气藏在体内，血气散不开，就达不到泻邪气的目的。补法指顺着人体经脉运行的方向刺针，要若行若止，使病人感觉有蚊虫在叮咬他们的皮肤一样，针入皮肤，候气的时候，仿佛停留徘徊一般，而在得气后要快速出针，像射出去的弓箭一样，这时可以右手拔针，左手迅速按住针孔，达到使针孔快速闭合的目的。中气得到充实，人体的正气也就得到补充了。一定不要在体内留有瘀血，有的话要及时祛除。

持针的要诀以握紧有力最佳。进针时对准腧穴，垂直刺入，要在观察病人情况的同时稳住针体，同时还要仔细感受血脉的走向。针刺的时候一定要注意病人面部尤其是眼睛的神色变化和他们神气的盛衰，医生必须集中精力，才能对疾病做一个预判。如果有血脉密集分布在腧穴周围，且用手指按压后感到很坚实，就不要针刺这些部位。

【解读】

本部分经文阐述了补泻的具体方法，即"徐而疾则实，疾而徐则虚""泻曰必持内之，放而出之""补曰随之"；提出了针刺的操作要领，即"持针之道，坚者为宝。正指直刺，无针左右"，意思是拿针的手一定要有力量，要全身心地投入；强调了针刺时要集中注意力，即"属意病者，审视血脉""必在悬阳，及与两卫""神属勿去，知病存亡"，"属"即"瞩"，意思是医生针刺时要注视和观察病人的双眼，使病人神守勿去，既强调了医生要集中注意力，也强调了要使病人集中注意力，如《素问·针解篇》也讲到"必正其神者，欲瞻病人目，制其神，令气易行也"。

在实际操作中，注意观察病人的神态具有重要的意义，不仅可以测知针刺的效果，还可以预防晕针等意外情况的发生。现代临床在观察针灸麻醉的效果时，已把病人皱眉反应作为观察指标之一，足见观察病人的重要性。

九针之名，各不同形。一曰镵针，长一寸六分；二曰员针，长一寸六分；三曰锃针，长三寸半；四曰锋针，长一寸六分；五曰铍针，长四寸，广二分半；六曰员利针，长一寸六分；七曰毫针，长三寸六分；八曰长针，长七寸；九曰大针，长四寸。镵针者，头大末锐，去泻阳气。员针者，针如卵形，揩摩分间，不得伤肌肉，以泻分气。锃针者，锋如黍粟之锐，主按脉勿陷，以致其气。锋针者，刃三隅，以发痼疾。铍针者，末如剑峰，以取大脓。员利针者，大如氂，且员且锐，中身微大，以取暴气。毫针者，尖如蚊虻喙，静以徐往，微以久留之而养，以取痛痹。长针者，锋利身薄，可以取远痹。大针者，尖如梃，其锋微员，以泻机关之水也。九针毕矣。

【语译】

　　九针的名称，依据形状的不同而各不相同。第一种叫镵针，长一寸六分；第二种叫员针，长一寸六分；第三种叫锃针，长三寸半；第四种叫锋针，长一寸六分；第五种叫铍针，长四寸，宽二分半；第六种叫员利针，长一寸六分；第七种叫毫针，长三寸六分；第八种叫长针，长七寸；第九种叫大针，长四寸。镵针，针头大而针尖锐利，适于浅刺以疏散肌表阳热；员针，针形如卵，适于摩擦分肉之间，不会损伤肌肉，却能够疏泄分肉的邪气；锃针，针尖像圆圆的黍粟粒，用于按压经脉，不会陷入皮肤内，可以用来引正气、排邪气；锋针，三面有刃，可以用来治疗积久难治的疾病；铍针，针尖锐如剑锋，可以用来刺痈排脓；员利针，针尖如长毛，圆而锐利，针的中部略粗，可以用来治疗急性病；毫针，针尖像蚊虻的嘴，轻缓地刺入皮肉，轻微地提插留针，使正气得到充养，散尽邪气，出针养神，可以用来治疗痛痹；长针，针尖锐利，针体细长，可以用来治疗痹证；大针，针像折断后的竹茬一样锐利，针尖稍圆，可以用来泄去关节的积水。这就是九针的情况。

【解读】

　　九针，为九种针具的总称，始载于《黄帝内经》，包括镵针、员针、锃针、锋针、铍针、员利针、毫针、长针和大针。

　　现代各种针具皆由古代的九针发展演变而来。关于九针的起源，古代有伏羲创造九针的

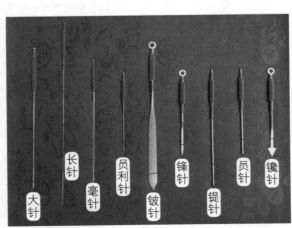

现代复原古代九针模型

说法，如皇甫谧在《帝王世纪》①里记载："伏羲氏乃尝味百药而制九针。"从历代古籍的记载和出土的古代针具可以看出，九针是随着人们对疾病认识的不断深入和冶炼技术的逐渐提高而不断改进的。随着针灸学的不断发展，现代针灸学家在九针的基础上研制出"新九针"共计11种，即镵针、铍针、锋钩针、三棱针、火针、梅花针、磁圆梅针、锃针、圆利针、毫针、长针，进一步发展和丰富了九针的内容。除三棱针相当于古代的锋针之外，其余"新九针"几乎没有和古代九针相符合的。现代最常用的是毫针，也就是临床上使用的针灸针，虽然也叫毫针，但与古代的毫针不同，其针尖更细，一般可避开血管，针刺时少有出血，可以较长时间地针刺皮下，治疗多种急慢性疾病。

夫气之在脉也，邪气在上，浊气在中，清气在下。故针陷脉则邪气出，针中脉则浊气出，针太深则邪气反沉，病益。故曰皮肉筋脉各有所处，病各有所宜，各不同形，各以任其所宜。无实无虚，损不足而益有余，是谓甚病，病益甚。取五脉者死，取三脉者恇，夺阴者死，夺阳者狂，针害毕矣。

刺之而气不至，无问其数；刺之而气至，乃去之，勿复针。针各有所宜，各不同形，各任其所为。刺之要，气至而有效。效之信，若风之吹云，明乎若见苍天，刺之道毕矣。

【语译】

当邪气进入经脉后，阳邪会在人体上部，浊恶的会在人体中部，清朗的会在人体下部，这导致要变换针刺部位。针刺筋骨上的穴位，可以泄出阳邪；针刺阳明经所在的穴位，能排出浊气；如果病在浅表而针刺得太深，会使在表面的邪气深入，起到反面效果。所以说，皮肉筋脉，各有自己的部位，病症也各有其对应的孔穴，九针形状各异，要根据病情和穴位的特点选用不同种类的针具。千万不能实证用补法去治疗，虚证用泻法去治疗，那样就会损不足而益有余，适得其反。对于精亏气虚的患者，如果针刺误泄五脏腧穴的经气，会致其阴虚甚至死亡；对于阳气不足的患者，如果针刺误泄三阳经腧穴的经气，会损伤正气，使人变得虚弱怕事。泄了阴经，耗尽了脏气，会致人死亡；损伤阳经，损耗了阳气，会使人癫狂，这就是用针手法不当所造成的后果。

① 齐鲁书社，2000。

针刺的时候，需要观察患者是否得气，而不要管扎了几次，过了多久。如果刺后未能得气，必须等待经气的到来；如果已经得气，就可以停止治疗了。九针各有不同的功用，针形也不一样，要根据病情的变化分别选用对应的针具。针刺的关键在于是否得气，得气意味着产生了疗效。如果疗效显著，就如同风吹云散，得见明朗的晴天一样。这些就是针刺的道理。

【解读】

本部分阐述了取穴的原则。应根据病之表里、上中下部位的不同而取不同的穴。本部分再次举例强调了针刺要辨清虚实，否则可能引邪入里或者加重病情。

本部分还强调了针刺只有"得气"才能见效。医界多以针刺"得气"作为评价针医技术高低的标准。由本部分内容可以看出，气至并不是单纯的主观感受，而是有客观条件的。一般认为"得气"是施针后穴位下感觉到了酸、麻、胀、痛等。

处在病痛中的患者，心情沉重，心空像阴云密布一般，经过正确的针刺治疗，既守神又守形，便如风把乌云吹散，出现明朗的晴空那样，患者的心理和生理都重见光明。

黄帝曰：愿闻五脏六腑所出之处。岐伯曰：五脏五腧，五五二十五腧；六腑六腧，六六三十六腧。经脉十二，络脉十五，凡二十七气以上下。所出为井，所溜为荥，所注为腧，所行为经，所入为合。二十七气所行，皆在五腧也。

节之交，三百六十五会，知其要者，一言而终，不知其要，流散无穷。所言节者，神气之所游行出入也，非皮肉筋骨也。

【语译】

黄帝说：我想了解五脏六腑经气循行的状况。岐伯说：五脏经脉，分别有井、荥、输、经、合共五种腧穴，合起来是二十五个；六腑经脉，则分别有井、荥、输、原、经、合共六种腧穴，合起来是三十六个。人体总共有十二条经脉，每条经脉各有一条络脉，加上任脉、督脉各一络及脾大络，合起来便有十五条络脉了。二十七条经络的气机周流全身，循行于手部、足部之间。人体经气所出的穴位称作"井"，好比刚流出的细小的山泉水；经气所经过的穴位称作"荥"，像刚流出泉源的细小水流，这时候经气还非常微弱；经气所灌注的孔穴叫作"输"，此时水流汇聚成形，而且能够运作转输，已然盛大了；经气所循行的穴位叫作"经"，此时已成渠流，经气非常旺盛；经气最终所进入的穴位叫作"合"，似海纳百川，经气已经入合于一体了。二十七条经络的气机所运行的地方，就在这五种腧穴中。

相交于人体关节部位的穴位，共有三百六十五个。这些奥秘之处，懂行的用简单的话语就能概括出来，不懂的，说再多也说不到点上。而此处所说的关节，是关于血气出入的，无关皮肉筋骨。

【解读】

本部分指出了全身有十二正经、十五络脉。气血运行于人体经络之中，灌注并联系全身上下各组织器官。全身经络在人体分布有三百六十五个腧穴。"会"就是腧穴。六腑之六输穴，多了原穴，为井、荥、输、原、经、合，各六种穴位。

三阴经在手足肘膝关节之下有井、荥、输、经、合五种腧穴。"井"如同山泉水一样细小，它是水的源头；"荥"位于手掌与足趾，好似从泉溪流出的婉转迂回的小水流，还未成气候；"输"表示经气灌注在气穴，由少积多，已然盛大起来了；"经"的穴位多位于手腕和脚踝关节以上，水到渠成，旺盛无比，不可阻挡；经气进入的部位叫作"合"，如同进入了大海一般，经气由此深入人体。

三阳经在手足肘膝关节之下有井、荥、输、原、经、合六种腧穴。腧穴是气血循行出入的地方，故针刺腧穴可以疏通经气、活血，起到治病强身的作用。

睹其色，察其目，知其散复。一其形，听其动静，知其邪正。右主推之，左持而御之，气至而去之。

凡将用针，必先诊脉，视气之剧易，乃可以治也。五脏之气已绝于内，而用针者反实其外，是谓重竭，重竭必死，其死也静。治之者，辄反其气，取腋与膺。五脏之气已绝于外，而用针者反实其内，是谓逆厥。逆厥则必死，其死也躁。治之者，反取四末。刺之害中而不去，则精泄；害中而去，则致气。精泄则病益甚而恇，致气则生为痈疡。

【语译】

医生在针刺的时候，要留心观察病人的气色和眼神，由此可知道正气的虚实。通过辨别病人形体的强弱，听他说话声音的大小，可以知道他邪正虚实的状况，然后可以用右手主推进针，用左手来辅助，到得气的时候就可以拔针了。

在用针之前，一定要先对病人进行脉诊，观察其脉象，然后才可以根据病情轻重进行针刺治疗。如果病人的五脏精气在里面已然枯竭，这时用针补阳经，就会使阳气更加兴盛而阴气更加虚损，这叫重竭。重竭必定致人脱阴而死亡。临死之时，病人是非常安静的。重竭是因为医生没有遵循经气的循行规律，误取针刺腋下和胸部的腧穴，使脏气虚脱所致。如果病人的五脏精气在外面已经虚绝，反而用针补阴经，就会使阴气更加兴盛而阳气虚脱至极，这叫逆厥。逆厥也会致人死亡。临死之时，病人还会异常烦躁。逆厥是因为医生没有遵循经气的循行规律，误取针刺手足末端的穴位，减少阳气所致。针已刺中病的要害而不拔针，精气会持续耗散。针未刺中病的要害而拔针，邪气会滞留在体内。精气的耗散会加重病情，使人虚弱，而邪气的滞留则易导致痈疡的发生。

【解读】

本部分再次强调用针必须先仔细观察病人正气的盛衰、存亡情况，然后施以相应的补泻手法，避免因为诊断不明犯虚虚实实之戒而误刺致死。如果疾病使五脏之气将绝于内，医生本当救里，却误在四肢末端用补法，就会使已经虚弱的脏腑之气外散，导致内里更虚。正确的方法应该是在五脏靠近胸部的募穴用补法，使外散的脏气回聚。如果疾病使五脏之气已绝于外，医生本应该在四肢部位通阳，却误在胸腋部位施针，就会使外周更加衰竭。正确的方法应该是在四肢末端取穴通阳救逆。两种绝症如不幸在误治中死亡，脏气内绝者在阴气内竭中死去，阴主静，所以呈现安静的状态；脏气外绝者因为阳气不能外通致死，脏气未衰竭，阳主躁，故在躁动挣扎中死去。

古代由于医疗条件有限，针灸医生无论病人病情轻重均需要治疗，有的重症不宜用针刺治疗，也选择了针刺疗法，贸然施针，容易导致病人死亡。

五脏有六腑，六腑有十二原。十二原出于四关，四关主治五脏，五脏有疾，当取之十二原。十二原者，五脏之所以禀三百六十五节气味也。五脏有疾也，应出十二原，十二原各有所出。明知其原，睹其应，而知五脏之害矣。阳中之少阴，肺也，其原出于大渊，大渊二。阳中之太阳，心也，其原出于大陵，大陵二。阴中之少阳，肝也，其原出于太冲，太冲二。阴中之至阴，脾也，其原出于太白，太白二。阴中之太阴，肾也，其原出于太溪，太溪二。膏之原，出于鸠尾，鸠尾一。肓之原，出于脖胦，脖胦一。凡此十二原者，主治五脏六腑之有疾者也。胀取三阳，飧泄取三阴。

【语译】

　　五脏对应在外的六腑，总共有十二原穴，它们出自肘膝四关。四关原穴主治五脏的疾病，所以五脏有病，应该取十二原穴。十二原穴是五脏禀受全身三百六十五节气味的部位，五脏有病会反映到十二原穴上，而十二原穴也有各属的内脏。所以观察外在表象就可以了解人体内在五脏病变的具体情况。心、肺位于胸膈以上，属于阳位。包裹心的肺是属于阳的阴脏，其原穴是太渊穴，太渊穴在手腕掌横纹靠前侧的位置，左右对称，有两个。心为阳中之太阳，其原穴是大陵穴，大陵穴在手腕掌横纹的中点处，左右对称，有两个。肝、脾、肾三个脏腑均位于胸膈之下，都是属阴性的。肝是阴中之少阳，它的原穴是太冲穴，太冲穴在脚背上，第一、第二跖骨接合部凹陷的地方，左右对称，有两个。脾为阴脏，代表着阴中之至阴，它的原穴是太白穴，太白穴在脚大拇指内侧第一跖骨后下方凹陷的地方，左右对称，有两个。肾为阴中之太阴，它的原穴是太溪穴，太溪穴在足内侧，内踝与跟腱之间凹陷的地方，左右对称，有两个。膏的原穴为鸠尾穴，鸠尾穴在胸前，胸壁前下端的剑突下半寸，属任脉，只有一个。肓的原穴为气海穴，气海穴在肚脐下一寸半，两个手指并拢横放的地方，也只有一个。这十二原穴所处的位置是脏腑经络之气所灌注的地方，可以用来治疗五脏六腑所产生的各类疾病。比如治疗腹胀之类的疾病时，应取足三阳经的原穴进行针刺；而遇到飧泄之类的疾病时，应取足三阴经的原穴进行针刺。

【解读】

　　本篇所讲的十二原穴与后一篇《本输》所讲的十二原穴不同，后一篇所讲的是六腑的原穴。后世医家将六脏（五脏加上心包为六脏）的原穴、六腑的原穴，合起来称为十二原穴。

　　原穴在所有穴位中是十分重要的穴位，是脏腑的原气经过和留止的部位。原气来源于肾，这种肾间的动气，是人体生命的本源，是维持生命活动最基本的动力，也是生命的最根本的能量。原气由先天之精化生，发源于肾，由三焦的通路传遍全身，推动脏腑等一切组织器官活动。因此，脏腑发生疾病时，就会反映到相应的原穴上来。通过原穴的各种异常变化，既可以推知脏腑的疾病情况，又可以推知脏腑的盛衰状况。

　　按照十二脏腑对应十二原穴的说法，可以发现十二原穴和五输穴关系十分密切——六脏的原穴就是五输穴的输穴，也就是井、荥、输、经、合五输穴中的第三种穴位，而六腑的原穴则是在输穴之外另有叫原穴的，也就是井、荥、输、原、经、合六输穴中的第四种穴位。原穴基本分布在腕关节、踝关节附近，在手指和足跖趾关节之后。

在临床上，针刺原穴能使原气强盛，并通达相应的脏腑，调节脏腑功能，从而达到维护生命正能量、抵抗病邪的作用。下面教大家一种简单的拍打原穴的养生方法。

先拍打手上的原穴，用右手掌拍打左手内侧和外侧的手腕，然后再用左手掌拍打右手内侧和外侧的手腕，这样就基本上把每只手上的六个原穴都拍打到了。

拍打完手上的原穴，再拍打脚上的原穴，用手掌拍打脚的内踝骨和外踝骨周围的地方，还有脚趾后方，范围可以大一些，这样就基本上把每只脚上的六个原穴都拍打到了。

要拍打到皮肤微微泛红为止，有的人还会出痧。拍打之后微微有点痛，但觉得很舒服，那就是合适的。如果觉得很痛，不舒服，那就是太过分了。拍打十二原穴能调动全身的原气，提高人体免疫力。

今夫五脏之有疾也，譬犹刺也，犹污也，犹结也，犹闭也。刺虽久，犹可拔也；污虽久，犹可雪也；结虽久，犹可解也；闭虽久，犹可决也。或言久疾之不可取者，非其说也。夫善用针者，取其疾也，犹拔刺也，犹雪污也，犹解结也，犹决闭也。疾虽久，犹可毕也。言不可治者，未得其术也。

【语译】

当五脏发生病变时，就好像身上被扎了刺，物体被污染了，绳索被打了结，河流发生了淤塞一般。但是，刺虽然扎了很久还可以拔掉，物体虽然污染了很久还可以洗净，绳结虽然拴了许久还可以解开，河流虽然淤塞很长时间还可以疏通。有人认为针刺不能对陈年旧病起到成效，这是不对的。善于针刺的高明医生治病就如同拔刺、洗涤、散结、疏淤一样直接简洁，对于久病，仍然可以治愈，那些说久病不可治的人是没有掌握针刺技术的人。

【解读】

本段主要讲以进取的精神对待不治之症。本来，所谓不治之症都是相对的，它受当时的客观条件限制。随着医疗手段的提高、医疗实践的积累，人们更深入地了解了人体的运行机理，过去的很多不治之症，今天已经被攻克了；今天的一些不治之症，明天也将找到有效的治疗方法。对复杂多变、久治不愈的病症，治起来确实不容易见到成效，想用新方法就要承担风险，因此某些有名望的医生为了自己的名声，自然是要选择回避的。但是医德高尚、积极进取、医术高超的医生，必然会以拔久刺、除陈污、解死结、决深闭的精神，抱着病虽久也要想方设法施治的决心，去进行艰难的探索，而且他们的努力总会有成效的。

刺诸热者，如以手探汤；刺寒清者，如人不欲行。阴有阳疾者，取之下陵三里，正往无殆，气下乃止，不下复始也。疾高而内者，取之阴之陵泉；疾高而外者，取之阳之陵泉也。

【语译】

针刺治疗热病的时候，应该浅刺，手法轻且快，就好像以手试沸水一般；针刺治疗阴寒之病的时候，应该深刺，留针待气，就好像人在路上徘徊的样子。阴分里发生了阳邪热象，应取足三里穴，准确刺下别停手，等邪气退下便应拔针，如果邪气不退，还应当再刺。疾病发于上部而属于内脏的，可以针刺阴陵泉穴；疾病发于上部而属于外腑的，应当针刺阳陵泉穴。

【解读】

热证多是实证，宜用泻法，"如以手探汤"，比喻针刺后迅速出针；寒清多为虚证，宜用补法，"如人不欲行"，与前面的"如留如还"意思相同，比喻针刺后留针时间长。阴为里，阳疾，为腑病，吐泻腹胀之类，取足三里穴针刺。疾高，脐以上皆是，内为脏病，胀满、不嗜食，取阴陵泉穴针刺；外为腑病、呕逆、口苦、咽喉不利、发热黄疸，取阳陵泉穴针刺。

总的来看，选用针刺疗法是因为药物和砭石在治疗过程中会对人体产生一定的伤害。针灸医生要会关注患者神与气机的盛衰变化，通过进针出针的快慢节奏来对气机的变化进行调控。虚证应该用补法，实证应该用泻法。顺经气为补，逆经气为泻。慢慢进针、快速出针为补，快速进针、慢慢出针为泻。针刺的穴位可以取五输穴和十二原穴。

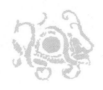

本输篇第二

　　本篇首先讲解十二经脉中井、荥、输、经、合五输穴的意义，然后分别介绍各条经脉上五输穴的位置、选取方法和主要治疗病症，最后介绍子午流注针法，这是将针灸和时间空间相结合的一种治疗方法。

　　黄帝问于岐伯曰：凡刺之道，必通十二经络之所终始，络脉之所别处，五输之所留，六腑之所与合，四时之所出入，五脏之所溜处，阔数之度，浅深之状，高下所至。愿闻其解。岐伯曰：请言其次也。

　　【语译】
　　黄帝问岐伯：凡是运用针刺，都必须精通十二经络循行的起点和终点，络脉从正经所别出的地方，五输穴在四肢留止的部位，六腑与经络表里相合的关系，四季气候变化对经气出入的影响，五脏之气流行灌注的部位，以及经络的宽窄程度、浅深情况，上至头面下至足胫的对应关系。我想听听你对这些问题的见解。岐伯说：请让我按次序来说明一下。

　　【解读】
　　在上一篇《九针十二原》中已经讲解了五输穴理论，五输穴是肘关节和膝关节以下的穴位，五种穴位从手指、脚趾开始一直到肘关节、膝关节附近，从下往上排列，好比水流从小到大、从浅到深的一个过程：

井——指经气的起点，如泉水刚刚冒出来，是水的源头，大多位于手指、脚趾端。

荥——指经气还很小，如流水涓涓、萦绕迂回的小溪，大多位于手掌指或足跖趾关节之前。

输——指经气渐盛，好像水流汇聚，由小而大，注此输彼，渐入深处，大多位于手掌指或足跖趾关节之后。

经——指经气更盛，有如滔滔江水经过，水流变大，畅通无阻，大多位于手腕、脚踝关节以上。

合——指经气汇集，好像百川归流进入大海，经气会合开始进入体内脏腑了，大多位于肘关节、膝关节附近。

五输穴和五行是相配的，但六条阴经和六条阳经的配属是不同的。六条阴经的五输穴井、荥、输、经、合的五行属性分别为木、火、土、金、水；而六条阳经的五输穴井、荥、输、经、合的五行属性却分别为金、水、木、火、土。就第一种穴位井穴来说，其属性是"阴井木，阳井金"，阴经的井穴属性为木，阳经的井穴属性为金，但都依据五行相生的次序而排列。

肺出于少商，少商者，手大指端内侧也，为井木；溜于鱼际，鱼际者，手鱼也，为荥；注于太渊，太渊，鱼后一寸陷者中也，为腧；行于经渠，经渠，寸口中也，动而不居，为经；入于尺泽，尺泽，肘中之动脉也，为合。手太阴经也。

【语译】

肺所属经脉的血气出于少商穴，少商穴位于拇指端内侧，为井穴，属木；脉气由此流行于鱼际穴，鱼际穴在大鱼际后边，为荥穴；脉气由此灌注于太渊穴，太渊穴在大鱼际后一寸的凹陷中，为输穴；脉气由此经行于经渠穴，经渠穴在手腕后寸口中有脉跳动不止的地方，为经穴；脉气由此进入尺泽穴，尺泽穴在肘中有动脉处，为合穴。这就是手太阴肺经的五输穴。

【解读】

肺经的五输穴是少商穴、鱼际穴、太渊穴、经渠穴、尺泽穴。五输穴在治病上有什么作用呢？本段没有具体说明。总的来说，穴位的治疗作用是有一定规律

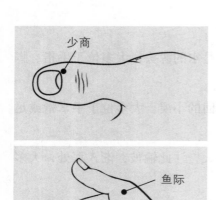

少商

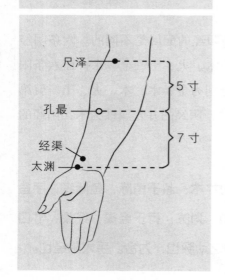

鱼际

尺泽

5寸

孔最

7寸

经渠
太渊

的：一是治疗所在经脉的病症，肺经就是治疗与肺有关疾病的；二是治疗所在部位的局部病症，比如针刺少商穴可以治疗咽喉肿痛、鼻衄等肺系实热证；三是特定穴位有一些特殊作用，比如针刺少商穴可以治疗高热、昏迷、癫狂，以及指肿和麻木。反过来，我们治疗某些疾病，也可以从这三个方面来选穴位。

少商穴是肺经的井穴，位于拇指桡侧指甲根角外侧 0.1 寸处。它的主治为咽喉肿痛、鼻衄等肺系实热证，以及高热、昏迷、癫狂、指肿和麻木等。

鱼际穴是肺经的荥穴，位于第一掌骨的中点，赤白肉际处。它的主治为咳嗽、咳血、咽干、咽喉肿痛、失音等肺系实热证，以及掌中热、小儿疳积等。

太渊穴是肺经的输穴，也是原穴，位于腕横纹上，桡动脉搏动处。它的主治为咳嗽、气喘、咽痛、胸痛等肺系疾病，以及无脉证、腕臂痛等。

经渠穴是肺经的经穴，位于腕横纹上 1 寸，桡骨茎突的高点与桡动脉之间。它的主治为咳嗽、气喘、胸痛，以及手腕痛等。

尺泽穴是肺经的合穴，位于肘横纹上，肱二头肌肌腱的桡侧缘。它的主治为咳嗽、气喘、咳血、咽喉肿痛等肺系实热证，肘臂挛痛，以及急性吐泻、中暑、小儿惊风等急症。

心出于中冲，中冲，手中指之端也，为井木；溜于劳宫，劳宫，掌中中指本节之内间也，为荥；注于大陵，大陵，掌后两骨之间方下者也，为腧；行于间使，间使之道，两筋之间，三寸之中也，有过则至，无过则止，为经；入于曲泽，曲泽，肘内廉下陷者之中也，屈而得之，为合。手少阴也。

【语译】

心脏所属经脉的血气出于中冲穴，中冲穴位于中指指尖上，为井穴，属木；脉气由此流行于劳宫穴，劳宫穴在中指本节后手掌中间，为荥穴；脉气由此灌注于大陵穴，大陵穴在掌后腕与臂两骨之间的凹陷中，为输穴；脉气由此经行于间使穴，间使穴在掌后三寸两筋之间的凹陷中，当本经有病时，这一部位会有反应，无病时，这一部位很平静，为经穴；脉气由此进入曲泽穴，曲泽穴在肘内侧的凹陷中，屈肘时才能取得，为合穴。这是手少阴心经的五输穴。

【解读】

手少阴经是心经，但是后面跟着的五输穴却是手厥阴心包经上的穴位，这是为什么呢？其实这反映了马王堆帛书中十一脉系统向《黄帝内经》十二脉系统的一个过渡情况，也反映了心和心包的密切关系。张介宾这样解释这个问题："正以心与心包，本同一脏，其气相通，皆心所主，故诸邪之在于心者，皆在于心之包络。包络者，心主之脉也。《邪客》篇曰：手少阴之脉独无腧。正此之谓。"古人认为"心，君主之官"，心脏是不能受邪的，所以要让心包代为受邪。后来人们又把心经的五输穴补充进来了。

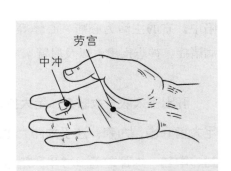

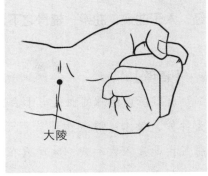

中冲穴是心包经的井穴，位于中指的尖端。它的主治为昏厥、热病、心烦闷、心痛、中风昏迷、舌强肿痛、中暑、小儿夜啼、咽喉肿痛等。

劳宫穴是心包经的荥穴，位于手掌的中心，握拳时中指指尖所点的位置。它的主治为中风昏迷、中暑、心痛、癫狂、痫证、口疮、口臭、鹅掌风等。

大陵穴是心包经的输穴，也是原穴，位于腕横纹正中，掌长肌腱与桡侧腕屈肌腱之间。

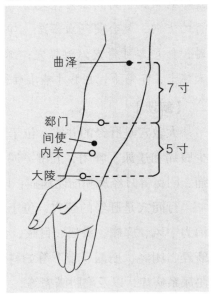

它的主治为心痛、心烦、惊悸、癫狂痫等心与神志病症，以及胃痛、呕吐、臂腕痛等。

间使穴是心包经的经穴，位于腕横纹上三寸，掌长肌腱与桡侧腕屈肌腱之间。它的主治为心痛、心悸、胃痛、呕吐、热病、烦躁、疟疾、癫狂、痫证、腋肿、肘挛、臂痛等。

曲泽穴是心包经的合穴，位于肘横纹上，肱二头肌肌腱尺侧（内侧）缘的凹陷中。它的主治为心痛、心悸等心脏病症，胃痛、呕吐、泄泻等急性胃肠病，热病诸症，神志疾患，以及肘臂挛痛、头项痛、腋胁痛、瘰疬等。

肝出于大敦，大敦者，足大指之端及三毛之中也，为井木；溜于行间，行间，足大指间也，为荥；注于太冲，太冲，行间上二寸，陷者之中也，为腧；行于中封，中封，内踝之前一寸半，陷者之中，使逆则宛，使和则通，摇足而得之，为经；入于曲泉，曲泉，辅骨之下，大筋之上也，屈膝而得之，为合。足厥阴也。

【语译】

肝脏所属经脉的血气出于大敦穴，大敦穴位于足大趾的背面尖端和三毛中间，为井穴，属木；脉气由此流行于行间穴，行间穴在足大趾、次趾之间，为荥穴；脉气由此注入太冲穴，太冲穴在行间穴上二寸凹陷的地方，为输穴；脉气由此通过中封穴，中封穴在内踝之前一寸半凹陷的地方，针刺该穴时，如果违逆经气运行的方向，就会使气血郁结，如果顺应经气运行的方向，就会使气血通畅，针刺时，伸足即可得穴，为经穴；脉气由此入归曲泉穴，曲泉穴在膝内辅骨的下方，大筋上，小筋下，屈膝才能准确得穴，为合穴。这是足厥阴肝经的五输穴。

【解读】

大敦穴是肝经的井穴，位于足拇指趾甲根角外侧 0.1 寸处。它的主治为疝气、少腹痛和遗尿、癃闭、五淋、尿血等泌尿系病症，月经不调、崩漏、阴缩、阴中痛、阴挺等月经病和前阴病症，以及癫痫、善寐等。

行间穴是肝经的荥穴，位于足第一、第二跖趾关节前，趾间缝纹端。它的主治为中风、癫痫、头痛、目眩、目赤痛、青盲、口歪等肝经风热病症，月经不调、痛经、闭经、崩漏、带下等妇科经带病症，阴中痛、疝气、遗尿、癃闭、五淋等泌尿系病症，以及胸胁满痛等。

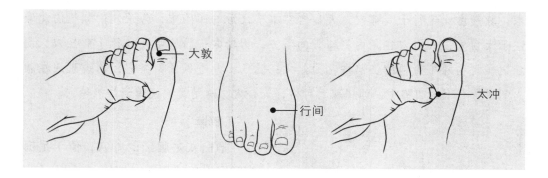

大敦

行间

太冲

太冲穴是肝经的输穴，也是原穴，位于足背第一、第二跖趾关节后方的凹陷中。它的主治为中风、癫狂痫、小儿惊风等急症，头痛、眩晕、耳鸣、目赤肿痛、口眼歪斜、咽痛等肝经风热病症，月经不调、痛经、闭经、崩漏、带下等妇科经带病症，黄疸、胁痛、腹胀、呕逆等肝胃病症，遗尿、癃闭等泌尿系病症，以及下肢痿痹、足跗肿痛等。

中封穴是肝经的经穴，位于内踝高点的前方，胫骨前肌腱内侧的凹陷中。它的主治为疝气、阴茎痛、遗精、小便不利、黄疸、胸腹胀满、腰痛、足冷、内踝肿痛等。

曲泉穴是肝经的合穴，位于膝关节内侧横纹头上方，胫骨内侧髁之后的两筋间的凹陷中。它的主治为月经不调、痛经、带下、阴挺、阴痒、产后腹痛等妇科病症，疝气、阳痿、遗精等男科病症，以及小便不利、膝髌肿痛、下肢痿痹等。

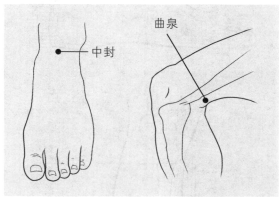

中封

曲泉

脾出于隐白，隐白者，足大指之端内侧也，为井木；溜于大都，大都，本节之后，下陷者之中也，为荥；注于太白，太白，腕骨之下也，为腧；行于商丘，商丘，内踝之下，陷者之中也，为经；入于阴之陵泉，阴之陵泉，辅骨之下，陷者之中也。伸而得之，为合，足太阴也。

【语译】

脾脏所属经脉的血气出于隐白穴，隐白穴位于足大趾端的内侧，为井穴，属木；脉气由此流行于大都穴，大都穴在本节之后的凹陷中，为荥穴；脉气由此灌注于太白穴，太白穴在足内侧核骨的下方，为输穴；脉气由此经行于商丘穴，商丘穴在足内踝下微前的凹陷中，为经穴；脉气由此进入阴陵泉穴，阴陵泉穴在膝内侧辅骨之下的凹陷中，伸腿取之可得，为合穴。这是足太阴脾经的五输穴。

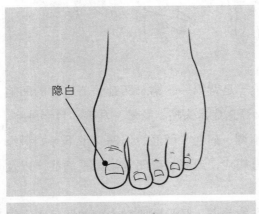

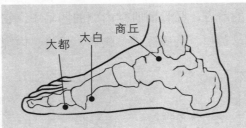

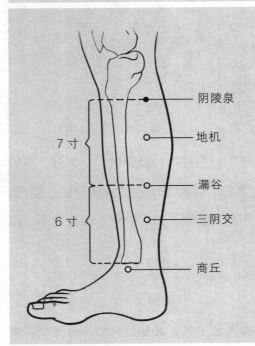

【解读】

隐白穴是脾经的井穴，位于足拇指趾甲根角外侧 0.1 寸处。它的主治为月经过多、崩漏等妇科病，吐血、衄血、尿血、便血等出血症，以及癫狂、多梦、慢惊风、腹满、泄泻等。

大都穴是脾经的荥穴，位于足拇指内侧，第一跖趾关节前的赤白肉际处。它的主治为腹胀、胃痛、呕吐、泄泻、便秘、热病等。

太白穴是脾经的输穴，也是原穴，位于第一跖趾关节后缘的赤白肉际处。它的主治为腹胀、腹痛、泄泻、便秘、胃痛、呕吐等脾胃病症，以及体重节痛等。

商丘穴是脾经的经穴，位于内踝前下方，足舟骨与内踝连线的中点。它的主治为腹胀、肠鸣、腹泻、便秘、消化不良、足踝痛、神经性呕吐、急慢性胃炎、肠炎等。

阴陵泉穴是脾经的合穴，位于胫骨内侧髁下方的凹陷中。它的主治为腹胀、腹泻、水肿、黄疸、小便不利等脾不运化水湿病症以及膝痛等。

肾出于涌泉，涌泉者，足心也，为井木；溜于然谷，然谷，然骨之下者也，为荥；注于太溪，太溪，内踝之后，跟骨之上，陷者中也，为腧；行于复溜，复溜，上内踝二寸，动而不休，为经；入于阴谷，阴谷，辅骨之后，大筋之下，小筋之上也，按之应手，屈膝而得之，为合。足少阴经也。

【语译】

　　肾脏所属经脉的血气出于涌泉穴，涌泉穴位于足底心，为井穴，属木；脉气由此流行于然谷穴，然谷穴在足内踝前大骨下面的凹陷中，为荥穴；脉气由此灌注于太溪穴，太溪穴在内踝骨后，跟骨上面的凹陷中，为输穴；脉气由此经行于复溜穴，复溜穴在内踝上二寸，有动脉跳动不止的地方，为经穴；脉气由此进入阴谷穴，阴谷穴在内辅骨的后方，大筋之下小筋之上，按了有动脉应手的地方，屈膝可在腘横纹内侧端二筋之间得穴，为合穴。这是足少阴肾经的五输穴。

【解读】

　　涌泉穴是肾经的井穴，位于足底部，蜷足时足前部凹陷处，约当足底第二、第三跖趾缝纹头端与足跟连线的前三分之一与后三分之二的分界交点上。它的主治为昏厥、中暑、小儿惊风、癫狂等急症，神志疾患，头痛、头晕、目眩、失眠等症，咯血、咽喉肿痛、喉痹等肺系病症，以及大便难、小便不利、奔豚气、足心热等。

　　然谷穴是肾经的荥穴，位于足内侧缘，足舟骨粗隆下方赤白肉际处。它的主治为月经不调、阴挺、阴痒、白浊等妇科病症，遗精、阳痿、小便不利等泌尿生殖系疾患，以及咯血、咽喉肿痛、消渴、腹泻、小儿脐风、口噤等。

　　太溪穴是肾经的输穴，也是原穴，位于足内侧，内踝后方与脚跟骨筋腱之间的凹陷处。它的主治为头痛、目眩、失眠、健忘、遗精、阳痿等肾虚证，咽喉肿痛、齿痛、耳鸣、耳聋等阴虚性五官病症，咳嗽、气喘、咯血、胸痛等肺部疾患，以及消渴、小便频数、便秘、月经不调、腰脊痛、下肢厥冷等。

　　复溜穴是肾经的经穴，位于人体的小腿内侧，太溪穴直上2寸，跟腱的前方。它的主治为水肿、汗证等津液输布失调疾患，腹胀、腹泻等胃肠疾患，以及腰脊强痛、下肢痿痹等。

　　阴谷穴是肾经的合穴，位于腘窝内侧。屈膝时，它在半腱肌肌腱与半膜肌肌腱之间。它的主治为癫狂和阳痿、小便不利、月经不调、崩漏等泌尿生殖系疾患，以及膝股内侧痛等。

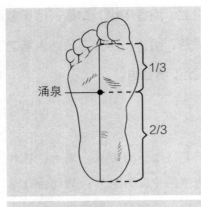

涌泉

1/3

2/3

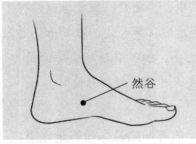

然谷

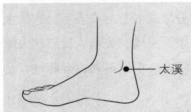

太溪

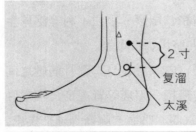

2寸

复溜

太溪

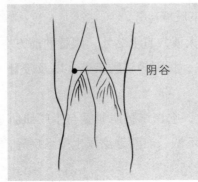

阴谷

以上讲了五脏经脉的五输穴，五脏经脉都是阴经。接下来讲六腑经脉的六输穴，六腑经脉都是阳经。

膀胱出于至阴，至阴者，足小指之端也，为井金；溜于通谷，通谷，本节之前外侧也，为荥；注于束骨，束骨，本节之后陷者中也，为腧；过于京骨，京骨，足外侧大骨之下，为原；行于昆仑，昆仑，在外踝之后，跟骨之上，为经；入于委中，委中，腘中央，为合。委而取之，足太阳也。

【语译】

膀胱所属经脉的血气出于至阴穴，至阴穴位于足小趾外侧，为井穴，属金；脉气由此流行于通谷穴，通谷穴在小趾本节前的外侧，为荥穴；脉气由此灌注于束骨穴，束骨穴在小趾本节后的凹陷中，为输穴；脉气由此通过京骨穴，京骨穴在足外侧的大骨下方，为原穴；脉气由此经行于昆仑穴，昆仑穴在足外踝的后方，跟骨之上，为经穴；脉气由此进入委中穴，委中穴在膝弯中央，为合穴，取穴时，屈膝才能准确取得。这是足太阳膀胱经的六输穴。

【解读】

十二正经中六条阳经有六输穴，也就是五输穴再加上一个原穴。六条阳经的原穴是在井、荥、输、经、合五输穴的输穴后另有一个原穴，也就是第四种穴位是原穴。

至阴穴是膀胱经的井穴，位于足小趾外侧

趾甲根角旁 0.1 寸处。它的主治为胎位不正（用灸法）、滞产、头痛、目痛、鼻塞、鼻衄等。

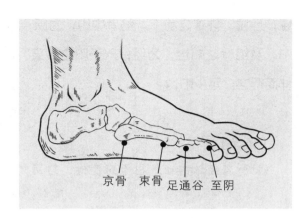

京骨　束骨　足通谷　至阴

足通谷穴是膀胱经的荥穴，位于第五跖趾关节前方的赤白肉际处。它的主治为头痛、项强、目眩、鼻衄、癫狂等。

束骨穴是膀胱经的输穴，位于第五跖趾关节后方的赤白肉际处。它的主治为头痛、项强、目眩等头部疾患及腰腿痛、癫狂等。

京骨穴是膀胱经的原穴，位于足外侧，第五跖骨粗隆下方的赤白肉际处。它的主治为头痛、项强、癫痫、腰腿痛、踝关节痛等。

昆仑穴是膀胱经的经穴，位于足部外踝后方，外踝尖与跟腱之间的凹陷处。它的主治为后头痛、项强、腰骶疼痛、足踝肿痛等痛症及癫痫、滞产等。

委中穴是膀胱经的合穴，位于人体的腘横纹中点，股二头肌腱与半腱肌肌腱中间的凹陷处。它的主治为腰背痛、下肢痿痹等腰及下肢病症，以及腹痛、急性吐泻、小便不利、遗尿、丹毒等。

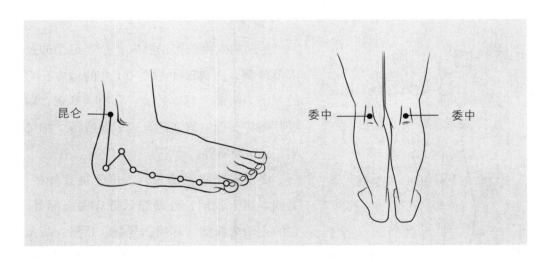

胆出于窍阴，窍阴者，足小指次指之端也，为井金；溜于侠溪，侠溪，足小指次指之间也，为荥；注于临泣，临泣，上行一寸半，陷者中也，为腧；过于丘

墟，丘墟，外踝之前下，陷者中也，为原；行于阳辅，阳辅，外踝之上，辅骨之前，及绝骨之端也，为经；入于阳之陵泉，阳之陵泉，在膝外陷者中也，为合，伸而得之。足少阳也。

【语译】

胆所属经脉的血气出于窍阴穴，窍阴穴位于足小趾侧的次趾尖端，为井穴，属金；脉气由此流行于侠溪穴，侠溪穴位于足小趾与四趾之间，为荥穴；脉气由此流注于临泣穴，临泣穴位于由侠溪穴再向上行一寸半的凹陷中，为输穴；脉气由此通过丘墟穴，丘墟穴在外踝骨前下的凹陷中，为原穴；脉气由此经行于阳辅穴，阳辅穴在外踝上四寸余，辅骨的前方，绝骨的上端，为经穴；脉气由此进入阳陵泉穴，阳陵泉穴在膝外侧的凹陷中，为合穴，伸腿可准确取穴。这是足少阳胆经的六输穴。

【解读】

足窍阴穴是胆经的井穴，位于足第四趾末节外侧，距离趾甲根角 0.1 寸的地方。它的主治为头痛、目赤肿痛、耳鸣、耳聋、咽喉肿痛等头面五官实热证，以及喉痹、胸胁痛、足跗肿痛等。

侠溪穴是胆经的荥穴，位于足背外侧，第四、第五趾间，趾蹼缘后方赤白肉际处。它的主治为头痛、耳鸣、耳聋、目痛、眩晕等头面五官病症，以及胸胁胀痛、足跗肿痛、热病等。

足临泣穴是胆经的输穴，位于足背外侧，足第四趾关节的后方，小趾伸肌腱的外侧凹

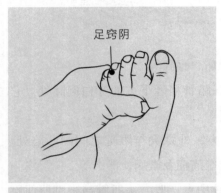
足窍阴

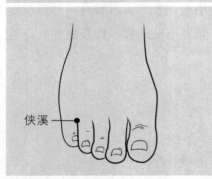
侠溪

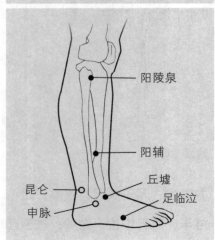
阳陵泉
阳辅
昆仑
丘墟
申脉
足临泣

陷处。它的主治为偏头痛、目赤肿痛、胁肋疼痛、足跗肿痛等痛症，以及月经不调、乳痈、瘰疬等。

丘墟穴是胆经的原穴，位于足外踝的前下方，趾长伸肌腱外侧的凹陷处。它的主治为目赤肿痛、目翳等目疾，颈项痛、腋下肿、胸胁痛、外踝肿痛等痛症，以及足内翻、足下垂等。

阳辅穴是胆经的经穴，位于小腿外侧，外踝尖上4寸，腓骨前缘稍前方。它的主治为偏头痛、目外眦痛、缺盆中痛、腋下痛、瘰疬、胸痛、胁痛、下肢外侧痛、疟疾、半身不遂等。

阳陵泉穴是胆经的合穴，位于小腿外侧，腓骨头前下方凹陷处。它的主治为黄疸、胁痛、口苦、呕吐、吞酸等肝胆犯胃病症，膝肿痛、下肢痿痹、麻木等下肢、膝关节疾患，以及小儿惊风等。

胃出于厉兑，厉兑者，足大指内次指之端也，为井金；溜于内庭，内庭，次指外间也，为荥；注于陷谷，陷谷者，上中指内间，上行二寸，陷者中也，为腧；过于冲阳，冲阳，足跗上五寸，陷者中也，为原，摇足而得之；行于解溪，解溪，上冲阳一寸半，陷者中也，为经；入于下陵，下陵，膝下三寸，胻骨外三里也，为合；复下三里三寸，为巨虚上廉，复下上廉三寸，为巨虚下廉也，大肠属上，小肠属下，足阳明胃脉也。大肠、小肠皆属于胃，是足阳明也。

【语译】

胃所属的经脉血气出于厉兑穴，厉兑穴位于足第二趾端外侧，为井穴，属金；脉气由此流行于内庭穴，内庭穴在次趾外侧与中趾间的凹陷中，为荥穴；脉气由此灌注于陷谷穴，陷谷穴在中趾的内侧上行二寸的凹陷中，为输穴；脉气由此通过冲阳穴，冲阳穴在足背上自趾缝向上约五寸的凹陷中，为原穴，取穴时要摇动脚才能取准位置；脉气由此经行于解溪穴，解溪穴在冲阳穴之上一寸半的凹陷中，为经穴；脉气由此进入下陵穴，下陵穴在膝下三寸，胻骨外缘的三里穴的位置，它与三里穴在同一个位置，为合穴；再从三里穴向下三寸，是上巨虚穴，自上巨虚穴再下三寸，为下巨虚穴。大肠属于上巨虚穴，小肠属于下巨虚穴。因为大肠、小肠在体内连于胃腑之下，所以在经脉上也就连于足阳明胃脉之处，同属于胃脉。这是足阳明胃经的六输穴。

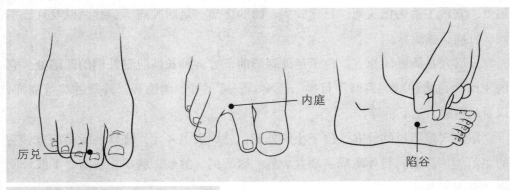

厉兑　　　内庭　　　陷谷

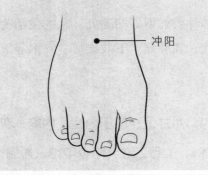

冲阳

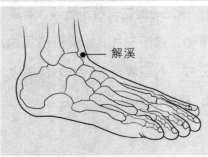

解溪

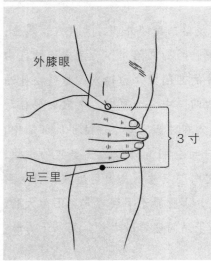

外膝眼

3寸

足三里

【解读】

厉兑穴是胃经的井穴，位于足第二趾末节外侧，距离趾甲根角 0.1 寸的地方。它的主治为齿痛、鼻衄、咽喉肿痛等实热性五官病症，多梦、癫狂等神志疾患，以及热病诸症等。

内庭穴是胃经的荥穴，位于足背第二、第三跖骨接合部前方的凹陷处。它的主治为齿痛、咽喉肿痛、鼻衄等实热性五官病症，热病诸症，吐酸、泄泻、痢疾、便秘等胃肠病症，以及足背肿痛、跖趾关节痛等。

陷谷穴是胃经的输穴，位于足背，在第二、第三跖骨间，第二跖趾关节近端凹陷中。它的主治为水液输布失常性疾患及足背肿痛、肠鸣、腹痛等。

冲阳穴是胃经的原穴，位于足背最高处，拇长伸肌腱和趾长伸肌腱之间，足背动脉搏动处。它的主治为口眼歪斜、面肿、齿痛、癫狂痫、胃病、足痿无力等。

解溪穴是胃经的经穴，位于足背与小腿交界处的横纹中央凹陷中。它的主治为下肢痿痹、踝关节病、足下垂等下肢、踝关节疾患，以及头痛、眩晕、癫狂、腹胀、便秘等。

足三里穴是胃经的合穴，位于小腿外

侧，犊鼻下 3 寸，犊鼻与解溪穴的连线上。它的主治为胃痛、呕吐、噎膈、腹胀、泄泻、便秘、痢疾等胃肠病症，下肢痿痹，癫狂等心神病，乳痈、肠痈等外科疾患，以及虚劳诸症。足三里穴为保健要穴。

三焦者，上合手少阳，出于关冲，关冲者，手小指次指之端也，为井金；溜于液门，液门，小指次指之间也，为荥；注于中渚，中渚，本节之后，陷者中也，为腧；过于阳池，阳池，在腕上，陷者之中也，为原；行于支沟，支沟，上腕三寸，两骨之间，陷者中也，为经；入于天井，天井在肘外大骨之上，陷者中也，为合，屈肘乃得之；三焦下腧，在于足大指之前，少阳之后，出于腘中外廉，名曰委阳，是太阳络也。手少阳经也。三焦者，足少阳太阴之所将，太阳之别也，上踝五寸，别入贯腨肠，出于委阳，并太阳之正，入络膀胱，约下焦，实则闭癃，虚则遗溺，遗溺则补之，闭癃则泻之。

【语译】

三焦，上合手少阳经脉，其血气出于关冲穴，关冲穴位于无名指的前端，为井穴，属金；脉气由此流行于液门穴，液门穴在小指与次指间，为荥穴；脉气由此灌注于中渚穴，中渚穴在无名指本节后面的凹陷中，为输穴；脉气由此过于阳池穴，阳池穴在腕上的凹陷中，为原穴；脉气由此经行于支沟穴，支沟穴在腕后三寸，两骨间的凹陷中，为经穴；脉气由此进入天井穴，天井穴在肘外大骨上方的凹陷中，为合穴，屈肘可以得穴。三焦之气另通足部的下腧穴，脉气在足太阳经之前，上行足少阳经之后，别出于膝腘窝外缘，有穴名叫委阳穴，委阳穴属于足太阳经大络，又属于手少阳的经脉。三焦虽然属于手少阳经，在下面却有足少阳、足太阳二经为之输给，所以它的脉气又自足太阳经别出，在外踝上五寸处，别入贯于腿肚，出于委阳穴，与足太阳经的正脉相并，入腹内联络膀胱，约束下焦。其气实则小便不通，虚则遗尿。治疗的时候，遗尿当用补法，小便不通当用泻法。

【解读】

关冲穴是三焦经的井穴，位于手无名指末节尺侧（内侧），距指甲根角 0.1 寸处。它的主治为头痛、目赤、耳鸣、耳聋、喉痹、舌强等头面五官病症及热病、中暑等。

液门穴是三焦经的荥穴，位于手背部，第四、第五指间赤白肉际处。它的主治为头面五官疾患及热病、疟疾、手臂痛等。

中渚穴是三焦经的输穴，位于第四、第五指关节后方的凹陷中。它的主治为头痛、目赤、耳鸣、耳聋、喉痹、舌强等头面五官病症，热病诸症，以及肩背肘臂酸痛、手指不能屈伸等。

阳池穴是三焦经的原穴，位于第三、第四掌骨间直上与腕横纹交点处的凹陷中。它的主治为目赤肿痛、耳聋、喉痹等五官病症及消渴、口干、腕痛、肩臂痛等。

支沟穴是三焦经的经穴，位于前臂背侧，腕背横纹上3寸，尺骨与桡骨之间。它的主治为便秘、耳鸣、耳聋、暴喑、瘰疬、胁肋痛及热病诸症。

天井穴是三焦经的合穴，位于臂外侧，屈肘时肘尖直上1寸的凹陷处。它的主治为耳聋、癫痫、瘰疬、瘿气，以及偏头痛、胁肋痛、颈项肩臂痛等痛症。

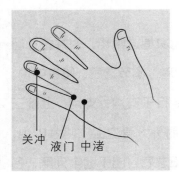

关冲 液门 中渚

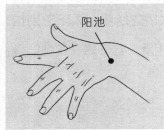

阳池

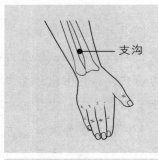

支沟

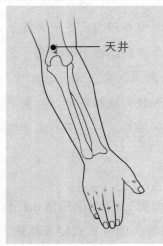

天井

手太阳小肠者，上合手太阳，出于少泽，少泽，小指之端也，为井金；溜于前谷，前谷，在手外廉本节前，陷者中也，为荥；注于后溪，后溪者，在手外侧本节之后也，为腧；过于腕骨，腕骨，在手外侧腕骨之前，为原；行于阳谷，阳谷，在锐骨之下，陷者中也，为经；入于小海，小海，在肘内大骨之外，去端半寸，陷者中也。伸臂而得之，为合。手太阳经也。

【语译】

小肠，上合手太阳经脉，其血气出于少泽穴，少泽穴位于手小指外侧端，为井穴，属金；脉气由此流行于前谷穴，前谷穴在手外侧本节前的凹陷中，为荥穴；脉气由此灌注于后溪穴，后溪穴在手外侧小指本节的后方，为输穴；脉气由此通过腕骨穴，腕骨穴在手外侧腕骨前，为原穴；脉气由此经行于阳谷穴，阳谷穴在腕后锐骨前下方的凹陷中，为经穴；脉气由此进入小海穴，小海穴在肘内侧大骨外，距离骨尖半寸的凹陷中，取穴时，伸手臂才能取准穴位，为合穴。这是手太阳小肠经的六输穴。

【解读】

少泽穴是小肠经的井穴，位于小指尺侧指甲根角旁 0.1 寸处。它的主治为乳痈、乳汁少等乳疾，昏迷、热病等急症、热证，头痛、目翳、咽喉肿痛等头面五官病症。

前谷穴是小肠经的荥穴，位于第五指关节前的掌指横纹头赤白肉际处。它的主治为热病诸症，乳痈、乳汁少等乳疾，头痛、目痛、耳鸣、咽喉肿痛等头面五官病症。

后溪穴是小肠经的输穴，位于第五指关节后尺侧的近端掌横纹头赤白肉际处。它的主治为头项强痛、腰背痛，手指及肘臂挛痛等痛症，以及耳聋、目赤、癫狂痫、疟疾等。

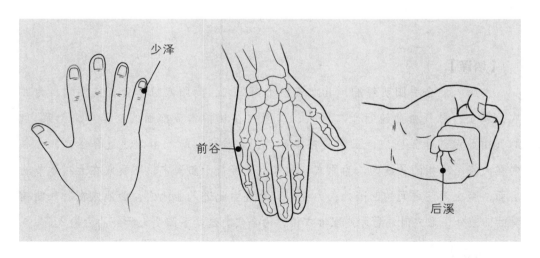

腕骨穴是小肠经的原穴，位于手掌尺侧，第五掌骨基底与钩骨之间赤白肉际凹陷处。它的主治为指挛腕痛、头项强痛等痛症，热病诸症，以及目翳、黄疸，疟疾等。

阳谷穴是小肠经的经穴，位于手外侧，尺骨茎突与三角骨之间的凹陷处。它的主治为头面五官病症，热病诸症及癫狂痫等。

小海穴是小肠经的合穴，位于尺骨鹰嘴与肱骨内上髁之间的凹陷处，尺神经沟中。它的主治为肘臂疼痛、麻木、癫痫等。

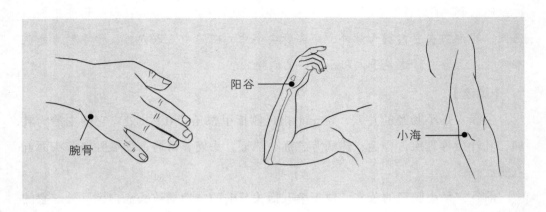

大肠上合手阳明，出于商阳，商阳，大指次指之端也，为井金；溜于本节之前二间，为荥；注于本节之后三间，为腧；过于合谷，合谷在大指歧骨之间，为原；行于阳溪，阳溪，在两筋间，陷者中也，为经；入于曲池，在肘外辅骨陷者中，屈臂而得之，为合。手阳明也。

【语译】

大肠，上合手阳明经脉，其血气出于商阳穴，商阳穴位于食指内侧端，为井穴，属金；脉气由此流行于二间穴，二间穴在食指本节前面的凹陷中，为荥穴；脉气由此灌注于三间穴，三间穴在本节后，为输穴；脉气由此通过合谷穴，合谷穴在大指、次指的骨缝间，为原穴；脉气由此经行于阳溪穴，阳溪穴在大指本节的后面，腕上两筋之间的凹陷处，为经穴；脉气由此进入曲池穴，曲池穴在肘外侧辅骨的凹陷处，取穴时屈臂才能取准穴位，为合穴。这是手阳明大肠经的六输穴。

【解读】

商阳穴是大肠经的井穴，位于食指末节桡侧，距指甲根角0.1寸处。它的主治为齿痛、咽喉肿痛等五官疾患，热病、昏迷等热证、急症，手指麻木等。

二间穴是大肠经的荥穴，位于手指第二指关节桡侧远端赤白肉际处。它的主治为身热头痛、咽喉肿痛、齿痛腮肿、目痛鼻衄、口眼歪斜等五官诸症，手指肿痛、麻木、屈伸不利，以及咽炎、喉炎、扁桃体炎、牙痛、鼻出血、睑腺炎、肩周炎等。

三间穴是大肠经的输穴，位于手背第二掌骨桡侧（外侧），掌骨小头后方凹陷处。它的主治为身热头痛、咽喉肿痛、口干齿痛、鼻衄目痛、胸闷气喘、腹胀肠鸣、泄泻痢疾、肩臂疼痛、肩关节周围炎、上肢瘫痪、手背肿痛、手指肿痛、手指屈伸不利、扁桃体炎、牙痛、三叉神经痛、急性结膜炎、青光眼等。

合谷穴是大肠经的原穴，位于手背第一、第二掌骨间，第二掌骨桡侧的中点处。它的主治为头痛、目赤肿痛、牙痛、鼻衄、口眼歪斜、耳聋等头面五官诸疾，发热、恶寒等外感病症，热病无汗或多汗，以及闭经、滞产等妇产科病症。

阳溪穴是大肠经的经穴，位于腕背横纹桡侧，手拇指向上翘起时拇短伸肌腱与拇长伸肌腱之间的凹陷中。它的主治为手腕痛及头痛、目赤肿痛、耳聋等头面五官疾患。

曲池穴是大肠经的合穴，位于肘横纹外侧端，屈肘时尺泽穴与肱骨外上髁连线的中点上。它的主治为手臂痹痛、上肢不遂等上肢病症，热病，高血压，癫狂，腹痛、吐泻等胃肠病症，咽喉肿痛、齿痛、目赤肿痛等五官热性病症，瘾疹、湿疹、瘰疬等皮外科疾患。

是谓五脏六腑之腧，五五二十五腧，六六三十六腧也。六腑皆出足之三阳，上合于手者也。

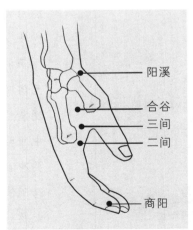

阳溪
合谷
三间
二间
商阳

【语译】

以上所说的就是五脏六腑的腧穴，五脏阴经各有井、荥、输、经、合五种腧穴，五五共二十五个腧穴；六腑阳经各多一个原穴，六六共三十六个腧穴。六腑的血气，都出行于足太阳、足阳明、足少阳经脉，上行合于手的三阳经。

【解读】

古代医者认为，这些腧穴不但是经气出入、经血交流、阴阳交会之处，而且是治疗各种疾病

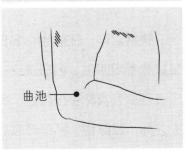

曲池

的针灸穴位。中医针灸学认为，周身三百六十五穴，统于六十五穴。十二经脉的五输穴加起来是六十个，为什么说六十五穴呢？其实上面所讲的经脉中缺少了一条，那就是手少阴心经。加上心经上的五输穴，正好是六十五穴。

为了方便学习，列表如下：

五输穴表

名称	肺	大肠	胃	脾	心	小肠	膀胱	肾	心包	三焦	胆	肝
井	少商	商阳	厉兑	隐白	少冲	少泽	至阴	涌泉	中冲	关冲	窍阴	大敦
荥	鱼际	二间	内庭	大都	少府	前谷	通谷	然谷	劳宫	液门	侠溪	行间
输	太渊	三间	陷谷	太白	神门	后溪	束骨	太溪	大陵	中渚	足临泣	太冲
经	经渠	阳溪	解溪	商丘	灵道	阳谷	昆仑	复溜	间使	支沟	阳辅	中封
合	尺泽	曲池	足三里	阴陵泉	少海	小海	委中	阴谷	曲泽	天井	阳陵泉	曲泉

五输穴歌诀

少商鱼际与太渊，经渠尺泽肺相连；

商阳二三间合谷，阳溪曲池大肠牵；

厉兑内庭陷谷胃，冲阳解溪三里随；

隐白大都太白脾，商丘之上阴陵泉；

少冲少府属于心，神门灵道少海寻；

少泽前谷后溪腕，阳谷小海小肠经；

至阴通谷束京骨，昆仑委中膀胱知；

涌泉然谷与太溪，复溜阴谷肾所宜；

中冲劳宫心包络，大陵间使传曲泽；

关冲液门中渚焦，阳池支沟天井索；

窍阴侠溪临泣胆，丘墟阳辅阳陵泉；

大敦行间太冲看，中封曲泉属于肝。

缺盆之中，任脉也，名曰天突。一次任脉侧之动脉，足阳明也，名曰人迎；二次脉手阳明也，名曰扶突；三次脉手太阳也，名曰天窗；四次脉足少阳也，名曰天容；五次脉手少阳也，名曰天牖；六次脉足太阳也，名曰天柱；七次脉颈中央之脉，督脉也，名曰风府。腋内动脉，手太阴也，名曰天府。腋下三寸，手心

张其成全解黄帝内经·灵枢

主也，名曰天池。

【语译】

在左右两缺盆的正中间，是任脉循行的地方，有穴名叫天突；次于任脉后第一行的动脉，是足阳明经脉循行的地方，有穴名叫人迎；第二行是手阳明经脉循行的地方，有穴名叫扶突；第三行是手太阳经脉循行的地方，有穴名叫天窗；第四行是足少阳经脉循行的地方，有穴名叫天容；第五行是手少阳经脉循行的地方，有穴名叫天牖；第六行是足太阳经脉循行的地方，有穴名叫天柱；第七行在颈中央，是督脉循行的地方，有穴名叫风府；在腋下上臂内侧的动脉，是手太阴经脉循行的地方，有穴名叫天府；在侧胸部腋下三寸，是手厥阴心包经脉循行的地方，有穴名叫天池。

【解读】

在讲完了十二经脉的五输穴之后，岐伯又对十二经脉和任督二脉在头颈部的穴位重点做了介绍。这些穴位的名称很有意思，最前面是任脉的天突穴，接下来是足阳明胃经的人迎穴，再后边是手阳明大肠经的扶突穴，再后边是手太阳小肠经的天窗穴，再接下来是足少阳胆经的天容穴。其实这里有一个错误，天容穴是手太阳经的穴位，在此当为天冲穴。再下来是手少阳三焦经的天牖穴，接着是足太阳膀胱经的天柱穴，然后到了后面的中央是督脉的风府穴，再后到了腋下是手太阴肺经的天府穴，最后到腋下三寸是手厥阴心包经的天池穴。

这些穴位的名称大多有一个"天"字。天字开头的穴位都是很有深意的。张志聪曾经说过："经脉应地之经水，上通于天，故有天突、天窗、天容、天牖、天柱、天府、天池及风府之名。"古人起名字都是有根据的，就像中药药名，里面要是有"仙""灵""神"等字眼，肯定是一些轻身延年的上品药。所以对穴位的名称，也要注意理解其内涵。

刺上关者，呿不能欠；刺下关者，欠不能呿；刺犊鼻者，屈不能伸；刺两关者，伸不能屈。

【语译】

针刺上关穴时，要张口而不能闭口；针刺下关穴时，要闭口而不能张口。针刺犊鼻穴时，要屈膝而不能伸足；针刺内关与外关穴时，要伸直手而不能弯曲手。

【解读】

上关穴在耳前，颧弓上缘的凹陷处，要张口取穴；下关穴在耳屏前，下颌骨髁状突前方，颧弓与下颌切迹所形成的凹陷中，合口有孔，张口即闭，所以要闭口取穴。

犊鼻穴在髌韧带外缘，髌骨与髌韧带外侧凹陷中，要屈膝才有凹陷，才能找准穴位。

内关穴和外关穴在手腕上两寸，两筋之间，所以取穴的时候要伸直手。

取穴时要注意穴位的解剖部位，让病人摆好合适的体位，以防发生危险。

足阳明挟喉之动脉也，其腧在膺中。手阳明次在其腧外，不至曲颊一寸。手太阳当曲颊。足少阳在耳下曲颊之后。手少阳出耳后，上加完骨之上。足太阳挟项大筋之中发际。阴尺动脉在五里，五腧之禁也。

【语译】

足阳明胃经的经脉，挟喉而行，人迎穴位于喉结两旁的动脉应手处，脉气下行于胸。手阳明经的扶突穴，在人迎穴之外，距离曲颊一寸。手太阳经的天窗穴，位于曲颊处。足少阳经的天冲穴，在耳下曲颊后。手少阳经的天牖穴，在耳后完骨上。足太阳经的天柱穴，位于项后，挟大筋两旁发际下凹陷中。手阳明经的五里穴，位于属于阴的尺动脉上，误刺该穴，会使五输穴的脏气竭绝，所以这是一个禁针穴位。

【解读】

这里讲了经脉穴位的分布，以及禁针的穴位。这些地方为什么不能进行针刺治疗呢？因为这些地方有动脉通过，如果误刺，就会引发出血，是很危险的事情。在针灸的时候要避开重要的血管，防止误刺。真正的针灸治疗还是要让专业的医生去操作，我们平时自己可以用导引按摩的方法来保健，千万不能学了一点点知识就动手去给人针刺，这种做法是不可取的。

肺合大肠，大肠者，传道之腑；心合小肠，小肠者，受盛之腑；肝合胆，胆者，中精之腑；脾合胃，胃者，五谷之腑；肾合膀胱，膀胱者，津液之腑也。少阴属肾，肾上连肺，故将两脏。三焦者，中渎之腑也，水道出焉，属膀胱，是孤之腑也。是六腑之所与合者。

【语译】

肺配合大肠，大肠是转送糟粕、排泄粪便的器官。心配合小肠，小肠是接受胃所下移的腐熟的水谷的器官。肝配合胆，胆是贮藏和排泄胆汁的器官。脾配合胃，胃是受纳水谷、消化五谷的器官。肾配合膀胱，膀胱是蓄积和排泄水液的器官。足少阴隶属于肾，肾又上连于肺，所以肾能统率三焦和膀胱两脏。三焦，是像四通的水沟一样行水的器官，水道由此而出。三焦有疏调水道的作用，下通膀胱，但它没有脏来配合，是一个孤独的器官。以上就是六腑与五脏相配合的情况。

【解读】

本段讲了十二经脉之间的表里配属关系，它们是通过络脉相联系的。有关络脉的问题，《灵枢·经脉》有详细的讲解。这里只讲为什么"肾将两脏"。肾和肺都主水液，从五行关系上来看，都是金水相生，肾经上面与肺经有联系，所以与肾相合的有膀胱和肺两个脏器。

《素问·灵兰秘典论》中讲过，五脏都是有官职的。本段讲，大肠是"传道之腑"，小肠是"受盛之腑"，胆是"中精之腑"，胃是"五谷之腑"，膀胱是"津液之腑"，三焦是"中渎之腑"。中渎者，谓如川如渎，源流皆出其中也。

胆是一个很重要的脏腑器官，它既属于六腑之一，又是奇恒之腑；既是中正之官，又是中精之腑。现在很多人患了胆囊炎、胆结石之后，把胆切除了，之后他们就会胆小怕事，拿不定主意，为什么？因为没有胆了。我们常说吓破胆了，也是这个意思。

三焦为什么是孤腑呢？因为它孤孤单单的，没有脏来跟它配合。有人说心包，心包代心受邪，起码也是存在的，没有什么争议。但是三焦可就不同了，对于三焦，自古以来就有许多种说法，比如部位三焦、功能三焦等。张介宾就曾经说过："盖即脏腑之外，躯体之内，包罗诸脏，一腔之大腑也。故有中渎是孤之名，而亦有大腑之形。《难经》谓其有名无形，诚一失也。是盖譬之探囊以计物，而忘其囊之为物耳。遂致后世纷纷，无所凭据，有分为前后三焦者，有言为肾傍之脂者，即如东垣之明，亦以手三焦足三焦分而为二。夫以一三焦，尚云其无形，而诸论不一，又何三焦之多也？画蛇添足，愈多愈失矣，后世之疑将焉释哉？"由此可见，对于三焦，古人也拿它没办法！

春取络脉诸荥大经分肉之间，甚者深取之，间者浅取之；夏取诸腧孙络肌肉皮肤之上；秋取诸合，余如春法。冬取诸井诸腧之分，欲深而留之。此四时之序，气之所处，病之所舍，脏之所宜。转筋者立而取之，可令遂已。痿厥者张而刺之，可令立快也。

【语译】

春天针刺时，应取浅表部位的络脉和各经荥穴以及大筋和肌肉的间隙，比较严重的病要深刺，轻的病要浅刺。夏天针刺时，要取十二经的输穴以及肌肉、皮肤之上的浅表部位。秋天针刺时，应取十二经的合穴，深刺或浅刺与春天针刺的方法一样。冬天针刺时，应取十二经的井穴和脏腑的输穴，要深刺并且留针。这是为了顺应四时气候的温热凉寒的次序，脉气所聚的处所，疾病发生的部位，而选择针刺最为适宜的地方。如果遇到转筋的病症，让患者站立稳定，刺他当取的输穴，就可使筋伸缩自如。如果遇到四肢偏废的痿厥病人，令他仰卧，四肢伸开，然后进行针刺治疗，就可使他气血通畅。

【解读】

这里岐伯告诉我们，应该根据四季的不同而选取不同的穴位进行治疗。简单地讲就是，春天针刺时，要取十二经的荥穴；夏天针刺时，要取十二经的输穴；秋天针刺时，应取十二经的合穴；冬天针刺时，应取十二经的井穴和输穴。这是为了顺应四时气候的温热凉寒的次序，脉气所聚的处所，疾病发生的部位，而选择针刺最为适宜的地方。这种按时取穴的治疗方法，是古人天人合一思想的具体表现。

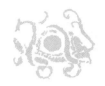

小针解篇第三

本篇是对首篇《九针十二原》中关于小针的内容做出的进一步阐释及补充，所以称为《小针解》。本篇主要介绍四点内容：一是针刺的关键，即守神与守机；二是针刺的原则，即补不足、损有余；三是针刺的方法，即根据邪气侵入人体不同部位而针刺不同经脉；四是诊断的方法，即观目、察色。

所谓易陈者，易言也。难入者，难著于人也。粗守形者，守刺法也。上守神者，守人之血气有余不足，可补泻也。神客者，正邪共会也。神者，正气也。客者，邪气也。在门者，邪循正气之所出入也。未睹其疾者，先知邪正何经之疾也。恶知其原者，先知何经之病所取之处也。

【语译】

所谓"易陈"，是说针道容易陈说。所谓"难入"，是说针道的精微之处难以深入。所谓"粗守形者，守刺法也"，是说粗浅的医生只能遵守刺法的形式。所谓"上守神者，守人之血气有余不足，可补泻也"，是说高明的医生可以根据病人的气血虚实情况来分别采用补法和泻法。所谓"神客"，是说正气与邪气共处于血脉之中，互相交争；"神"指正气，"客"指邪气。所谓"在门"，是说邪气循着正气出入的门户侵入人体，内外上下无所不至。所谓"未睹其疾"，是说没有预先诊明症状的性质及病邪所在的经脉，就盲目下手医治。因此，针刺时应当先弄清邪正虚实及病变发生的经脉才行。所谓"恶知其原"，是说没有经过明确的诊断，怎么可能知道病原的所在呢？因此，针刺时只有先了解哪一经发生了病变，才可以决定应该取用的经脉和穴位，并予以正确的治疗。

【解读】

"小针"是本篇最重要的研究对象。关于"小针"与"九针"的关系，一直是医家们争论的焦点。灵枢首篇讲了《九针十二原》，但在"九针"中并未提及小针。而且，《灵枢》对于"九针"和"小针"，都有专门的探讨。那"九针"与"小针"是什么关系呢？有部分医家认为，"小针"是"九针"之一，与"大针"相对，是型号相对较小的针，也包括九针里面的其他针的小号针。大针体长而粗，扎的位置比较深，用以祛除有形的痹痛；小针体短而细，多用于调神。还有一部分医家认为，"小针"独立于"九针"而存在。张志聪在《黄帝内经灵枢集注》中曰："帝曰微针，伯曰小针，是九针之外，又立小针也。九针者，圣人起天地之数，始于一而终于九，九而九之，九九八十一以起黄钟之数。用九针合小针者，以阳数五，阴数五，五位相得而各有合，以应河图之数也。"张志聪指出，古人以九针之数合于洛书之数，九针加小针之数又合于河图之数。

刺之微在数迟者，徐疾之意也。粗守关者，守四肢而不知血气正邪之往来也。上守机者，知守气也。机之动不离其空中者，知气之虚实，用针之徐疾也。空中之机清净以微者，针以得气，密意守气勿失也。其来不可逢者，气盛不可补也。其往不可追者，气虚不可泻也。不可挂以发者，言气易失也。扣之不发者，言不知补泻之意也，血气已尽而气不下也。知其往来者，知气之逆顺盛虚也。要与之期者，知气之可取之时也。粗之暗者，冥冥不知气之微密也。妙哉！工独有之者，尽知针意也。往者为逆者，言气之虚而小，小者逆也。来者为顺者，言形气之平，平者顺也。明知逆顺，正行无问者，言知所取之处也。迎而夺之者，泻也。追而济之者，补也。

【语译】

所谓"刺之微在数迟"，是说针刺的微妙之处在于掌握进针、出针的快慢速度。所谓"粗守关"，是说水平低的医者在针刺时仅仅会依据症状而在关节附近选取与症状相对应的穴位来治疗，却不懂血气盛衰和正邪进退的情况。所谓"上守机"，是说高明的医者在针刺时能够观察并把握气机的变化规律，并顺势进行补泻治疗。所谓"机之动不离其空中"，是说气机的活动都会在腧穴中有所反映，所以可以根据诊察出来的气机变化来采用相应的徐疾补泻手法。所谓"空中之机，清静以微"，是说针下已经产生得气的感觉，此时要仔细地感受气的往来运行情况，只有这样才不至于错过补泻的时机。所谓"其来不可逢"，是说邪气正盛时，不可迎其势采用补的手法，以免邪气更盛。所谓"其往不可追"，是说邪气已去正气仍虚时，不可使用泻的手法，以免正气泄脱。所谓"不可挂以发"，是说针下一旦产生得气的感觉，就应该及时运用针刺手法且不能有差池，因为这种得气的感觉很容易消失。所谓"扣之不发"，是说不懂得根据气机的虚实变化抓住时机进行补泻，而使得血气耗损，邪气不能被祛除。所谓"知其往来"，是说知道气的往来运行，了解气机的逆顺盛衰情况。所谓"要与之期"，是说知道了气机变化的重要性，能够及时把握最恰当的时机进行针刺。所谓"粗之暗"，是说水平低的医者愚昧无知，不能体察气机的微妙变化。所谓"妙哉！工独有之"，是说高明的医者能完全体察气机的变化并恰当地运用针法。所谓"往者为逆"，是说经气已去，脉中的气逐渐变得虚弱，虚弱叫作逆。所谓"来者为顺"，是说经气渐来时，脉中的气逐渐变得平和，平和叫作顺。所谓"明知逆顺，正行无问"，是说明确知道了气机的顺逆情况就可以毫无疑问地选穴针刺了。所谓"迎而夺之"，是说迎着来的方向进针，这是泻法。所谓"追而济之"，是说追着去的方向进针，这是补法。

【解读】

我们需要明白针灸中的一个重要概念——"得气"。"得气"最早出现在这篇文章中。那么"得气"是什么意思呢？"得气"又称"气至"，现在称"有针感"。"得气"是针刺有效的关键。医者与患者如何判断是否"得气"了呢？针刺穴位后，若患者产生酸、麻、胀、痛的感觉，医者产生针下沉紧如鱼上钩的感觉，就证明"得气"了。《标幽赋》中讲"轻滑慢而未来，沉涩紧而已至""气之至也，如鱼吞钩饵之沉浮；气未至也，如闲处幽堂之深邃"。从这里可以看出，"得气"主要靠医者与患者的主观感受。细致地讲，如果进针后，医者感到针下沉紧，针处皮肤略紧而凸起，患者有酸、麻、胀、痛、凉、热或蚁走样、触电样、烧灼样、温热样、吹风样的感觉，部分患者还会有不同程度的感应扩散与传导，就视为已经"得气"。对于聋哑病人而言，如果出现了眨眼、蹙眉等动作，也视为已经"得气"。针刺昏迷患者时，如果测得血压回升，此时无论医者手下有无感觉，均视为已经"得气"。这就是针刺时，医者总会问有没有感觉的原因。医者随时都在关注患者是否已经"得气"。

"得气"之所以这么重要，是因为它与临床的疗效紧密相关。临床表明，若"得气"迅速，则疗效较好；若能气到病所，则疗效更佳。若"得气"缓慢或不明显，则疗效较差；若感觉没有"得气"，则一般无疗效。

既然"得气"如此重要，那么"得气"与哪些因素有关呢？其一是取穴。若取穴不准，针刺位置不准确，势必影响气的来往，使疗效大打折扣。其二是针刺的深度。在针刺过程中每个部位对于深浅的要求不同，正确掌握深度，可以增强针感，提高疗效。其三是医者针刺的熟练程度。熟练的手法是针刺"得气"的重要因素之一，如果手法不熟练，不仅"得气"较为困难，还会给患者带来额外的痛苦。这三点是从医者的角度出发而言的。

从患者的角度出发而言，患者的素质条件很大程度上影响着针刺的效果。若患者病情严重，正气虚弱，甚至影响到了脏腑，那么他的经气一定不足，理所当然，其"得气"较常人更加不易。除此以外，"得气"的快慢强弱，还与患者机体的功能和神经系统的反应关系密切。若患者因病理因素影响了机体的局部功能与神经系统，会反应迟钝，从而影响"得气"的效果。

既然"得气"是针灸治病起效的关键，那么怎样才能助气，使"得气"更加容易呢？一般情况下，对于针刺时未"得气"或"得气"不明显的患者，多采用行针催气或留针候气的方法，比如循经轻扣，或加用艾灸。还可以通过调整针刺的部位、方向、角度、深度，或者适当加以提插补泻来达到"得气"的效果。针刺手法亦起着重要的作用。《难经·七十八难》云："知为针者信其左，不知为针者信其右。"这句话的意思是懂得针术的人重视左手的作用，而不懂得针术的人只信赖右手即刺手的作用。临床在针刺的时候，要先用左手按住针刺的部位，以达到宣导气机的效果，这样才能使右手顺利进针。左手不仅有按压的作用，还可以了解肌肉的丰厚。左手获得的指感对确定进针的方向和深浅有重要的指导意义。

所谓虚则实之者，气口虚而当补之也。满则泄之者，气口盛而当泻之也。宛陈则除之者，去血脉也。邪胜则虚之者，言诸经有盛者，皆泻其邪也。

徐而疾则实者，言徐内而疾出也。疾而徐则虚者，言疾内而徐出也。言实与虚若有若无者，言实者有气，虚者无气也。察后与先若亡若存者，言气之虚实，补泻之先后也，察其气之已下与常存也。为虚与实若得若失者，言补者佖然若有得也，泻则恍然若有失也。

【语译】

所谓"虚则实之"，是说当寸口部位出现了虚弱的脉象时，应当用补的针法以充实正气。所谓"满则泄之"，是说当寸口部位出现了满盛的脉象时，应当用泻的针法以泄除邪气。所谓"宛陈则除之"，是说用泻法来排除血脉中久积的病邪。所谓"邪胜则虚之"，是说经脉中邪气亢盛时，应当用泻法，使邪气外泄。

所谓"徐而疾则实"，是说缓慢地进针而快速地出针，这属于补法，可以补益正气。所谓"疾而徐则虚"，是说疾速地进针而缓慢地出针，这属于泻法，可以泄除邪气。所谓"言实与虚若有若无"，是说用补法使正气来，用泻法使邪气去。所谓"察后与先若亡若存"，是说必须根据各条经脉正气、邪气的虚实情况来决定针刺时先用补法还是先用泻法。与此同时，还要省察邪气是退了还是尚存。所谓"为虚与实若得若失"，是说用补法就要使患者感觉到正气充实似有所得，用泻法就要使患者感到轻松而似其病有所失。

【解读】

我们在上一部分谈到了"得气"。"得气"是治疗中的一个重要环节，是取得疗效的重要步骤。而现在我们要谈到的补泻手法，是"得气"后的继续操作，是提高疗效的重要手段。"得气"后气机聚集于穴位，通过补泻手法，可以达到"气至而有效"的目的。补泻手法虽然很多，比如捻转补泻、提插补泻、疾徐补泻、迎随补泻、呼吸补泻、开阖补泻、平补平泻等，但其共同点主要是"补虚泻实，调整阴阳"。疾病往往是阴阳错乱、正虚邪实造成的，这也是针灸中会重用补泻手法的原因。为什么仅用"得气"不能完成这一调整过程呢？为什么还得配以补泻手法呢？这是因为"得气"只是经气聚集于针下，只是调动了经气，但所聚集的经气并不能自动按照医生的要求发挥作用。我们施针所要祛除的邪气并不只在穴位之中，所以必须采用一种方法来向体内发号施令，调动聚集的气发挥更多作用，这种方法就是补泻。

补泻手法在《内经》中涉及了很多种，本篇主要讲的是徐疾补泻法。从文中可以知道，"徐而疾则实者，言徐内而疾出也。疾而徐则虚者，言疾内而徐出也"，意思是进针慢、出针快为补，进针快、出针慢为泻。而同是《内经》,《素问·针解篇》却认为"徐而疾则实者，徐出针而疾按之。疾而徐则虚者，疾出针而徐按之"，意思是慢慢出针并且出针后立马按压住穴位的针法属于补法，很快出针而不用急着按压穴位的针法属于泻法。两者看似有些矛盾，但因第二种属于开阖补泻法，所以两者实际上并不冲突。

到底什么可以称为补，什么可以称为泻，本文也给出了明确的衡量标准，即"补者怵然若有得也，泻则恍然若有失也"。无论使用哪一种方法，只有患者主观可以感受到"有得"时，才可以称为补法，患者自觉"有失"时才能称为泻法。这也是检验医者手法是否准确的标准。

夫气之在脉也，邪气在上者，言邪气之中人也高，故邪气在上也。浊气在中者，言水谷皆入于胃，其精气上注于肺，浊溜于肠胃，言寒温不适，饮食不节，而病生于肠胃，故命曰浊气在中也。清气在下者，言清湿地气之中人也，必从足始，故曰清气在下也。

针陷脉则邪气出者，取之上。针中脉则浊气出者，取之阳明合也。针太深则邪气反沉者，言浅浮之病，不欲深刺也，深则邪气从之入，故曰反沉也。皮肉筋脉各有所处者，言经络各有所主也。

取五脉者死，言病在中，气不足，但用针尽大泻其诸阴之脉也。取三阳之脉者，唯言尽泻三阳之气，令病人恇然不复也。夺阴者死，言取尺之五里五往者也。夺阳者狂，正言也。

【语译】

所谓"气之在脉也，邪气在上"，是说邪气侵入人体经脉后，风寒邪气一般先在头部发作，所以说"邪气在上"。所谓"浊气在中"，是说人食水谷，都是先进入胃，胃消化后经脾上输于肺，然后借着肺宣发肃降的功能，供应全身精微，其中一些浊气废物就滞留在肠胃，如果此时对寒温变化无法适应，或者饮食不节制，就会导致肠胃发生疾病，所以说"浊气在中"。所谓"清气在下"，是说清冷潮湿的气侵入人体后，多从足部开始发病，所以说"清气在下"。

所谓"针陷脉则邪气出"，是说风热等邪气侵袭人体上部，在头部发病时，应该根据外邪所侵入的经脉在头部取穴治疗。所谓"针中脉则浊气出"，是说通过针刺中土足阳明胃经上的合穴足三里，可以治疗由于肠胃中的浊气废物而引发的疾病。所谓"针太深则邪气反沉"，是说邪气在浅表部位的疾病，不宜深刺，如果误用深刺，反而会使邪气随针深入，所以说"反沉"。所谓"皮肉筋脉各有所处"，是说皮肉筋脉各有一定的部位，每个部位都有属于各自的一定的经脉，这些部位都是经络出现症状及主治的所在。

所谓"取五脉者死"，是说病在内脏而使五脏之气不足，反而用针尽力大泻五脏各条阴经上的腧穴，就会使五脏之气泄尽而死亡。所谓"取三阳之脉"，是说尽泻手足三阳六腑的腧穴，使患者精神怯弱而难以恢复元气。所谓"夺阴者死"，是说如果取尺泽之上三寸处手阳明大肠经上的五里穴连泻五次，就会使患者因五脏阴气泄尽而死。所谓"夺阳者狂"，是说如果误泻了三阳经的正气，就会使患者因阳气耗散而发狂。

【解读】

这里主要讲了两部分内容，即针效与针害。

关于针效部分，这里解释了因感受邪气的不同，邪气分别滞留于经脉的上、中、下部位。此时，依据受邪部位的不同而针刺，邪气在上的取上部的穴位，邪气在中的取阳明胃经上的穴位，可以取得较为良好的针效。

关于针害部分，这里解释了第一篇《九针十二原》中的相关论述，并针对因误治而造成的针害问题做出了较为详尽的论述，告诫后世医者，治疗时必须根据病情的虚实与所在部位的深浅情况灵活用针，也只有这样，才能达到治疗的目的。其中需要强调的是，针刺的深浅必须根据邪气中人的深浅情况来定，邪深的才能深刺，若邪在浅表却用深刺的方法，就会将邪内引。除此之外，还需要注意的是，在病的虚实还未辨明时，要慎用泻法，以免造成不良后果。文中举例说"取五脉者死，言病在中，气不足，但用针尽大泻其诸阴之脉也。取三阳之脉者，唯言尽泻三阳之气，令病人怢然不复也。夺阴者死，言取尺之五里五往者也。夺阳者狂，正言也"，即病在内脏而元气不足时，如果用泻法刺其五脏所属的各阴经经脉，就会使虚者愈虚，虚极而死，这也就是所谓的"夺阴者死"。如果不管症状的虚实，滥用针大泻三阳经的经脉，则会使患者阳气耗散，不易恢复，形成"夺阳者狂"的局面。总之，在针害部分，先辈告诫我们，治病用针，必须先辨证，在治疗之前认真辨析病情，分清寒热虚实，然后再诊治，根据情况确立恰当的治疗原则。只有这样，才能达到治疗目的，避免误治。

睹其色，察其目，知其散复，一其形，听其动静者，言上工知相五色于目，有知调尺寸小大缓急滑涩，以言所病也。知其邪正者，知论虚邪与正邪之风也。

右主推之，左持而御之者，言持针而出入也。气至而去之者，言补泻气调而去之也。调气在于终始一者，持心也。节之交三百六十五会者，络脉之渗灌诸节者也。

【语译】

所谓"睹其色，察其目，知其散复，一其形，听其动静"，是说高明的医生可以通过观察患者的面色和眼睛的变化以及从诊察尺脉的大小、缓急、滑涩中，准确判断出是哪种疾病。所谓"知其邪正"，是说医生了解患者所感受的是四时八节的虚邪，还是因劳累后腠理开泄而遭受的风邪。

所谓"右主推之，左持而御之"，是说进针与出针时左右两手的不同姿势，右手推以进针，左手护持针身进出。所谓"气至而去之"，是说针刺施用补泻手法时，下针后必须等到气机调和，然后才可以出针。所谓"调气在于终始一"，是说运针调气的关键是要专心，使心神保持一致。所谓"节之交三百六十五会"，是说周身三百六十五穴，都是络脉将气血渗灌于全身各部的通会之处。

【解读】

原文疑似存有窜误情况，"知其邪正者"属上文"一其形，听其动静"的下文，与"睹其色，察其目，知其散复"相对成文，《灵枢》首篇《九针十二原》也可证明其语义不应该割裂开，所以怀疑有窜误。

此外，医家对于"调气在于终始一者，持心也"的断句也有疑问。刘恒如校本"始"字断句，改为"一者，持心也"，并将这五个字移至"知其邪正者"之前，正好可以解释"一其形"之"一"字。这可以作为一种说法。

所谓五脏之气已绝于内者，脉口气内绝不至，反取其外之病处与阳经之合，有留针以致阳气，阳气至则内重竭，重竭则死矣，其死也无气以动，故静。

所谓五脏之气已绝于外者，脉口气外绝不至，反取其四末之输，有留针以致其阴气，阴气至则阳气反入，入则逆，逆则死矣，其死也阴气有余，故躁。

所以察其目者，五脏使五色循明，循明则声章，声章者，则言声与平生异也。

【语译】

所谓"五脏之气已绝于内",意思是五脏内部的精气已经衰竭,表现在脉口为微弱无根,按之欲无。这属于阴气衰竭的重症,本应补其阴气,但如果取其外在病所之处的腧穴及阳经的合穴,针刺时还采用了留针的方法来补益在外的阳气,阳气愈盛就会愈加损其阴气,使内已枯竭的五脏阴气更加匮乏。五脏阴气在衰竭的情况下进一步耗损就会发生重竭,一旦发生重竭,人必死无疑。临死时,因为阴气已衰竭,无法生阳气,没有气血的流动,所以人表现得十分安静。

所谓"五脏之气已绝于外",意思是五脏外部的精气已经衰竭,表现在脉口为微弱无力,轻取时好似没有了。这属于阳气衰竭的重症,本应补其阳气,但如果取四肢末梢的腧穴,针刺时还采用了留针的方法来补益在内的阴气,阴气盛就会使已经衰弱的阳气愈衰。阳气内陷就会发生厥逆,发生厥逆就会导致死亡。临死时,因为阴气有余,阴阳逆乱,所以人表现得十分烦躁。

因此,"察其目"的意义在于五脏六腑的精气上注于目,能使眼睛明亮、面部色泽滋润。眼睛明亮表明精气内盛,所以其发出的声音就会洪亮。这里所谓的声音洪亮,是说其发出的声音和平常是不同的。

【解读】

本部分对于五脏之气绝于内和绝于外两种情况的脉象以及误诊后会造成的一系列不良后果进行了讨论。除此以外,还指出了通过察目而推测五脏六腑精气情况的重要性。

先来看五脏之气"绝于内"与"绝于外"的内容。这里需要注意的是,此处的"脉口"指寸口脉。第一种情况"脉口气内绝不至",是说寸口出现虚浮、濡浮、极细而软或浮而无力、轻取即得、按之则无的脉象。第二种情况"脉口气外绝不至",是说寸口出现沉而微弱、极细、轻取即无的脉象。一般来说,浮脉代表的是表证阳证,沉脉代表的是里证阴证。如果脉浮而无力,说明阴气内竭。如果脉沉而微弱,说明阳气虚弱。

有关脉浮问题,《景岳全书》中记载:"若浮而无力空豁者,为阴不足。阴不足则水亏之候,或血不营心,或精不化气,中虚可知也。若以此等为表证,则害莫大也。"这就说明,脉浮无力为阴不足,如果当作表证,就会造成误治,引起灾祸。

有关脉沉问题,《景岳全书》中记载:"脉沉而虚者,因阳不达,因气不舒,阳虚气陷者，宜温宜补。"这段话指出了脉沉而虚是阳气虚弱的表现，治疗时应该使用温补的药物。

由此可见，脉象的沉浮虚实对于诊断五脏之气是"绝于内"还是"绝于外"有着十分重要的意义。只有辨明脉象，才能做出正确的选择。如果误治，就会使五脏之气绝于内外的情况更加严重。比如浮而无力的脉象，本代表阴气衰于内，若认为是表证阳证，以此为治疗依据，就会更加伤害内在的阴，使内在本就衰竭的阴更加竭绝。在《景岳全书》中也有记载："脏气已绝于内，阴虚也。反实其外，误益阳也。益阳则愈损其阴，是重竭也，阴竭必死。"所有这些都在提醒后世医者，只有详细诊察病情，辨证论治，才能避免因误治而导致的严重后果。

再来看察目以观五脏的内容。为什么通过眼睛便可以看出五脏精气的盛衰呢？《内经》给出了答案。《内经》说："五脏六腑……目为之候。"其中，目与肝的关系最为密切，"肝主目""肝，开窍于目""肝气通于目，肝和则目能辨五色矣""肝受血而能视"。目除与肝关系密切外，还与心相关，《内经》不但提出目为肝窍，也提出目为心窍，如"心者，五脏之专精也，目者其窍也""志与心精，共凑于目也"。目之所以能视，除受心血滋养之外，还受心神支配。此外，目与脾、肺、肾也同样相关，目赖脏腑之精血供养，"五脏六腑之精气，皆上注于目而为之精""目者，五脏六腑之精也。营卫魂魄之所常营也，神气之所生也""故五脏六腑之津液，尽上渗于目"。其中，脾为后天之本，脾主化生精血，目有所养则可视物，但如脾气失运，后天源竭，目失所滋，则视物不明。肺主气，肺气充旺，脏腑精气上注于目而眼目精明，但如肺气不足，精气不能上灌，目失所滋，则视物昏暗，"气脱者，目不明"。肾藏精，肾生髓，肾精充足则目光敏锐，但如肾精亏虚，目失滋养，则视物昏暗，"髓海不足……目无所见"。由此可见，目与五脏之间均有着密切的联系。

修心健體治未病　明道育人濟蒼生　張其成

除《内经》外，五轮学说也可充分体现目与五脏之间的关系，如黑睛属肝，为风轮，故肝病易致黑睛病变；两眦属心，属火轮，故心神过耗或心火上炎皆可主两眦异常；白睛属肺，属气轮，故肺气不利或肺受外邪均易导致目疾患；眼睑属脾，为肉轮，故脾虚不能运化则会眼睑下垂，目乏；瞳子属肾，为水轮，故肾精不能上承或肾气虚弱都能改变视力。脏腑的改变可以引起眼睛的改变，眼睛是脏腑之外镜，因此，眼睛最能反映脏腑之虚实。在实践中，根据五轮配属五脏的关系，通过"以目测脏"，即透过眼睛而尽早了解全身疾患的信息，对于临床的治未病有很重要的价值。

　　本篇是对《九针十二原》中有关小针问题的进一步补充与解释，所以篇名为《小针解》。全篇围绕针刺时机、徐疾补泻手法及随症取穴等进行了诠释，最后，将失治、误治所带来的后果展示出来，告诫后人要正确用针，全面诊察疾病。

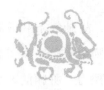

邪气脏腑病形篇第四

本篇首先介绍邪气的种类以及邪气伤人的部位，随后介绍五脏六腑受邪以后的疾病形态，由于均与脏腑密切相关，因此篇名为《邪气脏腑病形》。全篇可以分为三大部分，第一部分重点论述邪气伤脏腑的病机、类型、部位；第二部分重点介绍色、脉、尺诊合参的诊疗方法；第三部分重点介绍脏腑病形的刺法。

黄帝问于岐伯曰：邪气之中人也奈何？岐伯答曰：邪气之中人高也。黄帝曰：高下有度乎？岐伯曰：身半已上者，邪中之也；身半已下者，湿中之也。故曰，邪之中人也，无有常，中于阴则溜于腑；中于阳则溜于经。

【语译】

黄帝问岐伯：外邪侵袭人体的情况是怎样的呢？岐伯回答说：外邪伤人，大多会侵袭人体的上部。黄帝问：邪气侵袭人体部位的高低上下，有一定的规律吗？岐伯回答说：上半身发病的，是受了风寒等外邪侵袭所致；下半身发病的，是受了湿邪侵袭所致。所以说，外邪侵袭人体，没有固定的部位。外邪侵袭阴经，会流传到属阳的六腑发病；外邪侵袭阳经，会流传到本条经脉循行的通路上发病。

【解读】

本段介绍的是邪气中人的特点。根据外邪本身性质的不同，外邪中人的部位与表现也不同。文中主要讲的是"高下有度",表现为"身半以上者,邪之中也;身半以下者,湿之中也"。风为阳邪,易袭阳位,所以风邪伤人时多伤上部。比如洗澡后,头发未干又遇上刮风的天气,人就容易犯头疼病。而湿邪就不同了,湿邪重浊黏滞,所以湿邪侵犯人体后会表现在人体的下部,双脚水肿就是湿邪所致。

还有一点,即邪气中人有"寒热之别"。《灵枢·岁露论》中讲:"寒则皮肤急而腠理闭,暑则皮肤缓而腠理开。"皮肤腠理开合的改变是由邪气的性质决定的。寒性收引凝滞,故寒邪中人后表现为腠理闭合。相反,暑性宣泄,故暑邪中人后表现为腠理开泄。

以上两种情况,都与外因有关。

黄帝曰:阴之与阳也,异名同类,上下相会,经络之相贯,如环无端。邪之中人,或中于阴,或中于阳,上下左右,无有恒常,其故何也?

岐伯曰:诸阳之会,皆在于面。中人也方乘虚时,及新用力,若饮食汗出腠理开,而中于邪。中于面则下阳明,中于项则下太阳,中于颊则下少阳,其中于膺背两胁亦中其经。

【语译】

黄帝说:阴经和阳经,虽然在名称上有所不同,但是都属于同样的经络系统,是运行气血的通路。它们在人体的上部或下部相交接,经络之间彼此贯通,好像圆环一样没有端点,循环往复。外邪侵袭人体,有的侵入阴经,有的侵入阳经,或上,或下,或左,或右,没有固定的部位,这是什么道理呢?

岐伯说:手足三阳经会合的地方,都聚集在头面部。邪气侵袭人体,往往是在人体有虚可乘的时候,如人过度劳累的时候,或者因吃饭而出汗以致腠理开泄的时候。邪气侵袭面部,会由此下行到足阳明胃经;邪气侵袭颈部,会由此下行到足太阳膀胱经;邪气侵袭颊部,会由此下行到足少阳胆经。如果外邪直接侵袭前面的胸部和后面的脊背及两侧的胁肋部,也会分别下行到上述三阳经,并在这些经络上发病。

【解读】

本部分紧承上部分的内容介绍了有关外邪中人的特点。本部分与上部分不同的是,上部分主要介绍了因外邪性质的不同而导致的病症部位、表现的不同,强调的是外因；而本部分是从经络来说的，说明即便同一种邪气，侵犯的阴阳部位不同，也会导致病情表现不同，强调的是内因。

上部分提出的"中于阴则溜于腑；中于阳则溜于经"的观点作为一个过渡句，将上下文联系起来了。本部分的内容主要是对"中于阳则溜于经"的解释。面为诸阳之会，所有的阳经均上行于面而走空窍。如果邪气中于面，因面部为手足阳明经汇聚的地方，邪气便会顺经而下到阳明经；如果邪气中于颈项，因颈项属于手足太阳经，邪气就会顺经而下到达太阳经；如果邪气中于曲颊，因曲颊属于手足少阳经，邪气就会顺经而下到达少阳经。因此，文中说"中于阳则溜于经"。

那么，"中于阴则溜于腑"怎么理解呢？这在下文中做出了解释。手的三阴经起始于臀部，足的三阴经起始于胻，这些部位皮薄而肉淖泽，一旦感受邪气，就会伤及阴经的经脉，遇五脏之气较实时，邪气即便入里也不能久留，会返还于六腑。因此，文中说"中于阴则溜于腑"。

黄帝曰：其中于阴奈何？岐伯答曰：中于阴者，常从臂胻始。夫臂与胻，其阴皮薄，其肉淖泽，故俱受于风，独伤其阴。黄帝曰：此故伤其脏乎？岐伯答曰：身之中于风也，不必动脏。故邪入于阴经，则其脏气实，邪气入而不能客，故还之于腑。故中阳则溜于经，中阴则溜于腑。黄帝曰：邪之中人脏奈何？岐伯曰：愁忧恐惧则伤心。形寒寒饮则伤肺，以其两寒相感，中外皆伤，故气逆而上行。有所堕坠，恶血留内，若有所大怒，气上而不下，积于胁下，则伤肝。有所击仆，若醉入房，汗出当风，则伤脾。有所用力举重，若入房过度，汗出浴水，则伤肾。黄帝曰：五脏之中风奈何？岐伯曰：阴阳俱感，邪乃得往。黄帝曰：善哉。

【语译】
黄帝问：外邪侵袭阴经的情况是怎样的？岐伯回答说：外邪侵袭阴经，常常从手臂或小腿的内侧开始。因为手臂和小腿的内侧皮肤较薄，肌肉也比较柔润，所以全身各处同样受到风邪侵袭，而单单这些部位却最容易受到伤害。黄帝问：外邪侵袭阴经会使五脏受到伤害吗？岐伯回答说：人的身体虽然受了风邪，却不一定会伤害到五脏。外邪侵袭阴经，如果五脏之气充实，即便有邪气侵入，也不一定能停聚，必定退回到六腑。因此说，如果邪气侵袭阳经，会直接在本经上发病；如果邪气侵袭阴经，而此时五脏之气充实，邪气会传到与五脏相表里的六腑而发病。黄帝问：病邪侵袭人体五脏的情形是怎样的？岐伯说：愁忧恐惧等过度的情绪变化会导致心受伤，形体受寒而且食生冷会导致肺受伤。所以说，表里两种寒邪内外交迫，会使内在的肺脏和外在的皮毛都受到伤害，导致肺气上逆，发生喘咳等病变。如果从高处坠落跌伤，就会导致瘀血停留在体内，而如果此时又大发脾气，使气机上逆而不下，血也随着上行，气血都郁结在胸胁之下，就会导致肝受伤。如果受到击打或跌倒在地，或者醉酒后行房事以致出汗，风邪侵袭，就会导致脾受伤。如果用力提举重物，或者房事过度，或者出汗后用冷水淋浴，就会导致肾受伤。黄帝问：风邪侵袭五脏的情形是怎样的？岐伯说：属阴的五脏先有所伤，属阳的六腑外有所感，内外都虚的情况下，风邪才能侵入五脏。黄帝说：讲得好！

【解读】

本段需要注意的问题是五脏中邪的原因。从原文可以看出，五脏中邪的总原则是五脏虚，邪气乘虚而入。这个原则的先后顺序是需要注意的。任何五脏中邪都是内虚在先，病邪入里在后，这种邪气称为"虚邪"。在《刺节真邪》篇中也有对邪气的相关介绍。

本段的最后讲了风邪入五脏的原因，即"阴阳俱感，邪乃得往"。此处的"阴阳俱感"可以从几个方面来看。

首先，此处的阴阳可以理解为表里。"形寒饮冷则伤肺"，形寒伤于表，表相对于里属于阳；饮冷伤于里，里属于阴。

其次，此处的阴阳可以理解为气血。"有所堕坠，恶血留内，若有所大怒，气上而不下"，气属阳而血属阴，气血俱病则属于阴阳俱感。

最后，此处的阴阳可以理解为正邪。"若醉入房，汗出当风"，醉后入房损伤人体之精，精为人体阴之根本，而风邪属于外邪，且风性清扬开泄，属于阳邪，此时，风邪侵入人体，内外阴阳俱伤，则易中于脏。

黄帝问于岐伯曰：首面与身形也，属骨连筋，同血合于气耳。天寒则裂地凌冰，其卒寒或手足懈惰，然而其面不衣，何也？

岐伯答曰：十二经脉，三百六十五络，其血气皆上于面而走空窍，其精阳气上走于目而为睛，其别气走于耳而为听，其宗气上出于鼻而为臭，其浊气出于胃，走唇舌而为味。其气之津液皆上熏于面，而皮又厚，其肉坚，故天气甚寒不能胜之也。

【语译】

黄帝问岐伯：人的头面部与全身形体、筋骨是密切相连的，气血相合运行。天气寒冷，大地冻裂结冰，人们感到寒冷就用衣物将手脚包裹起来，并缩手缩脚的，懒得运动，可是面部却暴露在外且不需要用衣物御寒，这是什么缘故？

岐伯回答说：周身的十二经脉及三百六十五络脉，所有的血气都先上行到达头面部，然后再分别注入各个孔窍中。阳气的精微上注于目，而使眼睛能够看见；旁行的经气上达于耳，而使耳朵能够听见；积于胸中的宗气上行出于鼻，而使鼻子能够嗅味；胃腑的谷气上达于唇舌，而使唇舌能够辨别五味。所有这些气的津液都上行熏蒸于面部，加上面部的皮肤比较厚实，肌肉也比较坚实，所以即使天气再严寒，也胜不过面目的阳热。

【解读】

本部分为我们解释了一个很有趣的现象：头面与身体是一体的，可是天冷的时候，我们只给身体穿上厚厚的衣服，而面部却没有什么遮挡的，为什么面部就不怕冷呢？总结出来的原因是面为诸阳之会，所有阳经都汇聚于头部，阳气足，所以面部不怕冷。

本部分还详细介绍了脏腑经络血气是怎么上于面而走空窍的。具体而言是这样的：十二经脉、三百六十五络脉的血气，起始于足少阴肾，出生于足阳明胃，由君主之官的手少阴心统主，肺朝百脉，故汇聚于手太阴肺。其中，精中的阳气部分（精为人体最宝贵的东西，化生为原阴与原阳，取其阳的部分，这里特指心肾之气），上走于目而形成视觉；分支而走的心肾之气，别走于耳而形成听觉；由胃腑形成的宗气，积于胸中，出于肺以司呼吸，出于鼻而形成嗅觉；"浊气"指水谷之气，走唇舌而形成味觉；津液随气上行，熏蒸皮肤，注于汗孔七窍。

黄帝曰：邪之中人，其病形何如？岐伯曰：虚邪之中身也，洒淅动形。正邪之中人也微，先见于色，不知于身，若有若无，若亡若存，有形无形，莫知其情。黄帝曰：善哉。

张其成全解黄帝内经·灵枢

【语译】

黄帝问：外邪侵袭人体，其表现出来的病情是怎样的？岐伯说：虚邪侵袭人体，病人会有恶寒战栗的病象。正邪侵袭人体，发病比较轻微，刚开始会表现在气色上和正常人有所不同，而身体没有什么感觉，好像有病又好像没病，好像病邪已经消失又好像能感受到病邪的存在，好像有一些病象表现出来又好像病象毫无形迹，所以不容易知道病情。黄帝说：讲得真好！

【解读】

此处提到了有关外邪的问题，这个问题在《黄帝内经》中多处提到过。《黄帝内经》将外邪分为正邪、虚邪。

本篇说："正邪之中人也微，先见于色，不知于身，若有若无，若亡若存，有形无形，莫知其情。"由此可见，正邪致病是比较轻的。正邪致病指正常的自然气候，在人体劳累汗出、腠理较为疏散的时候侵入人体，造成人体不适，虽然是正常的自然气候，但是也造成了疾病，故称为正邪。正邪致病较轻，一般不需要治疗。

与正邪相对的虚邪，致病就较为严重了。虚邪指四时不正之气，即虚邪贼风。《素问·八正神明论》说："虚邪者，八正之虚邪气也。"《灵枢·刺节真邪》说："虚风之贼伤人也，其中人也深，不能自去。"虚邪侵犯人体的基础条件是人体的正气亏虚。《灵枢·百病始生》说："卒然逢疾风暴雨而不病者，盖无虚，故邪不能独伤人，此必因虚邪之风，与其身形，两虚相得，乃客其形……其中于虚邪也，因于天时，与其身形，参以虚实，大病乃成。"《素问·八正神明论》说："八正之虚邪，而避之勿犯也。以身之虚，而逢天之虚，两虚相感，其气至骨，入则伤五脏。"所以我们在生活中要注意作息，保养好身体，正气足就不易被虚邪所伤害。虚邪侵犯人体的途径是由外而内的。虚邪侵入人体后十分难缠，致病力强，且病变多端。这在《灵枢·百病始生》中也有记载："是故虚邪之中人也，始于皮肤，皮肤缓则腠理开，开则邪从毛发入，入则抵深。"

黄帝问于岐伯曰：余闻之，见其色，知其病，命曰明；按其脉，知其病，命曰神；问其病，知其处，命曰工。余愿闻见而知之，按而得之，问而极之，为之奈何？

岐伯答曰：夫色脉与尺之相应也，如桴鼓影响之相应也，不得相失也，此亦本末根叶之出候也，故根死则叶枯矣。色脉形肉，不得相失也，故知一则为工，知二则为神，知三则神且明矣。

黄帝曰：愿卒闻之。岐伯答曰：色青者，其脉弦也；赤者，其脉钩也；黄者，其脉代也；白者，其脉毛；黑者，其脉石。见其色而不得其脉，反得其相胜之脉则死矣。得其相生之脉，则病已矣。

黄帝问于岐伯曰：五脏之所生，变化之病形何如？岐伯答曰：先定其五色五脉之应，其病乃可别也。黄帝曰：色脉已定，别之奈何？岐伯曰：调其脉之缓、急、小、大、滑、涩，而病变定矣。

黄帝曰：调之奈何？岐伯答曰：脉急者，尺之皮肤亦急；脉缓者，尺之皮肤亦缓；脉小者，尺之皮肤亦减而少气；脉大者，尺之皮肤亦贲而起；脉滑者，尺之皮肤亦滑；脉涩者，尺之皮肤亦涩。凡此变者，有微有甚。故善调尺者，不待于寸，善调脉者，不待于色。能参合而行之者，可以为上工，上工十全九；行二者，为中工，中工十全七；行一者，为下工，下工十全六。

【语译】

黄帝问岐伯：我听说，医生通过观察病人的气色而知道病情的称为明，通过切按病人的脉象而知道病情的称为神，通过询问而知道病人病痛所在的称为工。我希望听你讲讲通过望诊就可以知道病情，通过切诊就可以掌握病情，通过问诊就能彻底了解病痛的所在，是因为什么呢？

岐伯回答说：病人的气色、脉象和尺肤都与疾病有相应的关系，就像用木槌击鼓，随即就能听到声响一样，是不会出差错的。这也好比树根和枝叶的关系，树根死了，枝叶必定枯萎。诊病要从气色、脉搏、尺肤三个方面来看，不可有所偏颇与漏失。所以，如果能够掌握其中之一的可以称为工，掌握其中两者的可以称为神，三者全部掌握并能熟练运用的就可以称为神明的医生了。

黄帝说：希望听你详细地讲讲。岐伯说：如果病人面色发青，脉象应是弦脉；面色发红，脉象应是钩脉；面色发黄，脉象应是代脉；面色发白，脉象应是毛脉；面色发黑，脉象应是石脉。如果看到病人的面色却没有切得与之相应的脉象，反而切得与之相克的脉象，就是死脉，预示着病危或死亡。如果看到病人的面色，也切得与之相生的脉象，疾病很快就会痊愈。

黄帝问岐伯：五脏所发生的疾病，其内在变化与外在表现是怎样的？岐伯回答说：先确定了五脏和五色、五脉的相应关系，五脏的病情就可以辨别了。黄帝问：气色和脉象与五脏的对应关系确定后，怎样判别病情呢？岐伯说：只要再诊察出脉象来势的缓与急、脉象的小与大以及滑与涩等，就能够确定是何种病变了。

黄帝问：怎样诊察这些脉象呢？岐伯回答说：脉来势急促的，尺部的皮肤也显得紧张；脉来势徐缓的，尺部的皮肤也显得松弛；脉象小的，尺部的皮肤也显得瘦而少气；脉象大的，尺部的皮肤也显得大而隆起；脉象滑的，尺部的皮肤也显得滑润；脉象涩的，尺部的皮肤也显得涩滞。以上这些变化，有的细微，有的明显，所以善于诊察尺肤的医生，可以不必诊察寸口的脉象；善于诊察脉象的医生，可以不必察望面色。能够将察色、辨脉、观察尺肤三者相互配合而进行诊断的医生，可以称为上工，上工治病，十个病人可以治愈九个；能够运用其中两种诊察方法的医生，可以称为中工，中工治病，十个病人可以治愈七个；仅能运用其中一种诊察方法的医生，可以称为下工，下工治病，十个病人只能治愈六个。

【解读】

本部分提出了色、脉、尺诊，谓"见其色，知其病，命曰明；按其脉，知其病，命曰神；问其病，知其处，命曰工"。后世《难经》对这些名称进行了修改与补充，形成了中医四诊——望、闻、问、切。望、闻、问、切经几千年的反复验证与总结补充后，成为我国最为独特的中医诊断体系。本部分强调治病时要色、脉、尺合参，这是《内经》的基本思想之一。今天我们在治病时亦强调要四诊合参，以保证对疾病有一个全面的认识，从而更快更彻底地治疗疾病。

在上述方法中，我们对于诊尺肤的方法是相对陌生的，但是关于诊尺肤，古人很重视，强调"善调尺者，不待于寸"，"色脉与尺相应也"。这说明在古人眼里，诊尺肤与诊色、脉同等重要，是值得重视和研究的，但可惜现在很少使用了。

黄帝曰：请问脉之缓急小大滑涩之病形何如？岐伯曰：臣请言五脏之病变也。

心脉急甚者为瘛疭；微急为心痛引背，食不下。缓甚为狂笑；微缓为伏梁，在心下，上下行，时唾血。大甚为喉吤；微大为心痹引背，善泪出。小甚为善哕，微小为消瘅。滑甚为善渴；微滑为心疝引脐，小腹鸣。涩甚为喑；微涩为血溢，维厥，耳鸣、颠疾。

肺脉急甚为癫疾；微急为肺寒热，怠惰，咳唾血，引腰背胸，若鼻息肉不通。缓甚为多汗；微缓为痿瘘，偏风，头以下汗出不可止。大甚为胫肿；微大为肺痹引胸背，起恶日光。小甚为泄；微小为消瘅。滑甚为息贲上气；微滑为上下出血。涩甚为呕血；微涩为鼠瘘，在颈支腋之间，下不胜其上，其应善酸矣。

肝脉急甚者为恶言；微急为肥气，在胁下若覆杯。缓甚为善呕；微缓为水瘕痹也。大甚为内痈，善呕衄；微大为肝痹阴缩，咳引小腹。小甚为多饮；微小为消瘅。滑甚为㿉疝；微滑为遗溺。涩甚为溢饮；微涩为瘈挛筋痹。

脾脉急甚为瘈疭；微急为膈中，食饮入而还出，后沃沫。缓甚为痿厥；微缓为风痿，四肢不用，心慧然若无病。大甚为击仆；微大为疝气，腹里大脓血，在肠胃之外。小甚为寒热；微小为消瘅。滑甚为㿉癃；微滑为虫毒蛔蝎腹热。涩甚为肠㿉；微涩为内㿉，多下脓血。

肾脉急甚为骨癫疾；微急为沉厥奔豚，足不收，不得前后。缓甚为折脊；微缓为洞，洞者，食不化，下嗌还出。大甚为阴痿；微大为石水，起脐已下至小腹腄腄然，上至胃脘，死不治。小甚为洞泄；微小为消瘅。滑甚为癃㿉；微滑为骨痿，坐不能起，起则目无所见。涩甚为大痈；微涩为不月沉痔。

【语译】

黄帝说：请问缓、急、小、大、滑、涩这些脉象所对应的病情是怎样的？岐伯说：请允许我来说说五脏所对应的这些脉象的病变吧。

心脉很急的，会手足抽搐；心脉微急的，会心痛，并且疼痛牵引后背，饮食不下。心脉很缓的，会神散而狂笑不休；心脉微缓的，是因气血凝滞成形、伏于心胸之下而导致伏梁病，会出现或上或下的滞涩感，有时会唾血。心脉很大的，喉中会有阻塞感；心脉微大的，会发生心痹病，心痛牵引肩背，并常常流泪。心脉很小的，会经常恶心干呕；心脉微小的，是有多食善饥的消瘅病。心脉很滑的，血热而燥，会经常口渴；心脉微滑的，会出现小肠疝气，并牵引肚脐周围疼痛，且伴有少腹部肠鸣。心脉很涩的，会喑哑而不能说话；心脉微涩的，会出现血溢、四肢逆冷、耳鸣以及癫疾等头部疾病。

肺脉很急的，是癫疾的表现；肺脉微急的，是肺中寒热并存的表现，会倦怠乏力，咳而唾血，并牵引腰背胸部疼痛，或者鼻中有息肉而导致鼻腔阻塞不通。肺脉很缓的，会虚而多汗；肺脉微缓的，多为手足软弱无力的痿证、痿疮病、偏风或者头部以下汗出不止的病症。肺脉很大的，会足胫部肿胀；肺脉微大的，是有烦躁喘急而且呕吐的肺痹病，发作时会牵引胸背作痛，而且害怕日光。肺脉很小的，是有脐气不固的泄泻病；肺脉微小的，是有多食善饥的消瘅病。肺脉很滑的，会喘息气急，肺气上逆；肺脉微滑的，会口鼻与二阴出血。肺脉很涩的，会呕血；肺脉微涩的，会形成鼠瘘病，病变多发生在颈项及腋肋间，病人会感觉下肢轻而上肢重，还经常感到下肢酸软无力。

肝脉很急的，会口出恶言，容易发怒；肝脉微急的，是因肝气积聚于胁下而形成肥气病，可见胁下肿块隆起，好像倒扣的杯子一样。肝脉很缓的，会常常呕吐；肝脉微缓的，是因水积胸胁而导致得了水瘕痹病。肝脉很大的，会因肝气郁盛而内发痈肿，病人会时常呕吐，出鼻血；肝脉微大的，会发生肝痹病，出现阴器收缩、咳嗽时牵引少腹部作痛的症状。肝脉很小的，会因血不足而口渴多饮；肝脉微小的，是有多食善饥的消瘅病。肝脉很滑的，是有阴囊肿大疼痛的㿗疝病；肝脉微滑的，会遗尿。肝脉很涩的，是有水湿溢于肢体的溢饮病；肝脉微涩的，会有筋脉拘挛不舒的筋痹病。

脾脉很急的，会出现手足抽搐的症状；脾脉微急的，为膈中有病，饮食入胃后会再吐出来，大便会出现涎沫。脾脉很缓的，会因四肢痿软无力而厥冷；脾脉微缓的，是有风痿病，四肢偏废，但心智清醒，就像没有病一样。脾脉很大的，会猝然昏倒；脾脉微大的，会有疝气，这是因为脾气壅滞而导致腹中有大脓血出现在肠胃之外。脾脉很小的，会有寒热往来的症状；脾脉微小的，是有多食善饥的消瘅病。脾脉很滑的，会有阴囊肿大的㿗疝病以及小便不利的癃闭病；脾脉微滑的，是有虫毒蛔蝎等各种寄生虫病，腹部感到湿热。脾脉很涩的，是有大肠脱出的肠㿗病；脾脉微涩的，是有肠腑溃烂腐败的内㿗病，大便多脓血。

肾脉很急的，是有骨癫病；肾脉微急的，是有因肾气沉滞而患的昏厥病或因肾脏积气而患的奔豚症，会两足难以屈伸，大小便不通。肾脉很缓的，脊背会痛得没法仰躺；肾脉微缓的，是有洞病，会出现饮食未经消化便吐出的症状。肾脉很大的，是阴痿病；肾脉微大的，是有气停水积的石水病，可见肿胀起于脐下，下至少腹，使少腹胀满下坠，上至胃脘，这是不易治疗的死症。肾脉很小的，是有洞泄病；肾脉微小的，是有多食善饥的消瘅病。肾脉很滑的，会小便癃闭，兼有阴囊肿大的溃㿗病；肾脉微滑的，是有骨痿病，病人能坐而不能起，一站立起来就双眼昏黑，不能视物。肾脉很涩的，会因气血阻滞导致外发大痈；肾脉微涩的，妇女会月经不调，或是患有长久不愈的痔疮。

【解读】

此文阐述了缓、急、小、大、滑、涩这些脉象对应五脏的病情，有很多重点病名需要解释说明。

瘛疭：瘛，音chì，筋脉拘急而缩；疭，音zòng，纵缓不收。这里"瘛疭"指抽搐。

伏梁：病名，为心下积，由心下至脐部深部如有条索状有形之物。《太素》里讲："伏梁之病，大如人臂，从脐上至于心，伏在心下，下至于脐，如彼桥梁，故曰伏梁。"

喉吤：吤，通芥，芥蒂之意。这里"喉吤"指喉间如有物梗阻，有阻塞感。

哕：音yuě，恶心干呕。

消瘅：瘅，音dān。"消瘅"为消渴病的一种类型。

心疝：小肠疝气。

维厥：维，指四肢。"维厥"指四肢逆冷。

肥气：肝积的病名，左胁下有肿块凸起，状如覆杯，类似今天临床上的脾脏肿大。

水瘕痹：水瘕，因积水而形成的有形病症；痹，水邪闭阻不通。

癀疝：阴囊肿大疼痛。

后沃沫：《太素》解释为"大便沃冷沫也"，依此可见，"后"指肛门。这里"后沃沫"指大便下涎沫。

虫毒蛕蝎：指肠中的寄生虫，因其毒害肠道，故称为"蛕蝎"。

石水：水肿病，症见腹水，胀满，按之坚满。

䐜䐜然："䐜"同"垂"。"䐜䐜然"指腹大胀满，重坠下垂的样子。

黄帝曰：病之六变者，刺之奈何？岐伯答曰：诸急者多寒；缓者多热；大者多气少血；小者血气皆少；滑者阳气盛，微有热；涩者多血少气，微有寒。是故刺急者，深内而久留之。刺缓者，浅内而疾发针，以去其热。刺大者，微泻其气，无出其血。刺滑者，疾发针而浅内之，以泻其阳气而去其热。刺涩者，必中其脉，随其逆顺而久留之，必先按而循之，已发针，疾按其痏，无令其血出，以和其脉。

诸小者，阴阳形气俱不足，勿取以针，而调以甘药也。

【语译】

黄帝问：疾病变化过程中如果出现上述六种脉象，应该怎样针刺呢？岐伯回答说：凡是脉象急的，大多是寒性病；脉象缓的，大多是热性病；脉象大的，多属气有余而血不足；脉象小的，多属气血都不足；脉象滑的，多属阳气盛实而微有热；脉象涩的，多属血有余，阳气不足而微有寒。所以在针刺治疗脉象急的病症时，要深刺并长时间留针；在针刺治疗脉象缓的病症时，要浅刺并迅速出针，从而使热邪随针外泄；在针刺治疗脉象大的病症时，要微泻其气，但不能出血；在针刺治疗脉象滑的病症时，进针后要迅速出针，且进针也要较浅，以疏泄体表的阳气而宣散热邪；在针刺治疗脉象涩的病症时，针刺必须刺中病人的经脉，并且随着经气的运行方向行针，还要长时间留针，在针刺前必须沿着其循行通路进行按摩，出针后，更要迅速地按住针孔，不让它出血，这样可调和经脉中的气血。至于各种脉象小的病症，因其阳虚阴弱，气血形体都不足，所以不宜用针刺法来治疗，应使用甘味的药物来调治。

【解读】

本段有两点需要注意。

第一点，上文"涩者多血少气"中的"多"与下文解释不符，怀疑传写错误。《景岳全书》第四卷明确指出："多血二字，乃传写之误，观本篇下文曰：刺涩者无令其血出，其为少血可知。仲景曰：涩者，营气不足，是以少血之谓。"

第二点，"疾按其痏"中"痏"读 wěi，是疮瘢之意。本文的"痏"指针刺后皮肤上起的瘢痕，代指针孔。

黄帝曰：余闻五脏六腑之气，荥输所入为合，今何道从入，入安连过，愿闻其故。岐伯答曰：此阳脉之别入于内，属于腑者也。黄帝曰：荥输与合，各有名乎？岐伯答曰：荥输治外经，合治内腑。黄帝曰：治内腑奈何？岐伯曰：取之于合。黄帝曰：合各有名乎？岐伯答曰：胃合于三里，大肠合入于巨虚上廉，小肠合入于巨虚下廉，三焦合入于委阳，膀胱合入于委中央，胆合入于阳陵泉。黄帝曰：取之奈何？岐伯答曰：取之三里者，低跗；取之巨虚者，举足；取之委阳者，屈伸而索之；委中者，屈而取之；阳陵泉者，正竖膝予之齐下至委阳之阳取之；

取诸外经者，揄申而从之。

黄帝说：我听说五脏六腑的脉气，都出于井穴，经由荥、输等穴进注到合穴，那么，这些脉气是从哪条经脉进入合穴的？进入合穴后又和哪些脏腑的经脉相连呢？我想听你讲讲其中的道理。岐伯回答说：这就是手足阳经的别络进入体内，和六腑相连。黄帝问：荥穴、输穴与合穴，在治疗上都各有其特定的作用吗？岐伯说：荥穴、输穴适合治疗体表和经脉上的病变；合穴适合治疗内腑的病变。黄帝问：人体内腑的病变，该如何治疗呢？岐伯说：应当取用其合穴来治疗。黄帝问：六腑各自的合穴都有自己的名称吗？岐伯回答说：胃腑的合穴在足三里穴，大肠腑的合穴在巨虚上廉穴，小肠腑的合穴在巨虚下廉穴，三焦腑的合穴在委阳穴，膀胱腑的合穴在委中穴，胆腑的合穴在阳陵泉穴。黄帝问：这些合穴的取穴方法是怎样的？岐伯回答说：取足三里穴时，应使足背低平才能取；取上、下巨虚穴时，应举足才能取；取委阳穴时，应屈伸下肢找出腘窝横纹的位置，在腘窝横纹的外侧取；取委中穴时，应屈膝取；取阳陵泉穴时，应正身竖起膝盖，沿着膝盖外缘直下，到委阳穴的外侧取。凡是要取浅表经脉上的荥穴、输穴，都应该牵拉伸展四肢后再取。

【解读】

本段需要理解两个重要的问题：

第一，为什么"荥输治外经"？这是因为荥穴、输穴是五输穴中的第二、第三种穴位，脉气比较浮。

第二，"合治内腑"的内涵是什么？通过下文我们可以知道，这是一种使用合穴治疗六腑病变的方法。此处的"合"为"合穴"，即下文中提到的足三里、上巨虚、下巨虚、委阳、委中与阳陵泉六个穴。其中，上巨虚、下巨虚、委阳分别是大肠、小肠、三焦的下合穴，此三穴虽为手阳经的下合穴，却位于足阳经上。下合穴在《灵枢·本输》中称为"下腧"，是腑气下达的地方，不仅指位置关系，而且其与腑有着直接的联系。《灵枢·本输》中还讲"六腑皆出足之三阳，上合于手者也"，意思是说，六腑之气除了灌注到该腑所属的经脉里以外，还与足三阳有着直接的关系。下合穴位于足阳经上，与六腑直接相关，又因为其为手三阳的下合穴，所以又可以将手阳经与腑联系起来。此处的"内"指内在的邪气，不仅指六腑之邪气，还包括筋、骨、脏的邪气等。总之，因合穴是卫气进入人体内部的地方，与内部的脏腑相通，下合穴又与六腑紧密相关，所以文中提出了"合治内腑"的观点。

黄帝曰：愿闻六腑之病。岐伯答曰：面热者足阳明病，鱼络血者手阳明病，两跗之上脉坚若陷者足阳明病，此胃脉也。

大肠病者，肠中切痛而鸣濯濯，冬日重感于寒即泄，当脐而痛，不能久立，与胃同候，取巨虚上廉。

胃病者，腹䐜胀，胃脘当心而痛，上肢两胁，膈咽不通，食饮不下，取之三里也。

小肠病者，小腹痛，腰脊控睾而痛，时窘之后，当耳前热，若寒甚，若独肩上热甚，及手小指次指之间热，若脉陷者，此其候也，手太阳病也，取之巨虚下廉。

三焦病者，腹气满，小腹尤坚，不得小便，窘急，溢则水，留即为胀，候在足太阳之外大络，大络在太阳少阳之间，亦见于脉，取委阳。

膀胱病者，小腹偏肿而痛，以手按之，即欲小便而不得，肩上热若脉陷，及足小指外廉及胫踝后皆热，若脉陷，取委中央。

胆病者，善太息，口苦，呕宿汁，心下澹澹，恐人将捕之，嗌中吤吤然，数唾，在足少阳之本末，亦视其脉之陷下者灸之，其寒热者取阳陵泉。

黄帝曰：刺之有道乎？岐伯答曰：刺此者，必中气穴，无中肉节。中气穴则针染于巷，中肉节即皮肤痛。补泻反则病益笃。中筋则筋缓，邪气不出，与其真相搏，乱而不去，反还内著，用针不审，以顺为逆也。

【语译】

黄帝说：我希望听你讲讲六腑病变的情况。岐伯回答说：面部发热是足阳明胃腑病变的表现；手掌鱼际处的络脉出现瘀斑是手阳明大肠腑病变的表现；脚背上的动脉出现坚实或下陷的状况是足阳明胃腑病变的表现。

大肠腑病变表现为肠中切痛，并会出现肠鸣；冬天天气严寒，如果再感受寒邪，就会引起泄泻，并且脐周疼痛难忍，不能长时间站立。因为大肠的症候和胃联系密切，所以大肠腑的病变可以取大肠的下合穴，即足阳明胃经的巨虚上廉穴进行针刺治疗。

胃腑的病变表现为腹部胀满，胃脘部的心窝处疼痛，痛势自下而上，连及胸胁，胸膈与咽喉间阻塞不通，导致饮食不下。胃腑的病变可以取胃腑的下合穴，即足阳明胃经的足三里穴进行针刺治疗。

小肠腑的病变表现为小腹部疼痛，腰脊牵引睾丸作痛，大便窘急，耳前发热，有时恶寒重，或者只有肩部发热，以及手小指与无名指间发热，或者络脉虚陷不起等。小肠腑的病变可以取小肠腑的下合穴，即足阳明胃经的巨虚下廉穴进行针刺治疗。

三焦腑的病变表现为腹气胀满，少腹部尤为坚实，小便不利而窘急；如果水液泛溢于肌肤就会水肿，如果水液停聚于腹部就会出现胀病。三焦腑的病变会反映在足太阳膀胱经外侧的大络上，此大络在足太阳膀胱经与足少阳胆经之间。此外，三焦腑的病变在手少阳三焦经的经脉上也会有所反映。治疗时，可以取足太阳膀胱经的委阳穴进行针刺。

膀胱腑的病变表现为小腹部偏肿而且自觉疼痛，用手按压痛处，会立即产生尿意而又尿不出来；肩背部发热或肩背部的经脉处下陷，足小趾外侧、胫骨及足踝后发热，或者这些部位的经脉都陷下不起。治疗时，可以取足太阳膀胱经的委中穴进行针刺。

胆腑的病变表现为常常叹长气、口苦、呕吐苦水、心神不宁、心慌、总害怕别人会逮捕他；咽部感觉有东西堵着，频频咳嗽、吐唾沫。胆腑病，可以在足少阳胆经的起始处或终止处取穴针刺，也可以找到经脉陷下之处用灸法进行治疗；如果有寒热往来症状，可以取足少阳胆经的阳陵泉穴进行针刺治疗。

黄帝问：针刺这些穴位，有什么规律吗？岐伯说：针刺这些穴位时，一定要刺中它们的气穴，不可刺到皮肉或骨节相连的地方。如果刺中了气穴，那么医生就会感觉针尖好像在巷道中一样进出自如；如果误刺在皮肉或骨节相连的地方，那么病人就会感觉到皮肤疼痛。

如果应当用补法治疗而误用了泻法，应当用泻法治疗而误用了补法，就会使病情越来越重。如果不小心刺中筋脉，就会导致筋脉弛缓，病邪无法被祛除到体外，邪气和真气在体内相搏，使气机逆乱，邪气非但无法祛除，甚至会深入体内。这些都是用针不谨慎，顺逆乱用导致的后果。

【解读】

这一部分重点讲了脏腑病症的针刺法，提出了"刺之道"。

《黄帝内经》中关于"刺之道"可以分为取穴之道、针刺之道、手法之道三大部分。

其一，取穴之道。

取穴之道即具体的取穴方法，有以下几种。

一是按解剖部位取穴。这种取穴方法被广泛使用，如从两眉之间取印堂穴，从两乳之间取膻中穴。

二是按骨度尺寸取穴。这种方法在取穴时也是十分常用的，如取通里穴时即为"去腕一寸半"。说到骨度尺寸，就一定要涉及下面这张表格。

按骨度尺寸取穴

部位	起止点	度量法	度量法
头部	前发际正中至后发际正中	12	直寸
	眉间至前发际正中	3	直寸
	大椎至后发际正中	3	直寸
	耳后两乳突（完骨）之间	9	直寸
	两前额发角（头维）之间	9	直寸
胸腹部	胸骨上窝（天突）至胸剑联合中点	9	直寸
	胸剑联合中点至脐中	8	直寸
	脐中至耻骨联合上缘（曲骨）	5	直寸
	两乳头之间	8	直寸
	腋窝顶点至11肋游离端（章门）	12	直寸
背腰部	肩胛骨内缘至后正中线	3	直寸
	肩峰缘至后正中线	8	直寸
上肢部	腋前纹头（腋前皱襞）至肘横纹	9	直寸
	肘横纹至腕掌侧横纹	12	直寸
下肢部	耻骨联合上缘至股骨内上髁上缘	18	直寸
	胫骨内侧髁下方至内踝尖	13	直寸
	股骨大转子至腘横纹	19	直寸
	腘横纹至外踝尖	16	直寸
	外踝尖至足底	3	直寸

三是按“揄申而从之”取穴，即通过肢体在活动过程中表现出来的特殊标志来取穴。本篇提到“低跗”取三里穴，是因为在垂下脚背后，胫骨前的肌肉会牵拉起来，此时膝盖下方三寸处会出现一个凹陷，这样就很容易取到足三里穴了。

四是以特定的感觉取穴。《素问》提到“缺盆骨上切之坚痛如筋者灸之”，指在医生感觉有筋样坚韧，伴患者有明显疼痛感的地方取穴。

五是以病变部位取穴。这个比较容易理解，治疗时一般都会在病变部位取穴，比如治疗肩周炎，可以取肩井穴、臂臑穴、肩贞穴等。

六是以特定体位取穴。关于以特定体位取穴，在《黄帝内经》中早已有所记载，如《灵枢·本输》篇记载，“转筋者立而取之”，“痿厥者张而刺之”。

其二，针刺之道。

穴位取好以后，就要开始针刺治疗了。关于针刺方法，亦有许多要点，这就是“刺之道”的第二大部分“针刺之道”。针刺的核心目的是气至。

针刺之道的第一点是“必中气穴，无中肉节”。气穴为腧穴，肉节为肌肉隆起的部位。针刺时要注意，虽然腧穴与肉节均为节，但针刺时只有作用于腧穴才能起到作用。这是因为腧穴为气血停留的部位，一般腧穴由以下几种结构组成：一是孙络，因为孙络是位于经脉远端且浮于肌表的细小分支，其与经脉之气相通，所以孙络上的一些部位可以成为腧穴；二是溪谷，因为溪谷是肌肉交会的地方，经脉之气会在此处转输，所以可以成为腧穴；三是骨空，因为此处可以停留气血；四是阿是穴，因为此处是气血暂时性停留的部位。针刺“肉节”之所以不起作用，是因为此处缺乏气血停留的条件。

针刺之道的第二点是“染于巷”和“皮肤通”。这是证明是否刺中穴位的重要标志。“染于巷”表达的是像染料黏附在物体上的状态一样，即针刺后，肌肉由舒张转向紧张的一种状态。这代表已经刺中了穴位，还会伴有明显的酸胀与疼痛感。

针刺之道的第三点是“刺有深浅，各至其理”。关于针刺深浅的问题，《灵枢》在多篇中反复进行了强调，告诫后人要根据病情、部位的不同，进行深浅刺激，以更好地“得气”，从而起到较好的治疗效果。针刺总的原则可以归纳为“刺阴者，深而留；刺阳者，浅而疾之”。《素问·刺齐论》中记载，皮、肉、筋、脉、骨是人体从表入里的五层，针刺时要根据病邪的深度来决定针刺的深浅。刺浅了易生外痈，刺深了易伤正气，都不利于病情的恢复。对于不同体质的人，针刺深浅也是不同的，“刺布衣者深以留之，刺大人者微以徐之”。这里所说的布衣指身体强壮的人，大人指身体比较虚弱的人。对于同一部位，疾病在不同阶段，针刺的深浅亦是不同的，如果疾病刚发且向痊愈的方向发展，针刺时要浅刺，但如果疾病发作较为频繁且症状较为严重，针刺时就要深刺。这些在临床上均十分重要，需要注意。

针刺之道的第四点为"刺之而气不至，无问其数"，意思是针刺的目的是"得气"，而"得气"除了与操作手法有关以外，与针的数量也有关。针刺的数量应根据多种因素进行调节，如《素问·缪刺论》中说，应根据针刺的时间来调节针刺的数量。针刺的数量还与气机有关，气机旺，针刺的数量就要增多，以使气机得到合理的分布。病情严重的，针刺的数量也应适当增多，以使气机能够全面到达病变部位。

其三，手法之道。

"刺之道"的第三大部分是手法之道。关于针刺的手法，《灵枢》中多处提到。常用的手法主要有提插补泻、捻转补泻、开阖补泻、迎随补泻、徐疾补泻、呼吸补泻。这些均是临床上常用的基本手法，其他一些复杂的手法都是在这个基础上逐渐演化而来的。但是无论哪一种操作手法，都有一个关键，即"得气"。针刺治疗只有"得气"后，才能起到效果。此处所说的手法之道即在整个治疗过程中始终"得气"的方法。为了针刺可以"得气"，在治疗前，医者便要运用一系列手法，如弹、摇等，尤其针对重病或气机不太活跃的年老人群，目的就是使气机流动起来，更加容易"得气"。针刺时要注意"得气点"的运用，所谓"得气点"，指针刺进穴位后，针尖触及的穴位最敏感的地方，它对经络保持气血高潮及调动、分配气血有着促进作用，因此把握"得气点"是十分重要的。只有"得气"后再使用补泻手法才是有效的，而无论使用哪一种补泻手法，要点都是让针在穴位中产生按压或者提拉的感觉。补法对应的是按压的感觉，就像人在失落的时候需要朋友紧紧拥抱一样，按压是一种给予。而泻法对应的是提拉的感觉，比如上火咽喉疼痛，提捏咽部皮肤，可以起到使火发出去的目的。因此，在实际操作中，使用补法时，要使针尖快速向下压迫，再慢慢向上恢复到原位，目的就是让患者感受到下压感，起到补的效果。使用泻法刚好与此相反。

本篇讨论了不同的邪气对人体不同部位的侵袭以及中阴中阳的区别，阐述了邪气导致人体发病的不同原因，说明了察色、诊脉以及察尺肤等在诊疗上的重要性，最后讲了邪气侵入五脏六腑病变的反映及针刺治疗原则。

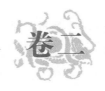

卷二

根结篇第五

"根结"指部位名称，脉气所发为根，脉气所合为结。本篇主要讨论经脉的根穴与结穴在治疗上的作用，故篇名为《根结》。

岐伯曰：天地相感，寒暖相移，阴阳之道，孰少孰多，阴道偶，阳道奇。发于春夏，阴气少，阳气多，阴阳不调，何补何泻？发于秋冬，阳气少，阴气多，阴气盛而阳气衰，故茎叶枯槁，湿雨下归，阴阳相移，何泻何补？奇邪离经，不可胜数，不知根结，五脏六腑，折关败枢，开阖而走，阴阳大失，不可复取。九针之玄，要在终始，故能知终始，一言而毕，不知终始，针道咸绝。

【语译】

岐伯说：天地相互感应，寒热相互推移。阴阳大道，谁多谁少？阴阳的象数各不相同，阴的法则是偶数，阳的法则是奇数。疾病发生在春夏，因春夏属阳，夜短昼长，是阴气少而阳气多的季节，故疾病的病性一般也是阴气少而阳气多，对于这一类阴阳不调的疾病，应该怎样使用补法和泻法呢？疾病发生在秋冬，因秋冬属阴，夜长昼短，是阳气少而阴气多的季节，故疾病的病性一般也是阳气少而阴气多，由于此时阴气旺盛而阳气偏衰，所以草木会因为茎叶得不到阳气的温煦而枯萎凋落，雨水会下渗到根部，根部就会因得到滋养而变得粗壮，这样就顺应了自然界的阴阳消长而完成了阴阳的相互转化。根据这种阴阳盛衰相移的情况，发生在秋冬的疾病又该如何使用补法和泻法呢？异常的邪气侵入经络而导致的疾病真是数不胜数。这主要是因为不懂经脉的起点和终点，才使异常的邪气侵入脏腑，使脏腑功能失调、枢机败坏、开阖失司、精气走泄，最终体内的阴阳之气极大地耗损了，正气不能再起而抗邪。九针运用的玄妙之处就在于了解经脉的起点和终点。如果了解经脉的起点和终点，那么针刺的道理一说就清楚了；如果不知道经脉的起点和终点，那么针刺的理论也就要消亡了。

【解读】

本篇首先介绍了人与天地相应，四时阴阳各有盛衰，所以治病也应顺应天地的规律而变通。

天地相感：天气和地气相互交感，产生四时气候变化。

阴阳之道：阴阳消长变化的规律。

阴道偶，阳道奇：阴主偶数，阳主奇数；道：法则。

发：指发病。如果发病于春夏季节，那么这两个季节昼长夜短，昼为阳，夜为阴，故"阴气少，阳气多"。此时，人体内的阴阳也会随自然的阴阳变化而变化，所以治病要根据这个变化来定补泻。

阴阳相移：指阴阳在变化过程中出现偏移，表现出阴阳相盛或相衰，所以要以阴阳的多少来定补泻的针法。故而春夏当补阴泻阳，秋冬当补阳泻阴，这一理论不仅适用于针法，也适用于临床用药。

奇邪离经：奇邪，异常的邪气，也就是内经中提到的"虚邪贼风"；离，同罹，侵入的意思。邪气侵入经脉造成的病症，不可胜数，非常广泛。

根结：根，根本起始；结，终端终结。"根结"指经脉的起始和终结。"根结"是本篇重点介绍的一个概念。张介宾注："下者为根，上者为结。"人体多取垂手直立式，根部在四肢末端，结部在头胸。经气的运行从根部到结部，由下而上，犹如树根给树木供给营养一样。

折关败枢，开阖而走：折和败，都指损坏；关、枢、阖为人体筋脉之间的相互关系，关、枢、阖代表了不同经脉在人体的部位和作用；走，消散的意思。这句话主要讲关、枢、阖功能不协调，表里开阖失职，精气走泄不藏。

九针之玄，要在终始：玄，玄妙，要义；终始，张介宾注："终始，本末也，即下文根结开阖之义。又本经有《终始》篇，所载者皆针道，故不知终始，针道咸绝。"九针运用的玄妙之处在于了解经脉的起点和终点。

太阳根于至阴，结于命门，命门者目也。阳明根于厉兑，结于颡大，颡大者钳耳也。少阳根于窍阴，结于窗笼，窗笼者耳中也。太阳为开，阳明为阖，少阳为枢。故开折则肉节渎而暴病起矣，故暴病者取之太阳，视有余不足，渎者皮肉宛膲而弱也。阖折则气无所止息，而痿疾起矣，故痿疾者，取之阳明，视有余不足，无所止息者，真气稽留，邪气居之也。枢折即骨繇而不安于地，故骨繇者取之少阳，视有余不足。骨繇者节缓而不收也，所谓骨繇者，摇故也，当穷其本也。

【语译】

足太阳膀胱经的起点在足小趾外侧的至阴穴，终点在面部的命门。所谓"命门"即内眼角的睛明穴。足阳明胃经的起点在足大趾外侧次趾前端的厉兑穴，终点在额角处的颡大。所谓"颡大"即额角的大角入发际五分的地方，也就是头维穴。足少阳胆经的起点在第四趾末节外侧，距趾甲角0.1寸处的足窍阴穴，终点在耳部的窗笼。所谓"窗笼"，即耳孔前面凹陷处的听宫穴。太阳为开，因为太阳在三阳的最外表，负责身体表面的疾病，故称作开；阳明为阖，因为阳明在三阳的最里面，负责身体内部的疾病，故称作阖；少阳为枢，因为少阳介于表里之间，可转输内外，如门户之枢纽，故称作枢。所以太阳开的功能受损时，就会失掉机能而使皮肤干枯，外邪便更易侵入人体而出现急性猛烈发作的病症。对于这样的疾病就可以取用足太阳膀胱经上的腧穴，根据病的情况，判断应用泻法还是补法。所谓"渎"，指皮肤肌肉干枯消瘦而萎缩的意思。当阳明阖的功能受损时，阳气就会无所止息而引起四肢痿软无力的痿疾，因此对于这类疾病，就可以取用足阳明胃经的穴位，根据病情，判断应用泻法还是补法。所谓"无所止息"是说胃气不运，使真气滞留，运行不畅，邪气就会留在里面而发生痿疾。如果少阳经枢的功能受损，就会发生骨繇病而站立不稳，所以对于骨繇病来说就应该取少阳经上的腧穴，根据病情的虚实来进行针刺，泻其有余，补其不足。骨繇者表现为骨节松弛无力，不能收放自如。之所以叫它"骨繇"，是因为患者出现身体动摇不定的病症。上述病症只有找出致病的真正根源所在，才能予以正确的治疗。

【解读】

本段介绍的是三阳经的根部和结部，如下表所示。

三阳经的根部和结部

足三阳经	根部	穴位	结部	穴位
太阳经	足小趾	至阴穴	命门（目）	睛明穴
阳明经	足次趾	厉兑穴	颡大	大迎穴
少阳经	足四趾	足窍阴穴	窗笼（耳中）	听宫穴

窗笼：形容耳孔部位，这里指听宫穴。

太阳为开，阳明为阖，少阳为枢：张介宾云："此总三阳为言也。太阳为开，谓阳气发于外，为三阳之表也。阳明为阖，谓阳气蓄于内，为三阳之里也。少阳为枢，谓阳气在表里之间，可出可入，如枢机也。""所谓开阖枢者，不过欲明内外，而分其辨治之法也。"

肉节渎：肉，《针灸甲乙经》卷二第五作"内"；渎，这里形容皮肤干枯。

宛膲：宛，《针灸甲乙经》作"缓"，指肌肉无力；膲，jiāo，《太素》作"燋"，此处形容肌肉软弱瘦削。当太阳"开"的功能受损时，皮肤干枯，肌肉消瘦，外邪容易侵入人体而出现急暴发作的病症，此时应取太阳经上的腧穴，根据实际情况，运用补泻针法来治疗。

气无所止息：指气机不畅，正气滞留不行而邪气不去。当阳明经"阖"的功能受损时，阳气就会无所止息而引起四肢痿软无力的痿疾，对于这类疾病，可以取阳明经的穴位，根据病情，判断应用泻法还是补法来治疗。

痿疾者，取之阳明：此处与《素问·痿论》遥相呼应，可以相互参考。

骨繇：繇，《针灸甲乙经》作"摇"，指骨节弛缓而动摇不安。如果少阳经"枢"的功能受损，就会发生骨繇病而站立不稳，所以对于骨繇病就应该取少阳经上的腧穴，根据病情的虚实来进行针刺，泻其有余，补其不足。

穷其本：找出致病的真正根源所在。由于三阳经开阖失职引起的疾病，应该循经而治。

太阴根于隐白，结于太仓。少阴根于涌泉，结于廉泉。厥阴根于大敦，结于玉英，络于膻中。太阴为开，厥阴为阖，少阴为枢。故开折则仓廪无所输膈洞，膈洞者取之太阴，视有余不足，故开折者气不足而生病也。阖折即气绝而喜悲，悲者取之厥阴，视有余不足，枢折则脉有所结而不通，不通者取之少阴，视有余不足，有结者皆取之不足。

足太阴脾经的起点在足大趾内侧端的隐白穴，终点在上腹部的太仓穴，即中脘穴。足少阴肾经的起点在足心的涌泉穴，终点在咽喉部的廉泉穴。足厥阴肝经的起点在足大趾外侧端的大敦穴，终点在胸部的玉英穴，即玉堂穴，它向下联络于膻中穴。太阴是三阴之表而为开，厥阴是三阴之里而为阖，少阴介于表里之间而为枢。所以当足太阴脾经开的功能受损时，就会使脾失去运化功能，不能转输水谷精微，在上表现为痞塞不通的膈塞，在下表现为泄泻不止的洞泄。对于这种病症，应当取用足太阴脾经上的腧穴，根据病的虚实来泻有余，补不足。所以说，如果太阴开的功能受损，就会因脾气不足、运化失司而导致疾病的发生。如果厥阴经阖的功能受到损伤，就会导致肝气阻绝于内，表现为经常悲戚欲哭。治疗经常悲戚欲哭的病症时，应该取用足厥阴肝经上的腧穴，根据其虚实进行补泻。如果少阴经枢的功能受损，就会引起脉气结滞不通。因此治疗结滞不通的病症时，可取用足少阴肾经上的腧穴，根据病的情况适时补泻。凡是有经气郁结不通的病症，都应该用上述方法来治疗。

【解读】

总的来说，足三阴的起点都在脚趾或脚心，终点都在胸腹部或咽喉部。

本段介绍了三阴经的根部和结部，如下表所示。

三阴经的根部和结部

足三阴经	根部	穴位	结部	穴位
太阴经	足大趾内侧	隐白穴	太仓（上腹）	中脘穴
厥阴经	足大趾外侧	大敦穴	玉英（胸）	玉堂穴
少阴经	足心	涌泉穴	廉泉（颈喉）	廉泉穴

太仓：即中脘穴处，位于胸骨下端和肚脐连接线的中点。《针灸甲乙经》："中脘一名太仓。"

廉泉：穴名，位于人体的颈部，当前正中线上，结喉上方，舌骨上缘凹陷处。

玉英：即玉堂穴处，在胸部，当前正中线上，平第三肋间。《针灸甲乙经》："玉堂一名玉英。"

太阴为开，厥阴为阖，少阴为枢：张介宾云："此总三阴为言，亦有内外之分也。太阴为开，居阴分之表也。厥阴为阖，居阴分之里也。少阴为枢，居阴分之中也。开者主出，阖者主入，枢者主出入之间。"

仓廪：这里指脾运化产生的精微物质。

膈洞：膈，膈塞，指膈上阻隔不通，食物不能下行，诸如现代医学所说的幽门痉挛、肠梗阻等病症；洞，指洞泄。太阴经"开"的功能受损时，脾失健运，不能正常转输水谷精微，在上表现为痞塞不通的膈塞，在下表现为泄泻不止的洞泄。此时可以取用足太阴脾经上的腧穴，泻其有余，补其不足。

气绝而喜悲：气绝，指气机阻滞，不能畅达，丹波元简注"绝，谓阻绝也"；喜悲，此处指经常悲戚。这句话讲厥阴经"阖"的功能如果受损，会导致肝气阻滞，气机不畅，表现为时常悲戚欲哭，此时可以取用足厥阴肝经上的腧穴，辨别虚实来进行补泻治疗。

枢折则脉有所结而不通："结"，停滞的意思。少阴经"枢"的功能受损时，会引起脉气结滞。治疗时，可取用足少阴肾经上的腧穴适时补泻。

足太阳根于至阴，溜于京骨，注于昆仑，入于天柱，飞扬也。足少阳根于窍阴，溜于丘墟，注于阳辅，入于天容，光明也。足阳明根于厉兑，溜于冲阳，注于下陵，入于人迎，丰隆也。手太阳根于少泽，溜于阳谷，注于小海，入于天窗，支正也。手少阳根于关冲，溜于阳池，注于支沟，入于天牖，外关也。手阳明根于商阳，溜于合谷，注于阳溪，入于扶突，偏历也。此所谓十二经者，盛络皆当取之。

【语译】

足太阳膀胱经起源于本经的井穴至阴穴，流注于原穴京骨穴，注入经穴昆仑穴，上面进入颈部的天柱穴，下面进入足部的络穴飞扬穴。足少阳胆经起源于本经的井穴足窍阴穴，流注于原穴丘墟穴，注入经穴阳辅穴，上面进入颈部的天容穴，下面进入络穴光明穴。足阳明胃经起源于本经的井穴厉兑穴，流注于原穴冲阳穴，注入合穴解溪穴，上面进入颈部的人迎穴，下面进入足部的络穴丰隆穴。手太阳小肠经起源于本经的井穴少泽穴，流注于经穴阳谷穴，注入合穴小海穴，上面进入头部的天窗穴，下面进入臂部的络穴支正穴。手少阳三焦经起源于本经的井穴关冲穴，流注于原穴阳池穴，注入经穴支沟穴，上面进入头部的天牖穴，下面进入络穴外关穴。手阳明大肠经起源于本经的井穴商阳穴，流注于原穴合谷穴，注入经穴阳溪穴，上面进入颈部的扶突穴，下面进入络穴偏历穴。以上所述就是手三阳与足三阳左右共十二条经脉的"根""溜""注""入"的穴位，凡表现为血气在经络中满盛的病症，都应当选用以上穴位进行泻法操作。

【解读】

本段讲的是六阳经"根""溜""注""入"的穴位，可以用表格的形式来归纳，如下表所示。

六阳经"根""溜""注""入"的穴位

六阳经	根	溜	注	上入	下入
足太阳膀胱经	至阴穴	京骨穴	昆仑穴	天柱穴	飞扬穴
足少阳胆经	足窍阴穴	丘墟穴	阳辅穴	天容穴	光明穴
足阳明胃经	厉兑穴	冲阳穴	解溪穴	人迎穴	丰隆穴
手太阳小肠经	少泽穴	阳谷穴	小海穴	天窗穴	支正穴
手少阳三焦经	关冲穴	阳池穴	支沟穴	天牖穴	外关穴
手阳明大肠经	商阳穴	合谷穴	阳溪穴	扶突穴	偏历穴

溜：同"流"，流入的意思。

下陵：即解溪穴。

十二经：指左右各六条阳经。

盛络：指气血阻滞不通而导致络脉充盈隆起。

总的来说，足三阳经都起源于六输穴的第一种穴位井穴（都在脚趾），流于六输穴的第四种穴位原穴（基本上都在脚踝骨周围），注于六输穴的第五种穴位经穴或者第六种穴位合穴（大都在脚踝骨以上或者膝关节附近），上面到达颈部，下面到达足部。手三阳经都起源于井穴，流注于经穴、原穴、合穴，然后上面到达头颈部，下面到达前臂。要注意的是，这些经脉虽然都有起点和终点，但并不是断开的，而是互相连接的，一般都在手指、足趾、头面部相互连接，如环无端。经气就在这个网络系统中不断运行。

一日一夜，五十营，以营五脏之精，不应数者，名曰狂生。所谓五十营者，五脏皆受气，持其脉口，数其至也，五十动而不一代者，五脏皆受气。四十动一代者，一脏无气；三十动一代者，二脏无气。二十动一代者，三脏无气。十动一代者，四脏无气。不满十动一代者，五脏无气。予之短期，要在终始。所谓五十动而不一代者，以为常也，以知五脏之期。予之短期者，乍数乍疏也。

【语译】

经脉之气一昼夜在人体内运行五十周，以此来使五脏的精气得到循环往复。如果运行太过或不及，不能恰好达到五十周的话，人就会生病，称作狂生。运行五十周的主要作用是使五脏都能得到精气的充实。经脉之气是否运行够五十周是可以从脉象上表现出来的，只要通过计算其脉搏搏动的次数就可以知晓。在切按寸口脉时，若脉搏在五十次跳动中未歇止，就说明五脏都能接受精气而健全；若脉搏在四十次跳动中有一次歇止，就说明其中有一脏衰败了；若脉搏在三十次跳动中一次歇止，就说明有两脏衰败了；若脉搏在二十次跳动中有一次歇止，就说明有三脏衰败了；若脉搏在十次跳动中有一次歇止，就说明有四脏衰败了；若脉搏在不足十次的跳动中就有一次歇止，就说明五脏精气俱衰。因此，根据脉搏的跳动歇止情况就可以预测患者的死期。这些要点在《终始》篇已经详细阐述过。脉搏跳动五十次而不歇止是五脏正常的脉象，可以借此预测五脏的精气情况。预测一个人在短期内是否会死亡，可以从脉搏跳动是否有歇止或出现忽快忽慢不规律的情况来断定。

【解读】

一日一夜，五十营：营，营运。经气一昼夜之间在人体内运行五十周，以营运五脏之气。这一点在《灵枢·五十营》篇中有详细介绍。

狂生：狂，妄也，指生命功能不正常，气血运行紊乱而产生病态。

五十动而不一代：代，《难经·十一难》作"止"。脉动五十次中没有一次歇止，这是正常现象，如果脉动五十次中有歇止的情况出现就是不正常的。医家可以根据脉搏的歇止多少来推测体内脏气的盛衰变化，甚至可以预测人的命期。

予之短期：预测死期。李中梓认为"若乍数乍疏，则阴阳乘乱，死期近矣。短者，近也。"。

乍数乍疏：指脉搏忽快忽慢，没有节律。这样的病情多预后不良。

黄帝曰：逆顺五体者，言人骨节之小大，肉之坚脆，皮之厚薄，血之清浊，气之滑涩，脉之长短，血之多少，经络之数，余已知之矣，此皆布衣匹夫之士也。夫王公大人，血食之君，身体柔脆，肌肉软弱，血气慓悍滑利，其刺之徐疾浅深多少，可得同之乎？岐伯答曰：膏粱菽藿之味，何可同也？气滑即出疾，其气涩则出迟，气悍则针小而入浅，气涩则针大而入深。深则欲留，浅则欲疾。以此观之，刺布衣者深以留之，刺大人者微以徐之，此皆因气慓悍滑利也。

【语译】

黄帝说：一般所说的人的五种不同形体之间的差别以及正常形体和异常形体之间的差别是指人的骨节大小不同，肌肉坚脆不同，皮肤厚薄不同，血液清浊不同，气的运行有的滑利、有的滞涩，经脉长短不同，津血有多有少，以及经络的数目不同等，这些我都已经知道了，但这些都是对于平民百姓来说的。对于那些地位显贵的王公大人来说，他们都养尊处优，身体柔弱，肌肉无力，气血运行急速而滑利，在治疗时，手法的快慢，进针的深浅，取穴的多少，也可相同对待吗？岐伯回答说：吃精细的肉食美味的人与吃粗粮的人针治时怎么会相同呢？对于他们而言，气行滑利的，出针就要快速些；气行涩滞的，出针就要迟缓些。气行滑利的，应该用小针并浅刺；气行涩滞的，应该用大针并深刺。深刺的还应留针，浅刺的则要快速出针。根据上面的针刺原则来看，针刺平民百姓时需要深刺并且留针，针刺达官贵族时需要浅刺并且缓刺，这都是因为这类人的经气运行急疾滑利的缘故。

【解读】

逆顺五体：此处有两种解释，一种解释认为它指五种不同类型人的正常与不正常，"逆"指不正常，"顺"指正常；另一种解释认为它可能是个篇名，刘衡如的《灵枢经》（校勘本）语："逆顺五体：乃本书第三十八篇篇名，今作'逆顺肥瘦'。""五体"指五种不同体质的人。这一部分的介绍可以参考《灵枢·通天》中的解读。这五种体质有"骨节之小大，肉之坚脆，皮之厚薄，血之清浊，气之滑涩，脉之长短，血之多少，经络之数"等方面的区别，治疗时应当因人而异。

血食之君，身体柔脆，肌肉软弱，血气慓悍滑利："血食"，即荤腥的饮食；"血气慓悍"，指血气运行疾迅而猛烈。这句话描述了王公大人们的体质。

膏粱菽藿之味，何可同也："膏"指肥肉，"粱"指细粮，"膏粱"指精细的肉食美味；"菽"是豆类的总称，这里指粗粮，"藿"指蔬菜，"菽藿"指粗茶淡饭。这句话指出了对待不同体质的人针法也应不同，应该因人制宜。气行滑利的，留针时间不宜太长，而且应该用小针并浅刺；气行涩滞的，需要留针治疗，而且应

张其成全解黄帝内经·灵枢

该用大针并深刺。所以对于气血充盛、形体壮实的人来说，应当深刺并留针；对于形体娇弱之人，应当浅刺并缓刺。

黄帝曰：形气之逆顺奈何？岐伯曰：形气不足，病气有余，是邪胜也，急泻之。形气有余，病气不足，急补之。形气不足，病气不足，此阴阳气俱不足也，不可刺之，刺之则重不足，重不足，则阴阳俱竭，血气皆尽，五脏空虚，筋骨髓枯，老者绝灭，壮者不复矣。形气有余，病气有余，此谓阴阳俱有余也，急泻其邪，调其虚实。故曰有余者泻之，不足者补之，此之谓也。故曰刺不知逆顺，真邪相搏。满而补之，则阴阳四溢，肠胃充郭，肝肺内膜，阴阳相错。虚而泻之，则经脉空虚，血气竭枯，肠胃㑅辟，皮肤薄著，毛腠夭膲，予之死期。

【语译】

黄帝问：形体的表现与受病脏腑的功能表现有时一致，有时不一致，要怎么区别治疗呢？岐伯说：如果外表形体显得虚弱，而受病的脏腑却功能亢进，说明邪气在体内占主导位置，应该立即使用泻法。如果外表形体显得强健，而受病的脏腑却功能低下，应该立即使用补法。如果外表形体显得虚弱，而受病的脏腑也功能低下，说明阴阳之气都虚弱，此时不可以使用针刺治疗，误用刺法只会虚上加虚，虚上加虚就会使内外阴阳全部衰竭，血气全部耗尽，五脏空虚，筋骨痿软且骨髓枯竭。老年人会因此而由衰转绝至死，年轻人会因此而难以康复。如果外表形体显得强健，而受病的脏腑也功能亢进，说明阴阳表里气血都处于亢盛状态，应该立即使用泻法来泄除邪气，以达到调整正气的目的。所以说，病气有余的应当用泻法，病气不足的应当用补法，就是这个道理。如果针刺治病不懂形体病气逆顺的意义以及补泻的作用，就会引起正气和邪气相互搏争。如果邪气已满盛又误用了补法，就会使阴阳气血满溢，邪气充塞于大肠和胃而使腹部胀满，肝肺脏气不得宣通而使气机壅塞于内，阴阳运行失常而发生错乱。如果正气已虚又误用了泻法，就会使经脉空虚，血气因过分耗损而枯竭，肠胃也因正气不足而运化无力，皮肤变得瘦薄并贴着骨头，毛发脱落，腠理萎弱，见到这些，就说明其死期将到。

【解读】

本段讲述的是我们在临床上经常会遇到的问题：形体的外在表现和脏腑实际

的气血变化有时是一致的，有时是不一致的，该如何来判断治疗呢？

形气：形，形体外貌，指疾病在人体体表的表现；气，气机，指人体的正气与疾病斗争表现出的病理变化，是疾病的本质。形气指的是人的体表变化与疾病的本质。外虚而内实，要用泻法来泻其有余；外实而内虚，要用补法来补其不足；内外皆虚，切不可针刺，针刺易雪上加霜，加重病情。

重不足：指阴阳本虚，再予以泻法，使得虚上加虚。

刺不知逆顺：逆，这里指泻法；顺，这里指补法。体壮病实者，应当急泻其邪。若不考虑病情的虚实，"刺不知逆顺"，则犯了医家大忌，导致病变丛生。

满而补之：满，指邪气亢盛。满而补之指邪气亢盛却误用补法。

肠胃充郭：郭，同廓。肠胃充郭指肠胃之气壅滞不通，邪气充塞于内。

肝肺内瞋：肝肺之气不得宣通，胀于内。若正气虚而误用泻法，就会导致经脉空虚，血气枯竭，肠胃运化无力，皮肤瘦削，毛发脱落，腠理痿弱。

偈辟：偈，通慢，安静，静谧；辟，止的意思。偈辟指静谧而不活跃。

夭膲：夭，不荣之意；膲，通焦，憔悴不荣。

故曰用针之要，在于知调阴与阳，调阴与阳，精气乃光，合形与气，使神内藏。故曰：上工平气，中工乱脉，下工绝气危生。故曰：下工不可不慎也。必审其五脏变化之病，五脉之应，经络之实虚，皮之柔粗，而后取之也。

【语译】

所以说运用针刺治疗疾病的要领在于懂得调和阴阳。阴阳调和了，精气也就充足了，形体与神气也就可以相互结合了，神气也就可以内藏而不泄漏了。所以说医术高明的医生能够平复病人紊乱的气机，医术一般的医生诊断不准确往往会扰乱病人的经气，医术低劣的医生则有可能耗绝病人的精气而危及病人的生命。所以说医术低劣的医生，在诊治疾病时一定要特别谨慎才行。在针刺之前，一定要先审察清楚五脏的病情变化，五脏的脉象要与五脏病候相应，还要弄清楚经络的虚实，甚至皮肤的软硬粗细情况，然后才可以选取恰当的穴位来进行治疗。

【解读】

本段比较容易理解，讲的是调和阴阳乃治病之要。

精气乃光："光"，《针灸甲乙经》作"充"。精气乃光指精气充盈。

上工平气，中工乱脉，下工绝气危生："平气"，平复阴阳之气，使之归于平衡；"绝气危生"，气血耗竭，危及生命。好的医生可以协调阴阳，使之达到平衡状态；水平一般的医生容易使经脉之气发生紊乱；那些能力差的医生容易误治，危及病人的生命。所以一定要辨明五脏气血的虚实变化，协调阴阳，然后才可以进行针法治疗。

五脉之应：脉气与五脏之气相应。

本篇一开始就指出了针法的玄妙之处在于了解经脉的根结，接着介绍了足三阳经及足三阴经的根结所在、作用和相应病症的治法，然后介绍了手足三阳经各自的根、流、注、入部位，接下来教给我们通过脉搏跳动的规律预测五脏精气情况和寿命长短的方法，最后讲了形气与病气有余不足的四种不同临床表现，告诫我们针刺的要领在于调和阴阳，并强调了诊察病候的重要性。因为本篇的内容着重于经络的根结本末与治疗的关系，所以篇名叫作《根结》。

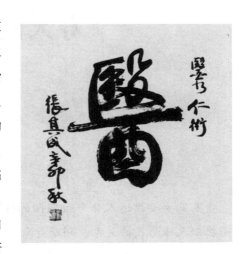

寿夭刚柔篇第六

本篇主要描述人体部位阴阳的区分、禀赋刚柔的不同，讨论如何通过这些不同推知人体形气的关系、判断寿命的长短；提出在不同阴阳部位会发生的风、痹、风痹等疾病，以及这些疾病的症状特点和治疗方法，最后说明营、卫、寒痹留经三种疾病的针刺原则，以及火针、药熨等导热入内的针刺方法。

黄帝问于少师曰：余闻人之生也，有刚有柔，有弱有强，有短有长，有阴有阳，愿闻其方。少师答曰：阴中有阴，阳中有阳，审知阴阳，刺之有方，得病所始，刺之有理，谨度病端，与时相应，内合于五脏六腑，外合于筋骨皮肤。是故内有阴阳，外亦有阴阳。

【语译】
黄帝对少师说：我听说人的先天禀赋，性情有的刚有的柔，体质有的弱有的强，身体有的短有的长，都有阴阳的区别，我想听听其中的道理。少师回答道：阴中还有阴，阳中还有阳，只有全面了解阴阳，针刺才会有合适的方法；只有知道得病始于阴或阳，针刺才符合理法。要谨慎地推测病因，认真揣摩发病与天时的关系，在内要考虑它与五脏六腑的联系，在外要考虑它与筋骨皮肤的联系。因此，体内脏腑有阴阳，体外筋骨皮肤也有阴阳。

【解读】

"刚柔、弱强、短长、阴阳"。阴阳对身体来说究竟是什么呢？阴阳这个问题，在《素问》中已经论述过了，为什么在这里又要复述一次？

"阴阳"作为中医，乃至中国哲学的一个最基础的概念，具有非常重要的地位，因此，《内经》中多次讲述"阴阳"。本篇论述的阴阳与《素问》中提到的阴阳不是同一个层次的含义。《素问·阴阳应象大论》《素问·阴阳离合论》《素问·阴阳别论》这三篇集中论述"阴阳"的文章，其阐述的核心是阴阳与天地四时的运行变化规律，是阴阳的更加宏观的概念，比如《阴阳应象大论》开篇便讲"阴阳者，天地之道也，万物之纲纪……"，在阐明阴阳大道之后，它结合天人相应的思想进一步说明人体生理过程之阴阳。

在前文的基础上，本篇更注重对实实在在的人体的阴阳属性进行描述，这种描述主要是为了服务于临床治疗。医者只有对人体的阴阳有了正确认识之后，才能"刺之有方"。另外，本文在内脏为阴、肌肉四肢为阳的基础上明确了"阴中有阴，阳中有阳"。这两小短句是互文的，含义是"阴中有阴阳，阳中有阴阳"，这层意思在之后也被明确地提到了。

在内者，五脏为阴，六腑为阳；在外者，筋骨为阴，皮肤为阳。故曰病在阴之阴者，刺阴之荥输，病在阳之阳者，刺阳之合；病在阳之阴者，刺阴之经；病在阴之阳者，刺络脉。故曰病在阳者命曰风，病在阴者命曰痹，阴阳俱病命曰风痹。病有形而不痛者，阳之类也；无形而痛者，阴之类也。无形而痛者，其阳完而阴伤之也，急治其阴，无攻其阳；有形而不痛者，其阴完而阳伤之也，急治其阳，无攻其阴。阴阳俱动，乍有形，乍无形，加以烦心，命曰阴胜其阳，此谓不表不里，其形不久。

【语译】

在里面的，五脏为阴，六腑为阳；在外面的，筋骨为阴，皮肤为阳。所以说病在五脏的，要针刺阴经的荥穴和输穴；病在皮肤的，要针刺阳经的合穴；病在筋骨的，要针刺阴经的经穴；病在六腑的，要针刺络脉。所以说病在体表之阳的叫作风，病在体表之阴的叫作痹，阴阳都病的叫作风痹。发作在有形的地方（筋骨皮肤）但是不痛的疾病，是阳病，发作在无形的地方（内脏）而痛的疾病，是阴病。内脏痛的疾病，提示病人的阳未受病而阴已受伤，要赶快治疗阴，不要攻伐病人的阳；病在筋骨、皮肤但不痛的，提示病人的阴未受病而阳已受伤，要赶快治疗阳，不要攻伐病人的阴。阴阳都有疾病发作，忽而在筋骨、皮肤，忽而在脏腑，加上有心中烦躁的症状，提示阴病重过阳病，这叫作不表不里，预示病人的性命不长了。

【解读】

本段提出了诊断治疗的大原则。我们知道了人体中阴阳的分类，具体到临床的诊治，该怎样应用？少师接下来对这个问题做了详细的说明。

病在"阴中之阴"，也就是病在内脏中属于阴的部分，即病在五脏的，要针刺相关经络的荥穴和输穴。其实此处选刺"井、荥、输、经、合"以及络穴也是符合阴阳的。在《灵枢·九针十二原》中，"井、荥、输、经、合"是以自然界的水流由小到大、由浅入深的变化来做比，描述经络内真气运行的，荥穴和输穴靠近经络源头，是这条经络"阴"的部分，五脏之经脉皆属阴，刺荥穴和输穴自然所刺的就是"阴中之阴"了。同样的道理，对于病在"阳之阳者"，也就是病在皮肤的，要刺阳经的合穴。"所入为合"，经络的真气在合穴发展到盛大，并由此向更深层次的脏腑汇聚，如果用水流做比喻，合穴就像百川归于大海。可以说合穴是人体经脉的经气最旺盛的地方，必然就是经络"阳"的部分，所以要用阳经的合穴来治疗阳之阳者、皮肤的疾病。比较难理解的是"阳中之阴"和"阴中之阳"的选穴。为什么"病在阳之阴者"，即病在筋骨，要刺阴经的经穴？因为筋骨为"阳中之阴"，它与身体内部属阴的五脏是对应的，相对皮肤来说，它的位置更深，所以要选阴经的穴位来治疗。张志聪说："病在阳之阴者，病在外之筋骨，故当刺阴之经，谓五脏外合于筋骨，故当取阴之经也。"经穴位于荥穴、输穴与合穴之间，有一种类似于连接、沟通筋骨的作用，同时经穴的气血已经盛大，具有较强的疏经通络、行气活血的作用，所以针对筋骨的疾病，就应该选择阴经的经穴。而"病在阴之阳者"，即病在六腑，要针刺阳经的络穴来治疗。络穴是各主络别出于正经之处，是人体气血汇聚、转输的重要节点，所以这类穴位往往有不错的治疗效果。络穴沟通表里二经，与六腑"阴中之阳"、阴阳相兼的性质是一致的。有的络脉的支脉直接联系脏腑，所以针刺这部分络穴，可以对脏腑起到直接的治疗作用。

在描述完人体阴阳的层次之后，少师对不同层次容易得的病进行了定义。"病在阳者命曰风，病在阴者命曰痹，阴阳俱病命曰风痹。"在人体体表阳的部分，也就是皮肤，得的多是风病；在人体体表阴的部分，也就是筋骨，得的多是痹病；体表阴阳皆病的是风痹病。有关风和痹，在《素问·风论》与《素问·痹论》中已经详细地阐释过了，比如"风气藏于皮肤之间"与"（痹）内舍五脏六腑"。前者说风病藏在皮肤之间，皮肤之于内脏为阳；后者提到痹病发于筋骨，久病容易侵犯五脏六腑，筋骨为阳中之阴，内脏之于人体亦为阴。对于人体的阳病与阴病，如果不及时治疗，都会进一步发展，便不再单纯只有"阳"或只有"阴"得病了。

谈到治疗，都知道治疗要治对地方。怎么知道什么病在阳、什么病在阴呢？其表现如何呢？"病有形而不痛者，阳之类也；无形而痛者，阴之类也。""病有形"，很多人翻译为"病在筋骨皮肤"，它其实还有一层更深刻的含义，"有形"强调的是能够看到或者摸到，举个稍微极端的例子，长个瘊子，不痛不痒，这就是"阳"病，就不能通过吃药去治内脏；"无形而痛者"说的是病没有明显的外在表现，但是觉得难受，这一般是内脏受邪，治疗时就不要随意对"阳"进行治疗，以免干预其正常工作。

如果"阴阳俱动"，也就是身体外在已经有明显可探查的病变，同时自己也觉得十分难受了，再"加以烦心"，即情绪由于身体的变化已经不稳定了，称作"阴胜其阳"，即此时内脏的病变已经很严重了，比外表看起来的疾病要严重，这种情况是"不表不里"。这个地方要注意不是"半表半里"，而是"不表不里"，强调疾病已经发展到很复杂的地步，不是单纯的病在"表"或者病在"里"了，这就难治疗了。这句话特别的地方在于强调了情绪——"加以烦心"，这"烦心"说明"神"散了，"神"散了，身子就更容易垮了。生活中有很多这样的现象，比如，大多数康复的或者与肿瘤一起生活了很久的肿瘤患者都有一个非常大的共同点——"心态好"，这个就是"神"之于身体状态的直接影响。

黄帝问于伯高曰：余闻形气，病之先后，外内之应奈何？伯高答曰：风寒伤形，忧恐忿怒伤气。气伤脏，乃病脏；寒伤形，乃应形；风伤筋脉，筋脉乃应。此形气外内之相应也。黄帝曰：刺之奈何？伯高答曰：病九日者，三刺而已。病一月者，十刺而已。多少远近，以此衰之。久痹不去身者，视其血络，尽出其血。黄帝曰：外内之病，难易之治奈何？伯高答曰：形先病而未入脏者，刺之半其日；脏先病而形乃应者，刺之倍其日，此外内难易之应也。

【语译】

黄帝问伯高：我听过形和气的理论，它与发病的先后，以及疾病在外和在内的表现有什么联系？伯高回答说：风寒伤害形体（即筋骨皮肤），忧愁、恐惧、愤怒等情绪伤害气。气机受伤影响脏腑，于是脏腑得病；寒冷伤害形体，于是形体得病；风伤害筋脉，于是筋脉得病。这就是形气与外内相对应的关系。黄帝问：如何针刺治疗呢？伯高回答说：得病九日之内的人，针刺三次就可以好。得病一个月的人，针刺十次就可以好。针刺多少次与时间的关系，以此标准做等差。痹病患了很久的人，要察看他的血络，排尽他的病血。黄帝问：在外和在内的病，治疗的难易情况又是什么样的呢？伯高回答说：形体先病但是病没有进入脏腑的，针刺只需要上面提到的时间的一半；要是脏腑先病而后形体也有表现了的，针刺则需要上面提到的时间的两倍，这就是内病与外病治疗难易的情况。

【解读】

前一部分黄帝和少师谈论了阴阳发病的不同类型与治疗方法，本段则引入了"形"与"气"的概念，从"形""气"的角度来说明疾病的状况。其中，"形"指的是皮肤、筋骨等可以直接观察到的人体形态的部分，而"气"指的是人体的气机，虽然不能被直接观察到，但可以受人的情绪如忧愁、愤怒、恐惧等影响。《素问·举痛论》里提到"怒则气上，喜则气缓，悲则气消，恐则气下，寒则气收，炅则气泄，惊则气乱，劳则气耗，思则气结"，讨论得更为详细。如果"气"不能正常运行，就会影响内在的脏腑，所以"气"的状态可以通过脏腑情况推知。这里的"形"与"气"虽然是一对相对的概念，是一对"阴阳"，但是与前文"阴中有阴，阳中有阳"相关的概念并不是一个层次的，它相对来说没有那么抽象，而是以人体为基础的。在中国哲学当中，"气"是一个重要的范畴，它是构成万事万物的极其精微的物质，可以说，它是化生万物的本源。人是万物之一，人体亦由天地之气合化而来，相应地，天地有天地之气，人体则有"人气"。在医学讨论中，人的气机被赋予了更具体的功能，被认为是人体生命活动的动力源。对于在内的疾病，即脏腑的疾病，由于它与人体气机的异常有关，所以要比单纯在外的疾病，即形体的疾病更难治疗。

对于经久未愈的痹病，则需要采用刺血络放血的方法进行治疗。这与痹病的特性有关。痹病发生于体表之阴，也就是筋骨，常常是风、寒、湿三种邪气所致。这三种邪气稽留在筋骨，就会导致气血运行不畅，瘀滞不通，形成瘀血。瘀血在中医里是一种比较特殊的东西，它既是疾病的产物，如痹病会形成瘀血，同时它也是一种致病因素，如果人体有瘀血存在，那么它反过来也会影响到气机的正常运转。我们说"不通则痛"，指气血不通的时候人会感觉到疼痛。瘀血导致的疼痛是一种刺痛。所以如果痹病的时间很长了，已经有瘀血产生了，这个时候就需要把这些病血放出来。

黄帝问于伯高曰：余闻形有缓急，气有盛衰，骨有大小，肉有坚脆，皮有厚薄，其以立寿夭，奈何？伯高答曰：形与气相任则寿，不相任则夭。皮与肉相果则寿，不相果则夭。血气经络胜形则寿，不胜形则夭。

【语译】

黄帝问伯高：人的形态有缓有急，气机有盛有衰，骨骼有大有小，肌肉有坚实有松软，皮肤有厚有薄，用这些因素怎么判定长寿或短命呢？伯高回答说：形与气相称就会长寿，不相称就会短命；皮与肉能很好地互相包裹就会长寿，不能很好地互相包裹就会短命；血气经络的状态比形体的状态好就会长寿，不如形体的状态就会短命。

【解读】

本段讲到了长寿与否的标准，这里其实运用了阴阳中和的思维方法。黄帝发问中形态的缓急是阴阳，气机的盛衰是阴阳，骨骼的大小是阴阳，肌肉的坚实与松软是阴阳，皮肤的厚薄也是阴阳。伯高把阴阳是否和谐作为判定是否长寿的标准。

第一个标准是人的形体与气机是否相称、和谐。中国人讲究"和"，看重和谐、协调。在西周末年，周太史史伯提出"和实生物，同则不继"。《论语》中说"君子和而不同"。《易传》提出"保合太和，乃利贞"。这些都是"和"的思想。在中医里，这种思想体现为各方面阴阳的调和。如果一个人身体看起来很壮实，但没有神气，没有力气，他的形体与气机就是不相称的，也就不会长寿。

第二个标准是人的皮和肉是否很好地相包裹。《望色启微》中说："皮厚肉坚则相果，皮薄肉脆则不相果。""果"通"裹"。这句话的意思是皮肤不松弛并且与肉紧紧包裹着是气血充盈、皮肤筋肉都能受到良好濡养的表现。如果皮肤松弛、肌肉无力，皮肉不相包裹，就是气血不足的表现。比如过度肥胖、水肿的人，看似皮肉紧贴，实际上却皮薄、肉脆，不能称为"相果"。此外，张介宾又提出"相果者气必畜故寿，不相果者气易失故夭"，认为皮与肉是否"相果"，决定着人体之气留存的状态，皮肉"相果"和长寿与否的关系，实际上是通过气来决定的。

黄帝曰：何谓形之缓急？伯高答曰：形充而皮肤缓者则寿，形充而皮肤急者则夭。形充而脉坚大者顺也，形充而脉小以弱者气衰，衰则危矣。若形充而颧不起者骨小，骨小则夭矣。形充而大肉䐃坚而有分者肉坚，肉坚则寿矣；形充而大肉无分理不坚者肉脆，肉脆则夭矣。此天之生命，所以立形定气而视寿夭者，必明乎此立形定气，而后以临病人，决死生。

【语译】

黄帝问：形态的缓急是什么意思呢？伯高回答说：体格壮实同时皮肤柔软有弹性的人就长寿，体格壮实但是皮肤紧绷缺少弹性的人就短命；体格壮实同时脉搏有力，说明气是顺的，气顺的人就长寿；体格壮实但是脉气弱小，说明气是虚的，气虚的人就危险了。如果体格壮实但是颧骨不突起，这样的人骨骼弱小，骨骼弱小的人就短命。体格壮实同时大的肌肉丰满结实并且纹理分明叫肉坚，肉坚的人就长寿；体格壮实但是大的肌肉纹理不分明并且肌肉不丰满结实叫肉脆，肉脆的人就短命。这是天生的命数，是由先天禀赋造成的，如果要确定形体与气机的状态，从而推测长寿与否，就一定要明白这种判断形气的方法，然后凭借它去观察病人，判断其生死。

【解读】

本段讨论了如何从"形"的层面来判断身体健康状况，其中提到了形体大小、颧骨充盈与否和人的寿命的关系。为什么颧骨的状态对人的寿命有这么明确的指示作用呢？这是因为，颧骨反映了整个人"骨"的大小。骨头是肾主管的，"肾为先天之本"，骨头的大小反映了一个人肾气是否充盈。值得注意的是，这里颧骨的大小指的不是数量级上的大小，而是看颧骨反映的气色是强大还是弱小。肾是生命原动力的来源之一，如果颧骨反映的气色不足够强大，则提示生命的原动力不足，生命的预期就会比较短。

接下来所说的"大肉䐃坚而有分者"，指大的肌肉，如臀部肌肉结实而纹理分明。肌肉与脾胃有关，与先天之本肾相对应，脾胃为后天之本，为生命的生长发育源源不断地提供着营养。《素问·痿论》说"脾主身之肌肉"，若脾胃功能良好，肌肉就会坚实。若肌肉松散，"皮薄肉脆"，皮肤和肌肉就是不"相果"的，人体之气就容易流散。因此，体育锻炼对于维持健康是十分必要的。

黄帝曰：余闻寿夭，无以度之。伯高答曰：墙基卑，高不及其地者，不满三十而死；其有因加疾者，不及二十而死也。黄帝曰：形气之相胜，以立寿夭奈何？伯高答曰：平人而气胜形者寿，病而形肉脱，气胜形者死，形胜气者危矣。

【语译】
黄帝说：我听说通过面部骨骼及肌肉形态可以推断长寿与否，但不知道该怎样推断。伯高回答说：如果耳边四周的骨骼平陷，高度还不及耳前的肌肉，这种人不到三十岁就会死；如果他们中有的人再得了疾病，不到二十岁就会死。黄帝问：形与气相比较，有过与不及时，如何用它来判断长寿与否呢？伯高回答说：健康的人，那些气比形强健的长寿；患病的人，形体的肌肉消瘦了，即使气比形强健，人还是会死亡。如果形体不算太消瘦，但元气已经衰微，这样的人性命也是危险的。

【解读】
本段再次讨论了"形"与"气"和寿命的关系，同时提出了一种通过面部骨骼及肌肉形态来推断寿夭的方法，这种方法就是观察"墙基"与"地"的关系。"墙基"，指耳边四周的骨骼；"地"，指耳前的肌肉。《灵枢·天年》中还有两句话是"使道隧以长""基墙高以方"。"使道隧以长"指鼻孔和人中沟深邃而且长；"基墙高以方"指耳边四周的骨骼高而且坚硬端正。有这种特点的人就长寿。为什么耳边四周骨骼高而且坚硬的人长寿？我们知道肾主骨，耳又为肾之窍，耳边四周的骨骼能反映肾气是否充实。若骨骼塌陷，说明肾气不足，先天禀赋有限。肾气是人生长发育的源头，若肾气不足，这个人就容易夭折。

《黄帝内经》还讲了人中沟长的人长寿。但是有的人，人中沟长，寿命反而短，有的人，人中沟短，寿命反而长，那是不是《黄帝内经》讲错了呢？不是。《黄帝内经》讲的人中沟长或短，不仅仅指长度，还指气色。如果人中沟气色旺，就会发亮，就显得长。如果人中沟气色弱，就会发暗，就显得短。为什么要看一个人的人中沟呢？因为这个地方是任督二脉交会的地方。任脉是阴之海，督脉是阳之海，所以人如果昏迷不醒，就可以掐人中穴，使任督二脉、阴阳二气重新交会，人就会醒过来。同样，这个地方发亮、气色旺，人中沟长，说明这个人阴阳二气旺盛，气血通畅。一个人气血旺盛，气血通畅，能不长寿吗？

　　本段接着又提到对患病的人，应该怎样从"形""气"的角度来做预后。这里提到了"形肉脱"。"脱"字，在《说文解字》中的解释为"脱，消肉臞也"，就是说身体被消耗得很厉害，十分消瘦。在这种情况下就算精神尚可，病人依旧很快会死亡，因为形体消瘦，肌肉无力，已经承载不了"气"，而"气"无法独自存在，所以病人最终会死亡。反倒是表现得不是特别有精神，比较虚弱，但肌肉还没有消瘦的人，他只是处境十分危险。张介宾说："若病而至于形肉脱，虽其气尚胜形，亦所必死。盖气为阳，形为阴，阴以配阳，形以寓气，阴脱则阳无所附，形脱则气难独留，故不免于死。"由此可见，"形"与"气"两者相比较，"气"更重要。

　　黄帝曰：余闻刺有三变，何谓三变？伯高答曰：有刺营者，有刺卫者，有刺寒痹之留经者。黄帝曰：刺三变者奈何？伯高答曰：刺营者出血，刺卫者出气，刺寒痹者内热。黄帝曰：营卫寒痹之为病奈何？伯高答曰：营之生病也，寒热少气，血上下行。卫之生病也，气痛时来时去，怫忾贲响，风寒客于肠胃之中。寒痹之为病也，留而不去，时痛而皮不仁。

【语译】

　　黄帝说：我听说针刺有三种变化，这三种变化是什么呢？伯高回答说：有刺营分的，有刺卫分的，有刺寒痹所停留的经脉的。黄帝问：针刺这三种病的不同是什么？伯高回答说：刺营分的放血，刺卫分的泄气，刺寒痹所停留的经脉的要使热进入体内。黄帝问：营分病、卫分病、寒痹病的表现是什么？伯高回答说：营分生病的时候，寒热往来，气虚，血上下妄行。卫分生病的时候，气引起的疼痛，时来时去，伴有腹胀腹鸣，这是因为风寒外袭，风邪、寒邪停留在肠胃之中所致。寒痹导致的疾病，会停留在一个地方不动，有时疼痛，但是对应位置的皮肤却没有感觉。

【解读】

　　本段提出了三种疾病的临床表现和针刺方法。营病、卫病、寒痹病有一个共同点，那就是影响经脉之气的运行。经脉是营卫运行的通道，"营在脉中，卫在脉外"，营卫患病，经脉之气的运行就会受到影响。寒邪稽留于经脉，因为寒主收引，寒性又是凝滞的，热胀冷缩，所以寒邪就会导致经脉拘急、紧张，经脉之气的运行也会凝涩，经脉就不畅通了。因为这三者影响到经脉，所以治疗的时候可以采用针刺的方法，通过针刺作用于经脉和穴位来使经脉之气恢复良好的运转。营主血，营气会化生血液，所以刺营分疾病要用放去病血的方法。卫主气，刺卫分疾病要用疏泄卫气的方法。寒痹会停留在一个地方，刺寒痹稽留，要引热入内来祛除寒邪，疏通经脉。

黄帝曰：刺寒痹内热奈何？伯高答曰：刺布衣者，以火焠之。刺大人者，以药熨之。

黄帝曰：药熨奈何？伯高答曰：用淳酒二十升，蜀椒一升，干姜一斤，桂心一斤，凡四种，皆㕮咀，渍酒中。用绵絮一斤，细白布四丈，并内酒中。置酒马矢煴中，盖封涂，勿使泄。五日五夜，出布绵絮，曝干之，干复渍，以尽其汁。每渍必晬其日，乃出干。干，并用滓与绵絮，复布为复巾，长六七尺，为六七巾。则用之生桑炭炙巾，以熨寒痹所刺之处，令热入至于病所，寒复炙巾以熨之，三十遍而止。汗出以巾拭身，亦三十遍而止。起步内中，无见风。每刺必熨，如此病已矣，此所谓内热也。

【语译】

黄帝问：刺寒痹时怎么使热进入体内呢？伯高回答说：针刺普通人，用火针的办法；针刺士大夫们，用药拓熨。

黄帝问：怎样用药拓熨？伯高回答说：用醇酒二十升、蜀椒一升、干姜一斤、桂心一斤，把这四种药材用牙齿咬碎，浸泡在酒中，再把一斤丝绵、四丈细白布也一起浸到酒中。将酒坛放在马粪烧的火中，用泥巴把盖子封好，不能漏气。等五天五夜之后，将白布和丝绵取出来晒干；之后再浸入酒中，直到把酒液吸干为止。每浸泡一次都要泡够一昼夜，再取出来晒干。酒干了，把里面的残渣、丝绵用双层布一起包起来再折成巾，有六七尺长，可做六七个巾。然后用生桑炭把巾烤热来熨热寒痹要刺的地方，让热进入疾病所在之处，巾冷了就回火复热用来再熨，熨三十次后停止。出汗了就用巾将汗擦掉，也要擦三十次后停止。之后要在室内活动，不要见风。每次针刺都要熨，像这样病就会好，这就是使热进入体内的办法。

【解读】

本段对刺寒痹的方法进行了较为详细的描述。对于普通人来说，要温经通络，可以用火针来治疗，见效迅速。火针现在还可以见到，一般是用镊子夹起酒精棉球点燃，将针尖在上面烧到通红后，迅速地刺入和起出，这样热就会直接被导入体内。但是火针毕竟是有一些创伤性的，比较疼痛，所以医者发明了药熨。这种方法如今我们也常见，比如很多药拓艾灸养生馆就在采用这种方法，只是配方不一定遵循《内经》的指导。实际上大家可以在家里按照《内经》的方法用这些热药与酒做药拓来熨自己，以达到保健的作用。

本段的药熨主要选用了醇酒、蜀椒、干姜、桂心。酒是水谷之精，是用粮食发酵做成的，里面是粮食的精华部分，是热性的，可以通行血气，疏通经脉。蜀椒、干姜、桂心都很常见，甚至在厨房里就可以找到，也都是热性的，味辛，能够温阳行气血，祛除寒邪，止痛，用来泡酒制作药熨，效力是非常强的。为什么要用生桑炭来加热熨巾呢？张介宾对这个问题做了解答，他说："炙巾以生桑炭者，桑能利关节，除风寒湿痹诸痛也。"

人体禀赋的刚柔，可以从形体的急缓、正气的盛衰、骨骼的大小、肌肉的坚脆、皮肤的厚薄等方面进行区分，刚柔的不同提示着寿命长短的不同。此外，还要观察人体"形"与"气"是否相称，以及气机充足与否，因为它们对寿命和病情的预后起着决定性的影响。

本篇讲解的重点是通过形体的外在表现来对生命寿夭与否进行判断，所以篇名为《寿夭刚柔》。

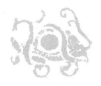

官针篇第七

官，法定之意。官针，以法定的形式来确立九针的治疗范围以及各种针刺方法的适应证。本篇分为六个部分，第一部分概述九针各有所宜；第二部分介绍九针各自的主治范围；第三部分讲解九种刺法的主治；第四部分讲解十二种刺法的主治；第五部分介绍"三刺"，即针刺时由浅入深的三步；第六部分讲解对应于五脏的五种刺法。

凡刺之要，官针最妙。九针之宜，各有所为，长短大小，各有所施也，不得其用，病弗能移。疾浅针深，内伤良肉，皮肤为痈；病深针浅，病气不泻，支为大脓。病小针大，气泻太甚，疾必为害；病大针小，气不泄泻，亦复为败。失针之宜，大者泻，小者不移。已言其过，请言其所施。

【语译】

针刺的要点在于准确选用符合规格的针具。九种针具之所以适用于临床，是因为它们各有其适用的范围，长的、短的、大的、小的，各有其使用的方法。如果使用的方法不恰当，病症就不能治愈了。如果疾病在浅表却用针去深刺，势必损伤内部的健康肌肉，引起皮肤化脓；如果疾病部位较深却用针去浅刺的话，非但病气不能泄除，反而会在皮肤上造成大的疮疡。病情较轻的，如果使用大针去刺激，会使元气泻伤太过而导致疾病加重；病情较重的，如果使用小针去治疗，邪气得不到疏泄，这种治疗方式也一样很失败。因此，针刺时要选用适当的针具，误用大针会泻伤正气，误用小针就无法根除病邪。以上已经讲了误用针具的后果，接下来具体谈一谈各种针具的正确使用方法。

【解读】

这是本篇的第一部分，指出了九针有长短大小的区别，性能与效用各不相同，只有合理使用，才能取得良效。如果用针不当，非但难以取效，反而为害。其中有关"内伤良肉，皮肤为痈""气泻太甚，疾必为害""气不泄泻，亦复为败"的记载，在《类经》第十九卷中进一步做了解释，分别为"内伤良肉，则血流于内而溃于外，故皮肤为痈""气泻太甚，元气伤也，故必为害""针不及病，则病气不泄，而刺失其宜，故亦为害"，补充说明了针刺不当引起不良反应的内在原因。

病在皮肤无常处者，取以镵针于病所，肤白勿取。病在分肉间，取以员针于病所。病在经络痼痹者，取以锋针。病在脉，气少当补之者，取以锶针于井荥分输。病为大脓者，取以铍针。病痹气暴发者，取以员利针。病痹气痛而不去者，取以毫针。病在中者，取以长针。病水肿不能通关节者，取以大针。病在五脏固居者，取以锋针，泻于井荥分输，取以四时。

【语译】

病在皮肤浅表而游走不定的，应该使用箭头形的镵针在病痛处施针，但如果患部皮肤苍白，就不能使用镵针了。病在肌肉或肌腱之间的，应该选用针头呈卵圆形的员针在患处施针。病在经络且属于顽固性痹证的，应该用三棱形的锋针来治疗。病在经脉的，属气血不足的虚证，应当用补法，用锶针来按压井、荥、输、经、合等腧穴。如果属于脓疡较严重的病症，应当用剑形的铍针来治疗。如果是急性发作的痹证，应当用员利针来治疗。如果疾病属于疼痛日久不愈的痹证，应当取用形如毫毛的毫针来治疗。如果疾病已经深入人体内部，可以选用长针来治疗。患水肿病而出现关节积水以致关节不利的，可以选用针锋微圆的大针来治疗。如果疾病在五脏中固留不去，可以用锋针来治疗，在各经的井、荥等腧穴上施以泻法，在取穴时，要根据腧穴与四季的关系灵活取用。

《灵枢》全书，对于针刺方法的论述可谓细致入微。本篇的第一部分简单地说了一下用针要合理，本部分则详细地指出九针各适用于什么情况，比如镵针用于浅刺放血，员针、锃针用于体表的揩摩与按压，锋针用于刺络放血，铍针用于排脓，大针用于逐水，员利针用于治暴痛，毫针用于需要较长时间留针的患者，长针用于深刺。九种针具可以根据不同的病症来选择，这在当时作为官方指南是十分有用的。现在临床上多用的是毫针、锋针等。

凡刺有九，以应九变。一曰输刺，输刺者，刺诸经荥输脏腧也。二曰远道刺，远道刺者，病在上，取之下，刺腑腧也。三曰经刺，经刺者，刺大经之结络经分也。四曰络刺，络刺者，刺小络之血脉也。五曰分刺，分刺者，刺分肉之间也。六曰大泻刺，大泻刺者，刺大脓以铍针也。七曰毛刺，毛刺者，刺浮痹皮肤也。八曰巨刺，巨刺者，左取右，右取左。九曰焠刺，焠刺者，刺燔针则取痹也。

官针篇第七

【语译】

针刺有九种方法，用以适应九种不同的病变。第一种叫作输刺，输刺指针刺十二经在四肢部位的荥穴和输穴以及背部足太阳膀胱经上的脏腑腧穴。第二种叫作远道刺，远道刺指病在人体的上部，却针刺人体下部足三阳经上的腧穴。第三种叫作经刺，经刺指针刺患者经与络结聚不通的地方。第四种叫作络刺，络刺指针刺皮下浅表小静脉。第五种叫作分刺，分刺指针刺分肉的间隙。第六种叫作大泻刺，大泻刺指用铍针切开患处来排脓。第七种叫作毛刺，毛刺指在皮肤表层浅刺以治疗痹证。第八种叫作巨刺，巨刺指身体左侧的疾患选取右侧的腧穴来针刺，而右侧的疾患选取左侧的腧穴来治疗。第九种叫作焠刺，焠刺指用烧热的火针来治疗寒痹证。

【解读】

本部分讲了九种刺法的主治病症，这九种刺法分别为输刺、远道刺、经刺、络刺、分刺、大泻刺、毛刺、巨刺、焠刺。其中"输刺"这个概念在"十二刺法"与"五刺法"中都出现过，但它们的含义各不相同，此处"输刺"指针刺十二经肘膝关节以下的荥穴、输穴以及背俞穴，这种刺法是一种配穴法。五输穴与背俞穴配伍，在临床上应用得非常广泛。九刺法中的巨刺法，在临床上应用得也十分广泛，主要用以治疗内科、皮肤科、外科的疾病，如关节疼痛、扭伤等。

凡刺有十二节，以应十二经。一曰偶刺；偶刺者，以手直心若背，直痛所，一刺前，一刺后，以治心痹，刺此者，傍针之也。二曰报刺，报刺者，刺痛无常处也，上下行者，直内无拔针，以左手随病所按之，乃出针复刺之也。三曰恢刺，恢刺者，直刺傍之，举之前后，恢筋急，以治筋痹也。四曰齐刺，齐刺者，直入一，傍入二，以治寒气小深者。或曰三刺，三刺者，治痹气小深者也。五曰扬刺，扬刺者，正内一，傍内四，而浮之，以治寒气之博大者也。六曰直针刺，直针刺者，引皮乃刺之，以治寒气之浅者也。七曰输刺，输刺者，直入直出，稀发针而深之，以治气盛而热者也。八曰短刺，短刺者，刺骨痹，稍摇而深之，致针骨所，以上下摩骨也。九曰浮刺，浮刺者，傍入而浮之，以治肌急而寒者也。十曰阴刺，阴刺者，左右率刺之，以治寒厥，中寒厥，足踝后少阴也。十一曰傍针刺，傍针刺者，直刺傍刺各一，以治留痹久居者也。十二曰赞刺，赞刺者，直入直出，数发针而浅之出血，是谓治痈肿也。

【语译】
针刺还有十二种方法，以适用于治疗十二经的不同疾病。第一种叫作偶刺，偶刺就是用手对着前胸和后背，正对着痛处，一针刺在前胸，一针刺在后背，用来治疗心气闭塞导致的心痹证。针刺时，针尖要向两旁斜刺。第二种叫作报刺，报刺用于治疗疼痛没有固定部位、痛感上下游走的疾病。针刺时，将针垂直刺入后并不立即拔出，而用左手随着疼痛的部位进行循按，等按到新的痛处后，再把针拔出，接着把针刺入新按到的疼痛部位。第三种叫作恢刺，恢刺就是直刺在筋的旁边，在其前后使用提插法，以达到舒缓筋脉拘急的效果。这种针刺方法适用于筋脉拘挛而导致疼痛的筋痹病。第四种叫作齐刺，齐刺就是在病处的正中直刺一针，然后在其两旁各刺入一针，用来治疗寒气稽留范围较小且部位较深的痹证。这种针刺方法，因三针齐下，也称为三针。三针这种方法专门用来治疗寒痹之气范围小且部位深的疾病。第五种叫作扬刺，扬刺就是在病变部位的正中刺一针，在周围再刺入四针，都浅刺，用于治疗寒气范围比较广泛且部位较浅的病症。第六种叫作直针刺，直针刺就是在针刺时将穴位处的皮肤提起，将针沿皮肤刺入，用以治疗寒气停留部位较浅的病症。第七种叫作输刺，输刺，在操作上直入直出，取穴少而针刺部位深，用来治疗气盛而有热的病症。第八种叫作短刺，短刺是用来治疗骨痹病的，稍稍摇动针体再深入，感觉到接近骨头时，再上下提插，以摩擦骨头。第九种叫作浮刺，浮刺就是从病所的旁边斜刺浮浅的肌表，用来治疗肌肉痉挛等属于寒性的疾病。第十种叫作阴刺，阴刺就是左右并刺，用来治疗寒厥病。患了寒厥病后，要选取足踝后部少阴肾经上的穴位来治疗。第十一种叫作傍针刺，傍针刺就是在病所直刺一针，再在旁边刺一针，用来治疗邪气久居不散的留痹证。第十二种叫作赞刺，赞刺是指针刺时直入直出，在患处快而浅地进行直刺使其出血，用来治疗痈肿。

【解读】

这是本篇的第四部分，讲了有关适用于十二经病变的"十二节"刺法，包括偶刺、报刺、恢刺、齐刺、扬刺、直针刺、输刺、短刺、浮刺、阴刺、傍针刺、赞刺。"十二节"刺法中的"输刺"是一种深刺泄热法，针刺时直入直出，得气后慢慢出针，以泄邪气，临床上主要用于一切实热证。"齐刺"又称"三针"，现代人用它来治疗腰椎横突综合征，效果明显。

脉之所居深不见者刺之微内针而久留之，以致其空脉气也。脉浅者勿刺，按绝其脉乃刺之，无令精出，独出其邪气耳。所谓三刺则谷气出者，先浅刺绝皮，以出阳邪；再刺则阴邪出者，少益深，绝皮致肌肉，未入分肉间也；已入分肉之间，则谷气出。故《刺法》曰：始刺浅之，以逐邪气而来血气；后刺深之，以致阴气之邪；最后刺极深之，以下谷气。此之谓也。故用针者，不知年之所加，气之盛衰，虚实之所起，不可以为工也。

【语译】

若经脉分布于身体的深部而不能被肉眼所见，在针刺时要轻微地进针，刺入后要长时间地留针，以使孔穴中的脉气上行而产生针感。若经脉分布在浅表部位，必须先按压阻断其血脉，再进行针刺，只有这样，才不会使精气外泄，而仅将邪气泄除。所谓"三刺"就是可以使谷气出而产生针感的针刺法，操作上就是先浅刺穿透皮肤，宣泄处于卫分的邪气；然后深刺一些，使处于营分的阴邪能够外出，而其刺入的深度只是稍深一点，透过了皮肤，接近了肌肉，但不能到达分肉之间；最后将针深刺进分肉之间，这时就会使谷气泄出。所以《刺法》上说，开始浅刺，可以驱逐浅表的邪气使血气流通；接着深刺，可以宣散阴分的邪气；最后刺入极深，就可以使谷气出而产生针感了。这就是一刺之中有三刺的方法。因此，运用针法来治疗疾病的医者，如果不知道五运六气的演变规律，以及气血虚实所引起的疾病情况，是不可以称作良医的。

【解读】

　　这是本篇的第五部分，主要介绍了"三刺"。所谓三刺，指进针时由浅入深的三步，目的是治疗邪在表里、深浅不同的不同病变。第一刺是针尖刚刚穿过皮肤，可以去阳邪；第二刺是刺入肌肉部分，可以去阴邪；第三刺是刺入肌肤的深部，可以激发出内在的正气。这深浅不同的三刺在临床上又应该如何使用呢？第一刺较为表浅，适用于外邪刚刚侵犯人体之表、正邪斗争还在体表的时候，此时直接在表浅部位针刺，可以助在表的正气、祛在表的邪气，效果明显。若疾病的部位较深，性质属阴，就用第二刺进行治疗，能够即刻见效。若邪气虽已入里，但并不强悍，正气虽不足，但亦不至太虚，就要用第三刺进行治疗，以便有力地调动正气，达到扶正祛邪的目的。三刺的深浅程度，表现出了三种治疗能力，后世的许多针刺方法都是在此基础上演化而来的，如烧天火、透天凉刺法就是利用穴位的深浅层次演化而来的。

　　凡刺有五，以应五脏。一曰半刺，半刺者，浅内而疾发针，无针伤肉，如拔毛状，以取皮气，此肺之应也。二曰豹文刺，豹文刺者，左右前后针之，中脉为故，以取经络之血者，此心之应也。三曰关刺，关刺者，直刺左右，尽筋上，以取筋痹，慎无出血，此肝之应也，或曰渊刺，一曰岂刺。四曰合谷刺，合谷刺者，左右鸡足，针于分肉之间，以取肌痹，此脾之应也。五曰输刺，输刺者，直入直出，深内之至骨，以取骨痹，此肾之应也。

【语译】

　　针刺有五种方法，用来治疗与五脏有关的病变。第一种叫作半刺，半刺就是浅刺进入皮肤后，很快就出针，这种方法并不损伤肌肉，其动作就好像拔去毫毛一样，主要用来疏泄皮肤浅表的邪气。因为肺主皮毛，所以这种刺法与肺脏相应。第二种叫作豹纹刺，豹纹刺就是在病变部位的前后左右多次针刺，以刺中络脉为标准，用来疏散经络中的积血。因为心主血脉，所以这种刺法与心脏相应。第三种叫作关刺，关刺就是直刺两侧四肢关节部位，用来治疗筋痹，针刺时注意不要出血。因为肝主筋，所以这种刺法与肝脏相应。此外，这种刺法也被称为渊刺或岂刺。第四种叫作合谷刺，合谷刺就是在患处正刺一针，左右斜刺两针，像鸡足一样，并将针刺入分肉之间，用来治疗肌痹病。因为脾主肌肉，所以这种刺法与脾脏相应。第五种叫作输刺，输刺就是在行针时直入直出，且将针深刺到骨头附近，用来治疗骨痹。因为肾主骨，所以这种刺法与肾脏相应。

【解读】

这是本篇的最后一个部分，讲了适用于五脏疾病的五种刺法，分别是半刺、豹纹刺、关刺、合谷刺、输刺。此刺法中的"输刺"与十二刺法中的"输刺"手法基本相同，都直出直入，只是比十二刺法中的"输刺"更深一些，要深刺到骨，以泄出骨髓中的寒湿之气，用以治疗骨痹。五种刺法中的半刺法今天用于治疗周围性面神经麻痹，合谷刺法今天用于治疗重症肌无力、半身不遂等，均有良好的临床效果。

本文"九刺法"中的"络刺"及"十二刺法"中的"赞刺"与"五刺法"中的"豹纹刺"均为放血疗法，但它们的操作方法与临床应用各有不同。"络刺"指针刺皮肤浅表的血络，出血量不多，临床上主要用于治疗邪气停留于肌肤浅表部位的疾患，如热邪。"赞刺"指针刺时直入直出，连续点刺，针刺也比较浅，速度快，有泄热、排脓、解毒的作用，临床上主要用于治疗痈肿疾患。"豹纹刺"指针刺较深，中于血脉，治疗时以一穴为主，并在其周围针刺，临床上主要用于治疗红肿热痛、气滞血瘀的病症。

本篇所阐述的内容均为针灸治病的基本原则，具有法定意义，所以篇名叫作《官针》。

本神篇第八

本篇介绍了人类精神活动的内涵，论述了精神活动失常的表现与原理，并据此阐述了对应的诊治法则，最后得出治病应"本于神"的结论，因此篇名为《本神》。

黄帝问于岐伯曰：凡刺之法，先必本于神。血、脉、营、气、精、神，此五脏之所藏也，至其淫泆离脏则精失，魂魄飞扬，志意恍乱，智虑去身者，何因而然乎？天之罪与？人之过乎？何谓德、气、生、精、神、魂、魄、心、意、志、思、智、虑？请问其故。

岐伯答曰：天之在我者德也，地之在我者气也，德流气薄而生者也，故生之来谓之精，两精相搏谓之神，随神往来者谓之魂，并精而出入者谓之魄，所以任物者谓之心，心有所忆谓之意，意之所存谓之志，因志而存变谓之思，因思而远慕谓之虑，因虑而处物谓之智，故智者之养生也，必顺四时而适寒暑，和喜怒而安居处，节阴阳而调刚柔，如是则僻邪不至，长生久视。

【语译】

黄帝向岐伯询问：使用针刺疗法，首先必定以病人的精神活动情况为诊治的依据。血、脉、营、气、精、神，是藏在五脏中的，如果它们过于紊乱，脱离五脏，便会导致精气损耗，魂魄飞出，神志恍惚，失去正常思考的能力，这是什么原因引起的呢？是大自然带来的祸害呢，还是人的过错呢？什么是德、气、生、精、神、魂、魄、心、意、志、思、智、虑？请告诉我其中的缘由。

岐伯回答说：天在我身上的体现是阳气，地在我身上的体现是阴气，阳气留滞与阴气冲荡便有了生命，所以生命的出现叫作精，男女之精相互搏结而形成的生灵叫作神，随着神活动往来的叫作魂，伴着精运行出入的叫作魄，用来役使外物的叫作心，心有所思考叫作意，思考所留存下来坚定不变的想法叫作志，借助志而意图求得变化叫作思，借助思而遥想未来目标叫作虑，借助虑而处理外物叫作智。所以有智慧的人的养生之道，一定会顺随四时，适应寒暑，中和喜怒，安于当下，以此节制阴阳，调和刚柔，这样便无病邪侵入身体，可得长生久视。

【解读】

《黄帝内经》十分重视人的精神作用，《本神》可以说是讲解人的精神活动最系统、最深刻的一篇。本篇详尽分析了人类精神活动的内涵，重点阐述了与精神有关的十大名词术语，以浅显易懂的语言娓娓道来，并利用五行把这些精神活动和脏腑联系起来，建立了一个有机的系统，进而论述了精神活动失常的表现以及相应的诊治法则。本篇的基本观点——无论是人的生命还是治病养生，都应该"本于神"，"本神"有"本于神"——以神为本的意思。

本段通过黄帝的发问引出了岐伯对生命诞生及精神活动的论述，岐伯对中医领域的常用名词进行了连续性的定义。通过这些定义可以看出，当时的医家对于人的精神活动已经有了十分细致的观察，并对这些活动进行了总结与归纳，将其整合到了中医理论体系当中。

人到底为什么会生病呢？这个问题被古今中外无数学者研究与讨论过，至今仍未有一个明确的共识，在不同的医学体系下，对于致病原因的论述千差万别。在《黄帝内经》时代，黄帝也向岐伯问出了这个问题——使人五脏功能紊乱、失魂落魄、意识恍惚、失去思考能力的原因到底是什么呢？德、气、生、精、神、魂、魄、心、意、志、思、智、虑的内涵到底是什么呢？岐伯并没有正面回答黄帝的问题，而是先从生命的诞生讲起。

在人的本原与生成问题上，真正有重大影响的还是气化说。《庄子·知北游》云："人之生也，气之聚也，聚则为生，散则为死。"其他篇章也说"受气于阴阳"（《秋水》），"阴阳于人，不翅于父母"（《大宗师》）。庄子认为，气是人的本原，人由气的聚集而生成。

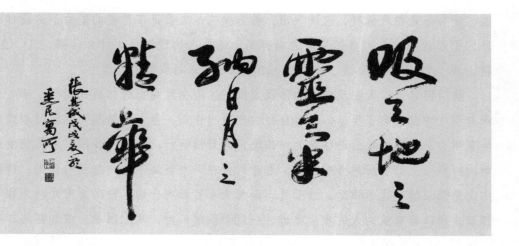

　　《易传·系辞传》曰："乾知大始，坤作成物。"乾坤即阴阳。《易传·说卦传》曰："立天之道曰阴与阳，立地之道曰柔与刚，立人之道曰仁与义。"这里阴阳、柔刚、仁义就是乾坤的展开。乾坤阴阳二气的交合产生万物及人类。《系辞传》曰："天地氤氲，万物化醇；男女媾精，万物化生。"这里"天地""男女"指阴阳二气，"氤氲""媾精"指阴阳二气的交接合和状态。人的生成同样是乾坤阴阳交合的结果。《说卦传》曰："乾天也，故称乎父，坤地也，故称乎母；震一索而得男，故谓之长男；巽一索而得女，故谓之长女；坎再索而得男，故谓之中男；离再索而得女，故谓之中女；艮三索而得男，故谓之少男；兑三索而得女，故谓之少女。"《易传》将乾坤看成父母，乾坤父母的三次交合产生了震、巽、坎、离、艮、兑六子女。《易传·序卦传》曰："有天地然后有万物，有万物然后有男女，有男女然后有夫妇，有夫妇然后有父子……"天地即乾坤，是生成男女的根本。

　　《庄子》和《周易》关于人的生成的思想为《黄帝内经》所吸收，于是《黄帝内经》提出了"人以天地之气生"的命题——"天之在我者德也，地之在我者气也，德流气薄而生者也"。这里的"德"不是一般道德之"德"，而是道家所讲的特殊意义的"德"。《道德经》第五十一章曰："道生之，德畜之，物形之，势成之。是以万物莫不尊道而贵德。道之尊，德之贵，夫莫之命而常自然。"唐代医家杨上善引《庄子》解释说："未形之分，施于我身，谓之德者，天之道也。故《庄子》曰：'未形之分，物得之以生，谓之德也。'阴阳和气，质成我身者，地之道也。"可见，德是由道所产生的具有主动生物能力的一种内在的能动力量。《庄子·天地》曰："通于天地者德也，行于万物者道也。"《管子·心术》曰："虚无无形谓之道，化育万物谓之德。"这里"通""化育"都是一种主动作用。《素问·四气调神大论》曰："天气，清净光明者也，藏德不止，故不下也。"张介宾曰："天德不露，故曰藏德。健运不息，故曰不止。"《灵枢·本神》篇的这句话"天之在我者德也，地之在我者气也，德流气薄而生者也"是说，天赋予人的是天德，地给予人的是地气，以天德为推动力，以地气为基础，二者交互作用就产生了人类。总之，人是由天地之气化生而来的，气是人产生的本原。天地是人类生成的场所，人类的生成与天地自然有着密切的联系。《素问·宝命全形论》曰："天覆地载，万物悉备，莫贵于人，人以天地之气生，四时之法成。"这句话的意思是说，天地的覆载、万物的全备是人类产生的前提。《素问·六微旨大论》进一步指出："言天者求之本，言地者求之位，言人者求之气交。……何谓气交？上下之位，气交之中，人之居也。""气交"，相当于我们今天所说的地球大气生物圈，是天地之气交汇之处，也是包括人在内的生物生息繁衍的场所。王冰注曰："自天之下，地之上，则二气交合之分也。人居地上，故气交合之中，人之居也。是以化生变易，皆在气交之中也。"

两精指阴阳之精，即男女之精。世间万物都是阴阳两精相交搏结的产物，也就是明代医家张介宾所说的"两精相搏，形神乃成"。魂属阳，魄属阴，神属阳，精属阴，所以魂随神而往来，魄并精而出入，同气相求之意。张介宾在《类经》中对神、魂、精、魄还做了进一步阐述：神如同品德，"光明爽朗，聪慧灵通"，魂像语言，"梦寐恍惚，变幻游行"，所以神相对魂而言，神为阳而魂为阴；精如同物质，"重浊有质，形体因之而成"，魄像用途，"能动能作"，让人有痛痒的知觉，所以精相对魄而言，精为阴而魄为阳。因此，他得出了"神为阳中之阳，而魂则阳中之阴也；精为阴中之阴，而魄则阴中之阳"的结论。这种阴阳之中再分阴阳的理念在中医领域屡见不鲜，是传统医家分析事物的思维常态之一。

"任物"是使物的意思，即支配事物。清代医家马莳认为，意、志、思、智、虑这几种精神活动都离不开心的主导作用，《素问·灵兰秘典论》也言"心者，君主之官也"，心作为一身之君主，具有支配事物的功能。

上文所提到的"精、神、魂、魄、心、意、志、思、智、虑"，无知的人会损伤它们，而有智慧的人则善于养护它们，上能顺应于天时，下能尽力于人事，起居有节，刚柔相济，因此能够形神合一，获得长生久视。

是故怵惕思虑者则伤神，神伤则恐惧流淫而不止。因悲哀动中者，竭绝而失生；喜乐者，神惮散而不藏；愁忧者，气闭塞而不行；盛怒者，迷惑而不治；恐惧者，神荡惮而不收。

心，怵惕思虑则伤神，神伤则恐惧自失，破䐃脱肉，毛悴色夭，死于冬。脾，愁忧而不解则伤意，意伤则悗乱，四肢不举，毛悴色夭，死于春。肝，悲哀动中则伤魂，魂伤则狂忘不精，不精则不正，当人阴缩而挛筋，两胁骨不举，毛悴色夭，死于秋。肺，喜乐无极则伤魄，魄伤则狂，狂者意不存人，皮革焦，毛悴色夭，死于夏。肾，盛怒而不止则伤志，志伤则喜忘其前言，腰脊不可以俯仰屈伸，毛悴色夭，死于季夏。恐惧而不解则伤精，精伤则骨酸痿厥，精时自下。

【语译】

因此，惶惶不安、思虑过多会伤神，神受伤了便担惊受怕，并使五脏的精气流散不止；因为悲哀太过而扰动内心，会使精气耗尽而失去生机；过于欢喜快乐，会使神涣散而不归藏；过于忧愁，会使气机闭塞而运行不畅；大怒，会因迷惑而不能正常思维；恐惧，会因心神游荡而无法收敛。

心病，担惊受怕思虑过多便伤神，神伤便容易恐惧害怕，失去自我控制力，人会筋肉消脱，如果进一步发展到毛发枯萎、面色无华，就会死于冬天；脾病，忧伤愁闷挥之不去便伤意，意伤便心胸烦闷，人会四肢无力，如果进一步发展到毛发枯萎、面色无华，就会死于春天；肝病，悲哀扰乱心中便伤魂，魂伤便会发狂善忘，失去理智，失去理智便不能正常地应对他人，人会阴茎回缩、筋脉拘挛、胸胁无力，如果进一步发展到毛发枯萎、面色无华，就会死于秋天；肺病，喜乐没有节制便伤魄，魄伤便会发狂，发狂的人意识中没有人的概念，人会皮肤焦干，如果进一步发展到毛发枯萎、面色无华，就会死于夏季；肾病，暴怒不止便伤志，志伤便记性不好，容易忘记以前说过的话，人会腰脊疼痛，无法俯仰屈伸，如果进一步发展到毛发枯萎、面色无华，就会死于长夏；深陷恐惧之中得不到解脱便伤精，精伤便会骨头酸软无力，甚至萎缩，并且经常滑精。

【解读】

本段主要描述了情志无度所引发的各种病症。要理解本段内容，首先应该知道五行—五脏—五志—七情的对应关系，如下表所示。

知道这四者的对应关系之后不难发现，本段所依据的主要是五行相乘的致病原则，如：肾属水，主恐与惊，故怵惕思虑所伤的是属火的心神；肺属金，主悲，故悲哀动中所伤的是属木的肝魂；心属火，主喜，故喜乐无极所伤的是属金的肺

张其成全解黄帝内经·灵枢

魄。也有两者没有依据这个原则来论述。脾为后天之本，其位居中，为一身之枢纽，因此气机通畅与否是脾功能正常与否的关键所在。脾所主的忧与思则是导致气机阻滞的重要因素，因此人常因忧思过度而导致脾胃之气闭塞不行，进而影响身体机能。肾的主要功能是藏精，而肝的主要功能是升发，两者的作用趋势相反相成，然而暴怒却容易使肝阳上亢，进而导致肾精不藏。所以七种情志一定要调理适当，如果不当，例如大喜大悲、过分惊恐等，就会导致阴阳失调、气血不和，首先会引起精神上的错乱，然后就会影响到身体上，形成各种各样的疾病。

五行—五脏—五志—七情的对应关系

五行	木	火	土	金	水
五脏	肝	心	脾	肺	肾
五志	魂	神	意	魄	志
七情	怒	喜	忧、思	悲	恐、惊

另外，应该注意到，几乎所有的情志失常除了会使相应的脏腑受损外，还会导致"毛悴色夭"。"毛"指皮毛；"悴"指憔悴、枯槁；"色"指面色；"夭"指无华，即没有光泽。这表明情志问题还会对外在的毛发皮肤产生不良影响，因此学会管理和控制情绪不仅对维持身体健康十分重要，而且对保持容颜美丽同样十分重要。

是故五脏主藏精者也，不可伤，伤则失守而阴虚，阴虚则无气，无气则死矣。是故用针者，察观病人之态，以知精神魂魄之存亡得失之意，五者以伤，针不可以治之也。

肝藏血，血舍魂，肝气虚则恐，实则怒。脾藏营，营舍意，脾气虚则四肢不用，五脏不安，实则腹胀，经溲不利。心藏脉，脉舍神，心气虚则悲，实则笑不休。肺藏气，气舍魄，肺气虚则鼻塞不利少气，实则喘喝胸盈仰息。肾藏精，精舍志，肾气虚则厥，实则胀，五脏不安。必审五脏之病形，以知其气之虚实，谨而调之也。

【语译】

五脏是负责贮藏人体精微物质的，不可以损伤，损伤了便会失去收藏的功能而导致阴虚，阴虚就不能化生正气，正气一旦消亡，人便会死亡。因此用针的人，必须谨慎观察病人的神情与病态，从而明确把握精神魂魄存亡得失的情况，如果病已深入五脏，就不能再用针刺治疗了。

肝藏血，血是魂的屋舍，肝气虚则容易受惊，肝气实则容易发怒；脾藏营，营是意的屋舍，脾气虚则四肢无力，五脏失常，脾气实则会腹胀，二便不利；心藏脉，脉是神的屋舍，心气虚则容易悲伤，心气实则会大笑不止；肺藏气，气是魄的屋舍，肺气虚则鼻塞不通，气息弱，肺气实则喘息、呼吸困难，胸中胀满，喜欢仰面呼吸；肾藏精，精是志的屋舍，肾气虚则会气机上逆而突然晕倒，肾气实则会腹胀，五脏不得安和。因此在治病的时候必须审定五脏有病时的表现，以识别气的虚实，谨慎小心地调治。

【解读】

本段讲解五脏所藏精微物质与五志的关系。"脏腑"最初写作"藏府"，"藏"即藏养的意思，"五脏"即"五藏"，指人体内五个藏养精微物质的地方。肝藏血，血液的生成与运行主要与肝相关。脾藏营，营指营气，是行于脉中的具有营养作用的精微物质，常与血液并称为营血。营气相对于行于脉外的卫气而言属阴，所以营又称营阴。心藏脉、肺藏气的概念与现代医学相似，脉指一身之血脉，气指一身之气。众所周知，血液运行于脉中，其动力来源于心，故心主一身之血，而肺是人与外界气体交换的场所，将吸入之气输送至全身，故肺主一身之气。肾藏精，肾所藏之精是先天之精，即生殖之精。

《黄帝内经》将七情喜、怒、忧、思、悲、恐、惊，归结为五类，分别对应五行，也就分别影响到五脏——肝、心、脾、肺、肾。上一段已经讨论了五行—五脏—五志—七情的对应关系。

《黄帝内经》上说怒伤肝。大家可能都有过一些体验，如果遇到一些非常愤怒的事情，就会觉得血往上涌。有心脑血管方面疾病的人一定要注意，千万不要轻易发怒，因为发怒的时候，一下子气血往上冲，会导致一些不良后果。《黄帝内经》上讲，肝脏是藏血的，发怒的时候，肝血、肝气往上冲、往上涌，非常危险，有的人可能会突发脑出血。《三国演义》里面有一个《三气周瑜》的故事。周瑜是吴国的大将军，才华横溢，而蜀国有一位诸葛亮，更是足智多谋、才华横溢。周瑜心胸狭窄，经常生气。他有句名言："既生瑜，何生亮？"既然生了我周瑜，何必再生诸葛亮？周瑜最后一次生气的时候，血往上涌，一命呜呼了。因此，保持遇事不怒、不生气的心态非常重要。这里向大家介绍一首《不气歌》：

他人气我我不气，我本无心他来气；

倘若生病中他计，气下病来无人替；

请来医生把病治，反说气病治非易；

气之为害大可惧，诚恐因病将命弃；

我今尝过气中味，不气不气真不气。

《黄帝内经》上说喜伤心。要说起来，七种情绪里面喜是一种好的情绪，怎么会伤心呢？这里所说的喜是大喜，过分高兴、兴奋，大喜过望就会影响到心，损伤心气，因为"喜则气缓"，大喜之后气就缓，"缓"的意思是"涣"，涣散开来。太高兴、太兴奋了，往往气就散掉了，从而产生喜笑不休、心悸、失眠等症状，严重的甚至发疯。《儒林外史》里面有一个《范进中举》的故事。范进考举人总是考不取，到五十多岁还考不取，考一次失败一次。最后一次考的时候，他自己都不抱任何希望，却突然接到通知，考中举人了，这时候他大喜过望，大喜过望之后就发疯了。为什么疯了呢？就是伤心了。因为心藏神，心主神明，心是管思维意识、神志活动的。正常的喜乐使人精神愉快、心气舒畅。可是狂喜极乐会使人心气弛缓、精神涣散，所以人也就迷失了，丧失神智了。因此，应当始终保持平和的心态。陶渊明有一首诗："纵浪大化中，不喜亦不惧。应尽便须尽，无复独多虑。"人生在天地大化中，不过呼吸之间，多么渺小，多么短暂，何必为自己的事一会儿大喜一会儿大悲呢？海那么阔，天那么广，应该放下的就放下吧，何必计较一己的得失成败呢？

《黄帝内经》上说思伤脾。思虑过度会影响脾脏，影响脾胃。一个人多愁善感，老是在考虑问题，考虑得太多往往不思饮食，或者饮食不和，这就影响到脾胃。脾是主运化的，饮食水谷精微到了脾胃的时候，就要靠脾胃的运化。运化就是运输、运送和消化、转化的意思。脾胃把吃进去的水谷消化成有营养作用的精微物质和无用的糟粕，并把其中的精微物质运送到全身各处。脾的运化功能，除了运化水谷之外，还运化水液。《黄帝内经》上还说思则气结。思虑过度，气就停滞在那里，脾胃又不能把它运化开来，所以就容易得病。

《黄帝内经》上说悲则气消。忧伤、悲伤容易导致人的精气神消耗，影响和伤害到肺。《红楼梦》里的林黛玉，整天忧愁，悲悲切切的。黛玉葬花就是有名的例子。"质本洁来还洁去，强于污淖陷渠沟。……一朝春尽红颜老，花落人亡两不知！"林黛玉看到花落就很悲伤，想到的是人将会死去。她把花收集在篮子里，找到一块清静的地方把它们葬了，一面葬一面想，今天花落的时候是我葬它们，等到我死了之后，谁来埋葬我呢？她成天地忧伤，影响到肺，所以她老咳嗽不止。《红楼梦》里面写的林黛玉，她所表现的症状，就是典型的肺病的症状。

《黄帝内经》认为恐伤肾。大家都听过这句话："被吓得屁滚尿流。"这是有道理的。《素问·举痛论》说："恐则气下。"恐惧的时候，人的气往下走，会先影响到肾，因为肾在下方。另外，"肾司二便"，肾是管大便小便的，肾气受损，大小便就失控了。

下面谈谈情绪的控制与宣泄问题。

人是有七情六欲的，按照《中庸》的说法："喜怒哀乐之未发谓之中，发而皆中节谓之和。"喜怒哀乐这些情绪可以藏在心里，但是老藏在心里，也会引起情志和身体的毛病，所以要合理适当地发泄出来。

《黄帝内经》介绍了一种克制情绪的方法，叫"内守法"。《素问·上古天真论》说："精神内守，病安从来。"当然这个内守主要是守精神，但情绪也是可以内守的。制怒、戒斗等可以看成情绪的内守。

愤怒是一种常见的消极情绪，对人体健康危害极大，不仅伤肝，亦伤心、胃、脑等，从而导致多种疾病，所以林则徐把"制怒"作为自己的座右铭。

制怒的前提是遇事一定要冷静，因为怒常常是不能冷静思考的结果。只有冷静，才能积极思考，想出对策，从而圆满地解决问题。

制怒内守和及时宣泄是辩证统一的。如果心有不平之事，可以及时向知心朋友倾诉，甚至痛痛快快地哭一场，千万不要闷在心里，以致气郁成疾。如果闷在心里，积压到一定程度，一定会发作。一旦大发雷霆，就会伤及自身。

现代科学研究表明，只要善于避免愤怒、忧郁、悲伤等不愉快的消极情绪，使心理处于怡然自得的乐观状态，就能提高大脑及整个神经系统的功能，使各个器官的功能协调一致。这样不仅能避免焦虑、失眠、头痛、神经衰弱等轻度心理疾病，还能减少像精神分裂症等严重心理疾病的发病机会。

本篇强调五脏所藏精微物质不可伤，伤则可能出现与七情相关的症状，并对这些症状进行了白描。传统医家正是通过这些症状与五行、五脏的对应关系来一一辨证论治的，由此可见，所谓的中医"黑箱"诊断并不神奇，只要熟练掌握了其中的对应规律，并善于观察患者的外在表现，便能做出合理的推断。

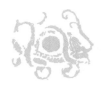

终始篇第九

本篇以十二经脉为纲纪，阐述针刺之道在于全面掌握人体阴阳盛衰、生理病理及诊断、治疗等自始至终的变化规律。本篇以《终始》为题，将其作为针刺的理论基础，并介绍了针刺的脉法、手法和禁忌等。

凡刺之道，毕于终始，明知终始，五脏为纪，阴阳定矣。阴者主脏，阳者主腑，阳受气于四末，阴受气于五脏。故泻者迎之，补者随之，知迎知随，气可令和。和气之方，必通阴阳，五脏为阴，六腑为阳。传之后世，以血为盟，敬之者昌，慢之者亡，无道行私，必得天殃。

【语译】

针刺的道理在于完全掌握"终始"，明确知道"终始"的含义，然后再以五脏为纲纪，阴阳就可以确定了。阴主于五脏，阳主于六腑，阳来源于四肢，阴来源于五脏。针刺用泻法的时候，要逆着经络的走向，用补法的时候，要顺着经络的走向，知道顺逆补泻的方法，经气就可以得到调和了。调和经气的规律，在于一定要通晓阴阳，五脏属阴，六腑属阳。把这种理论传到后世，以血盟誓，郑重对待它，就可以使它发扬光大，怠慢它，就会使它消亡，不遵从它、乱来，就会危及患者的生命，造成严重的后果。

本段强调了通晓脏腑阴阳规律的重要性。

阴者主脏，阳者主腑：阴主于五脏，阳主于六腑。这既是说五脏为阴，六腑为阳，又是说五脏主管三阴经，六腑主管三阳经。

阳受气于四末，阴受气于五脏：阳气来源于天，通过四肢进入人体；阴气来源于地，通过五脏得以营运。其实此句也说明了经脉循行的情况，阳经起于四肢末端，阴经起于胸腹腔脏器。

以血为盟：古代盟誓，为了表示诚意，在举行仪式时要宰牲，并将牲畜鲜血涂于嘴上（一说口含鲜血），以示如有背叛盟友，将遭到天谴，命如此牲。《春秋左传正义》："凡盟礼，杀牲歃血，告誓神明，若有背违，欲令神加殃咎，使如此牲也。"

无道行私：不遵从道而乱来。张介宾说："不明至道，而强不知以为知，即无道行私也。"

谨奉天道，请言终始。终始者，经脉为纪。持其脉口人迎，以知阴阳有余不足，平与不平，天道毕矣。所谓平人者不病，不病者，脉口人迎应四时也，上下相应而俱往来也，六经之脉不结动也，本末之寒温相守司也，形肉血气必相称也，是谓平人。

【语译】

应该恭敬地遵循自然界的演变法则，请听我根据自然界的演变法则来解说一下"终始"。终始，是以人体的经脉为纲纪的。切诊寸口脉和人迎脉，可以测知阴阳的有余或不足，平和与不平和，这就是天道的全部。所谓"平人"，是指没有病的人。没有病的人，寸口和人迎的脉象可以与四时变化相应，与人体的上下部也相应而往来交流，六经的脉象很流利，不结代，不滞涩，也不躁动，躯干与肢体的寒热可以相互协调，形体、肌肉、气血也都是相称的，这种人就叫作"平人"。

【解读】

本段简要叙述了生理情况下人体的脉象以及寒温、气血等的状况。

脉口人迎："脉口"即寸口，在手腕桡动脉搏动处，是现在诊脉最常用的部位；"人迎"，在喉结两侧的颈动脉搏动处，是古时诊脉的部位之一。

张其成全解黄帝内经·灵枢

本段用了五个判断句来界定何为平人。四时之脉变化不同，有春弦、夏洪、秋毛、冬石的说法。杨上善说："春夏人迎微大寸口，秋冬寸口微大人迎。"

应四时：指正常、没有生病的人的脉要符合四时脉象变化的规律。

上下相应：因为人迎在上、寸口在下，所以说"上下相应"。

结动："结"指结脉，脉迟缓而偶有不规律的停顿；"动"指动脉，脉形如豆，脉率快而厥厥动摇。

少气者，脉口、人迎俱少，而不称尺寸也。如是者，则阴阳俱不足，补阳则阴竭，泻阴则阳脱。如是者，可将以甘药，不可饮以至剂。如此者弗灸，不已者，因而泻之，则五脏气坏矣。

【语译】

气虚的人，寸口、人迎的脉都小，不能充满尺部和寸部。这属于阴阳都不足，补阳，阴就会衰竭，泻阴，阳也会虚脱。在这种情况下可以服用甘味药来调和，不可以服用峻烈的药物。在这种情况下不可以用灸法，病没好就用泻法，会伤了五脏真气。

【解读】

不称尺寸：脉分三部，寸、关、尺。以寸口脉为例，腕后高骨处为关脉，试脉时以中指应之，食指和无名指顺势放于两侧，食指所候为靠近手掌一侧，称寸脉，无名指所候为靠近肘部一侧，称尺脉。"不称尺寸"指气虚之人血气不充，故脉形短小，上不及寸，下不及尺。

本段简要介绍了"少气者"的治疗原则。气虚的人阴阳两虚，此时不可贸然补泻阴阳，因为阴阳互根互用，在阴阳虚弱的时候，贸然补阳容易煎灼真阴，而贸然泻阴或者泻阳则容易导致阴阳两脱，所以在这种情况下就需要用甘味药来调和。甘味最显著的特性是"缓"，可以缓急，和中，使任何一种偏性都不至于太过而伤及另一方。

人迎一盛，病在足少阳，一盛而躁，病在手少阳。人迎二盛，病在足太阳，二盛而躁，病在手太阳。人迎三盛，病在足阳明，三盛而躁，病在手阳明。人迎四盛，且大且数，名曰溢阳，溢阳为外格。

脉口一盛，病在足厥阴，一盛而躁，在手心主。脉口二盛，病在足少阴，二盛而躁，在手少阴。脉口三盛，病在足太阴，三盛而躁，在手太阴。脉口四盛，且大且数者，名曰溢阴，溢阴为内关，内关不通，死不治。人迎与太阴脉口俱盛四倍以上，命曰关格，关格者与之短期。

【语译】

人迎脉大于寸口脉一倍，是病在足少阳经，大一倍而且躁动，是病在手少阳经。人迎脉大于寸口脉二倍，是病在足太阳经，大二倍而且躁动，是病在手太阳经。人迎脉大于寸口脉三倍，是病在足阳明经，大三倍而且躁动，是病在手阳明经。人迎脉大于寸口脉四倍，脉形大而脉率快，名叫"溢阳"，"溢阳"就是"外格"。

寸口脉大于人迎脉一倍，是病在足厥阴经，大一倍而且躁动，是病在手厥阴心包经。寸口脉大于人迎脉二倍，是病在足少阴经，大二倍而且躁动，是病在手少阴经。寸口脉大于人迎脉三倍，是病在足太阴经，大三倍而且躁动，是病在手太阴经。寸口脉大于人迎脉四倍，脉形大而脉率快，名叫"溢阴"，"溢阴"就是"内关"，"内关"不通是不治之症。人迎脉和寸口脉都大于平常四倍以上的，叫作"关格"，有"关格"脉象的人就可以知道其命不久，短期内会死亡。

【解读】

本篇了不起的地方是提出了两部脉诊断法，也就是人迎脉和寸口脉互相对照以诊断脉象的方法，这在现代中医诊断上已经很少使用了。本人在跟随家父诊病的时候，经常看到他一会儿把病人手上的寸口脉，一会儿摸病人颈部的人迎脉，家父说人迎脉和寸口脉是一对阴阳脉，人迎脉在上为阳，寸口脉在下为阴，若人迎脉大于寸口脉，就是三阳经病，反之则为三阴经病，这种理论就来源于《灵枢·终始》。

溢阳为外格："溢阳"指六阳经的经气偏盛泛溢于外；"外格"，"格"就是格据，"外格"指六阴经的经气在内不得运行出外，阴阳之气不相顺接。

溢阴为内关："溢阴"指六阴经的经气泛溢于内；"内关"指六阳经的经气在外不得运行入内，阴阳之气不相顺接。

关格：《灵枢·脉度》认为"阴气太盛，则阳气不能荣也，故曰关。阳气太盛，则阴气弗能荣也，故曰格。阴阳俱盛，不得相荣，故曰关格"，因此《黄帝内经》中的"关格"指阴阳俱盛、不相顺接、不能荣养之症。后世所论"关格"为小便不通与呕吐并见的危急重症，其说法主要来源于张仲景《伤寒论》中的论述"关则不得小便，格则吐逆"，与《黄帝内经》中的含义有所不同。

为什么说人迎脉盛主阳脉病，而寸口脉盛主阴脉病呢？马莳的《黄帝内经灵枢注证发微》说"左手寸关为东南，为春夏，故人迎主外；右手寸尺为西北，为秋冬，故脉口主内"，盖以左寸关为心肝，心在南应夏，肝在东应春；以右寸尺为肺肾，肺在西应秋，肾在北应冬？但是，《黄帝内经》没有这种诊法，所以马莳的说法不合理。张志聪的《黄帝内经灵枢集注》引用王叔和《脉经·两手六脉所主五脏六腑阴阳逆顺第七》中的说法"关前一分，人命之主，左为人迎，右为气口"，以左边寸口脉为人迎，右边寸口脉为气口，"天道右旋，地道左迁，故以左候阳而右候阴"，而《黄帝内经》的脉口即寸口，在手腕桡动脉搏动处，人迎在喉结两侧的颈动脉搏动处，见于《灵枢·寒热病》"颈侧之动脉人迎。人迎，足阳明也，在婴筋之前"，所以张志聪的说法也不合理。

张开之说："脉口，太阴也。人迎，阳明也。盖脏气者，不能自至于手太阴，必因于胃气，乃至于手太阴，是左右皆属太阴，而皆有阳明之胃气，以阳气从左而右，阴气从右而左，故以左候三阳，右候三阴，非左主阳而右主阴也，阴中有阳，阳中有阴，是为平人。若左独主阳，右独主阴，是为关阴格阳之死候矣。"张开之虽然也沿用了"左为人迎候三阳，右为脉口候三阴"的说法，但他对阴阳左右的认识还是值得肯定的，他认为脏气是在阳明胃气的推动下才得以到达太阴脉处，所以阳明、太阴不可分割，左右都属太阴而都有阳明胃气；阳气运行是从左至右，而阴气运行是从右至左，这是阴中有阳，阳中有阴，而不是左侧只主阳，右侧只主阴，不能将阴阳按左右强行分割，否则左侧只主阳、右侧只主阴就是关格之死症，而不是"平人"了。

人迎一盛，泻足少阳而补足厥阴，二泻一补，日一取之，必切而验之，疏取之上，气和乃止。人迎二盛，泻足太阳补足少阴，二泻一补，二日一取之，必切而验之，疏取之上，气和乃止。人迎三盛，泻足阳明而补足太阴，二泻一补，日二取之，必切而验之，疏取之上，气和乃止。

脉口一盛，泻足厥阴而补足少阳，二补一泻，日一取之，必切而验之，疏取之上，气和乃止。脉口二盛，泻足少阴而补足太阳，二补一泻，二日一取之，必切而验之，疏取之上，气和乃止。脉口三盛，泻足太阴而补足阳明，二补一泻，日二取之，必切而验之，疏而取之上，气和乃止，所以日二取之者，太阴主胃，大富于谷气，故可日二取之也。人迎与脉口俱盛三倍以上，命曰阴阳俱溢，如是者不开，则血脉闭塞，气无所行，流淫于中，五脏内伤。如此者，因而灸之，则变易而为他病矣。

【语译】

人迎脉大于寸口脉一倍，要泻足少阳经而补足厥阴经，泻二分补一分，每天治一次，一定要切脉来验明此时阴阳偏盛的情况，取此二经上的穴位，一直候到脉气冲和流利为止；人迎脉大于寸口脉二倍，要泻足太阳经而补足少阴经，泻二分补一分，每两天治一次，一定要切脉来验明此时阴阳偏盛的情况，取此二经上的穴位，一直候到脉气冲和流利为止；人迎脉大于寸口脉三倍，要泻足阳明经而补足太阴经，泻二分补一分，每天治两次，一定要切脉来验明此时阴阳偏盛的情况，取此二经上的穴位，一直候到脉气冲和流利为止。

寸口脉大于人迎脉一倍，要泻足厥阴经而补足少阳经，补二分泻一分，每天治一次，一定要切脉来验明此时阴阳偏盛的情况，取此二经上的穴位，一直候到脉气冲和流利为止；寸口脉大于人迎脉二倍，要泻足少阴经而补足太阳经，补二分泻一分，每两天治一次，一定要切脉来验明此时阴阳偏盛的情况，取此二经上的穴位，一直候到脉气冲和流利为止；寸口脉大于人迎脉三倍，要泻足太阴经而补足阳明经，补二分泻一分，每天治两次，一定要切脉来验明此时阴阳偏盛的情况，取此二经上的穴位，一直候到脉气冲和流利为止，之所以一天治两次，是因为足太阴经主脾胃，水谷之气充盈，可以一天治两次。人迎脉与寸口脉都大于平时三倍以上的时候，叫作阴阳都泛溢，在这种情况下如果不能疏散开，就会血脉闭塞，气机不能运行，邪气闭塞在内，导致五脏受损。在这种情况下，如果施以针灸，就会变生其他疾病。

【解读】

以上两段分别介绍了人迎脉大于寸口脉和寸口脉大于人迎脉时的治法，并提出两脉俱盛时的病症。"二泻一补"，可以理解为泻二分补一分，也可以理解为泻取两个穴，补取一个穴。前文讲了"人迎一盛，病在足少阳"，人迎大于气口一倍，也就是少阳大于厥阴一倍，所以要泻少阳而补厥阴，其余的道理也是一样。

为什么补泻的时候，在阳经都是二补或者二泻，而在阴经都是一补或者一泻呢？杨上善解释说，因为阴气迟缓，所以在补泻的时候要用渐进法慢慢来；阳气疾急，所以在补泻的时候要用顿法取其速效。这里没有给出大于四倍时的治疗方法，因为大于四倍的时候就是关格，是不治之症了。

凡刺之道，气调而止，补阴泻阳，音气益彰，耳目聪明，反此者血气不行。所谓气至而有效者，泻则益虚，虚者脉大如其故而不坚也，坚如其故者，适虽言故，病未去也。补则益实，实者脉大如其故而益坚也。夫如其故而不坚者，适虽言快，病未去也，故补则实，泻则虚，痛虽不随针，病必衰去。必先通十二经脉之所生病，而后可得传于终始矣。故阴阳不相移，虚实不相倾，取之其经。

【语译】

针刺的原则在于气机调和之后就停止，如果补阴泻阳，就可以使病人音声清朗、耳目聪明，如果违反这个原则，气血的运行就会有障碍。所谓的针下有气感而获得疗效，是说实证用了泻法之后会由实转虚，这种虚的脉体像原来一样大但是不坚实，如果像原来一样坚实，那么即使病人自觉向愈，但是实际上病并没有祛除。虚证用了补法之后会由虚转实，这种实的脉体像原来一样大但更坚实，如果像原来一样坚实，那么即使病人自觉向愈，但是实际上病并没有祛除。因此，正确地用补法就会使正气充实，正确地用泻法就会使邪气衰弱，虽然病痛不会随针而去，但是病势一定会有所衰减。治病一定要先通晓十二经脉所生病症，然后才可以理解"终始"的意义。阴阳不能混乱，虚实不能混淆，要从病症所属的经脉上取穴治疗。

【解读】

本段强调了脉象在明辨虚实补泻中的重要性。要验证针刺之后是否病去，一定要把握患者的脉象，而不要单纯以患者自诉的症状来判断病情。对于实证的患者，要用泻法，泻法就是"益虚损实"，所以在针刺之后，患者的脉体虽然像原来一样大，但是不像原来那样坚实，这才是病邪祛除之象，否则即便患者自觉症状消失了，但病邪还是没有祛除。同理，对于虚证的患者，在用了补法之后，患者的脉体大小不应有明显变化，但应指一定要坚实，这才是补法得当之象。

凡刺之属，三刺至谷气。邪僻妄合，阴阳易居，逆顺相反，沉浮异处，四时不得，稽留淫泆，须针而去，故一刺则阳邪出，再刺则阴邪出，三刺则谷气至，谷气至而止。所谓谷气至者，已补而实，已泻而虚，故以知谷气至也。邪气独去者，阴与阳未能调，而病知愈也。故曰补则实，泻则虚，痛虽不随针减，病必衰去矣。

【语译】

凡是针刺治疗，都要用三刺的针法引发谷气的感应。如果邪气与正气错误地混合，阴阳易位而逆乱，气机运行逆顺相反，气机沉浮异常，脉气与四时之气的升降浮沉不相称，病邪长时间留在体内而使邪气泛溢，都需要用针刺来治疗，使之痊愈。因此，一刺在肌表阳邪散出，二刺在肌肉阴邪散出，三刺在分肉引动谷气，直到谷气至有针感为止。所谓谷气至，指用了补法正气见实，或者用了泻法邪气见衰，由此就能知道谷气至了。谷气已至，这时即使只有邪气祛除了，而阴与阳尚未调和，也能知道疾病向愈了。所以说用补法可以使正气充实，用泻法可以使邪气衰弱，虽然病痛不能随针刺立即消除，但是病情一定会减轻乃至痊愈。

【解读】

本段主要介绍了三刺针法和谷气的重要性。三刺：针刺的三种深度。《灵枢·官针》认为，先浅刺破皮，可以泄出阳邪；然后再次针刺，要加深深度，刺入肌肉但还没进入分肉间，可以泄出阴邪；最后第三次针刺，进入分肉之间，就会引动谷气。分肉：古人称外层肌肉为白肉，内层肌肉为赤肉，肌肉间界限赤白分明之处为分肉，可以理解为筋膜，或指靠近骨骼之肉与骨相分者。

什么叫"谷气至"呢？邪气来的时候手下的感觉是紧张且疾速的，而谷气来的时候手下的感觉是柔和且徐缓的，只有邪气泄去之后，谷气才会到来，才可以感受到"已补而实，已泻而虚"，之前是虚证的现在脉象应该变坚实，之前是实证的现在脉象应该变柔软。这时邪气已经泄去，虽然阴阳二气还未调和，但疾病一定会痊愈，因为谷气已经到了。这就说明了谷气的重要性。谷气是水谷之气，也就是胃气。脾胃为后天之本，五行属土，居于中央，调御四方，至关重要。中国人自古就有"重土"的思想，所以中医说"有胃气则生，无胃气则死"。

阴盛而阳虚，先补其阳，后泻其阴而和之。阴虚而阳盛，先补其阴，后泻其阳而和之。

【语译】

阴经邪气盛而阳经正气虚的，要先补阳经的正气，然后泻阴经的邪气来调和它们。阴经正气虚而阳经邪气盛的，要先补阴经的正气，然后泻阳经的邪气来调和它们。

【解读】

本段强调了治病时要先填补虚损，再泻实邪。这里说不管是阴盛阳虚还是阳盛阴虚，在治疗的时候都要先补虚再泻实。为什么呢？因为泻实容易，补虚难，如果本身正气具足就不会生病了，所谓"正气存内，邪不可干"。虚损不但不容易填补，而且在攻伐邪气的时候还容易伤到正气。因此，一定要先填补不足的，补虚损，在身体有了一定正气积累之后，再去泻实邪。

三脉动于足大指之间，必审其实虚。虚而泻之，是谓重虚，重虚病益甚。凡刺此者，以指按之，脉动而实且疾者疾泻之，虚而徐者则补之，反此者病益甚。其动也，阳明在上，厥阴在中，少阴在下。

【语译】

三脉在足大趾间搏动有变时，一定要详细审察它的实虚。如果是虚证而用了泻法，这就叫作"重虚"，"重虚"会加重病情。凡是针刺此类病症时，应该用手指切按动脉，脉的搏动坚实而且快的用泻法，脉的搏动虚弱而且慢的用补法，违反这个原则病就会更重。三脉的搏动是阳明经在上，厥阴经在中，少阴经在下。

【解读】

本段主要介绍了足阳明胃经、足厥阴肝经、足少阴肾经的虚实辨治。

三脉：足阳明胃经、足厥阴肝经、足少阴肾经。足阳明胃经动于大趾次趾之间，有历兑、陷谷、冲阳、解溪等穴在足跗上；足厥阴肝经动于大趾次趾之间，有大敦、行间、太冲、中封等穴在足跗内侧；足少阴肾经动于足心，有涌泉穴在足跗下。后文说"阳明在上，厥阴在中，少阴在下"是依据这三条经脉的循行位置来说的。

重虚："重"是"再"的意思，"重虚"就是虚上加虚。这里再次强调了治病首先要明辨虚实，如果把虚实弄反了，对实证用补法，对虚证用泻法，那病就会更严重。

膺腧中膺，背腧中背，肩膊虚者，取之上。重舌，刺舌柱以铍针也。手屈而不伸者，其病在筋，伸而不屈者，其病在骨。在骨守骨，在筋守筋。

【语译】

胸两旁的穴位要刺在膺，背部的穴位要刺在背，肩膊处经脉有虚证的，要刺靠近肩膊处的穴位。治疗重舌，要用铍针刺舌柱放血。手臂只能弯曲而不能伸展的，他的病在经筋；手臂只能伸展而不能弯曲的，他的病在骨骼。在骨骼就要治骨骼，在经筋就要治经筋。

【解读】

本段主要介绍了不同部位疾病的选穴及治疗方法。

膺腧中膺，背腧中背，肩膊虚者，取之上：胸两旁的部位叫作"膺"，"膺腧"指胸两旁的穴位，此处经脉主要有足少阴经、足阳明经、手太阴经等；"背腧"指脊柱及脊柱两旁的穴位，此处经脉主要有督脉及足太阳经；"膊"是大臂。这句话是说，阴经的疾病要取前胸的穴位来治疗，阳经的疾病要取背部的穴位来治疗，肩膀、胳膊等上部的疾病要取上部的穴位来治疗。

重舌，刺舌柱以铍针也："重舌"指舌下血脉肿胀，或红或紫，状似舌下又生小舌；"舌柱"指经外奇穴，位于舌系带与舌下襞的交叉点，见于《针灸甲乙经》，又说指舌系带；"铍针"是古代九针之一，形如宝剑，两面开刃，常用于疮疡的排脓放血。这句话讲的是"重舌"的治疗方法，即用铍针刺舌柱放血。

手屈而不伸者，其病在筋，伸而不屈者，其病在骨：这句话分析了病因，能屈而不能伸是由于筋脉拘挛，能伸而不能屈是由于骨骼僵硬。

在骨守骨，在筋守筋：肾主骨，病在骨者可以考虑从肾论治；肝主筋，病在筋者可以考虑从肝论治。这句话实际上给我们提供了一个选穴治疗的思路。

补须一方实，深取之，稀按其痏，以极出其邪气。一方虚，浅刺之，以养其脉，疾按其痏，无使邪气得入。邪气来也紧而疾，谷气来也徐而和。脉实者，深刺之，以泄其气；脉虚者，浅刺之，使精气无得出，以养其脉，独出其邪气。刺诸痛者，其脉皆实。

【语译】

　　针刺实证的时候要深刺，出针时不要按针孔，以使邪气尽量多地泄出。针刺虚证的时候要浅刺以养护脉气，出针时要迅速按住针孔，不要使邪气进入。邪气来的针感是拘紧而且快速的，谷气来的针感是缓慢而且温和的。脉象坚实的时候，要深刺来泄出它的邪气；脉象虚弱的时候，要浅刺使精气不会泄出，以养护脉气，只让邪气泄出。针刺疼痛的病症时，脉象多为实象。

【解读】

　　本段讲的是虚实两种情况针刺时的不同操作方法。

　　补须一方实，深取之，稀按其痏，以极出其邪气："补"应作"刺"，或依《太素》杨上善注改为"补泻"；"痏"，针刺的痕迹，即针孔。这句话的意思是说，针刺实证的时候，要深刺，并且出针后先不要按针孔，以使邪气彻底泄出。

　　故曰：从腰以上者，手太阴阳明皆主之；从腰以下者，足太阴阳明皆主之。病在上者下取之，病在下者高取之，病在头者取之足，病在足者取之腘。病生于头者头重，生于手者臂重，生于足者足重。治病者，先刺其病所从生者也。

【语译】

　　腰以上的部位，是手太阴经和手阳明经的主治范围；腰以下的部位，是足太阴经和足阳明经的主治范围。病在上部的从下部取穴，病在下部的从上部取穴，病在头部的从足部取穴，病在腰部的从腘中取穴。病发生在头部的头部症状最重，病发生在手臂的手臂症状最重，病发生在足部的足部症状最重。治病，要先针刺疾病的原生部位。

【解读】

　　本段介绍了不同部位所生的疾病可以从相对的部位取穴治疗。治病必求于本。"从腰以上者，手太阴阳明皆主之；从腰以下者，足太阴阳明皆主之"，为什么呢？《素问·六微旨大论》说"天枢之上，天气主之；天枢之下，地气主之"，天枢穴是大肠经的募穴，位于脐旁二寸。《灵枢·阴阳系日月》说"腰以上为天，腰以下为地"。因为肺主天气，所以腰以上为手太阴肺经和手阳明大肠经所主；因为脾主地土，所以腰以下为足太阴脾经和足阳明胃经所主。

病在足者取之腘："足"，《太素》作"腰"。病在腰部的从腘中取穴。

春气在毛，夏气在皮肤，秋气在分肉，冬气在筋骨，刺此病者，各以其时为齐。故刺肥人者，秋冬之齐；刺瘦人者，以春夏之齐。病痛者阴也，痛而以手按之不得者阴也，深刺之；病在上者阳也，病在下者阴也。痒者阳也，浅刺之。

【语译】

春天的时候邪气浮在毫毛，夏天的时候邪气停留在皮肤，秋天的时候邪气停留在分肉，冬天的时候邪气则深入筋骨，针刺治疗这些疾病时，要根据当时的时令而有所变化。针刺肥胖的人的时候，要参照秋冬的标准；针刺瘦削的人的时候，要参照春夏的标准。感到疼痛的病性属阴，疼痛而用手按不到痛点的病性也属阴，要深刺。病发在上部的属阳，病发在下部的属阴。患者感到瘙痒的病性属阳，要浅刺。

【解读】

本段介绍了针刺因时制宜、因人制宜的法则：第一，因时制宜，在不同季节邪气所在的部位不同，根据天人合一原则，针刺的深度应不同；第二，因人制宜，应根据人不同的体形来调整针刺深度，胖人深刺，瘦人浅刺。总之，针刺之法不可一概而论，要根据实际情况灵活变化。

病先起阴者，先治其阴而后治其阳；病先起阳者，先治其阳而后治其阴。刺热厥者，留针反为寒。刺寒厥者，留针反为热。刺热厥者，二阴一阳；刺寒厥者，二阳一阴。所谓二阴者，二刺阴也；一阳者，一刺阳也。久病者，邪气入深，刺此病者，深内而久留之，间日而复刺之，必先调其左右，去其血脉，刺道毕矣。

【语译】

病起于阴经的，要先治疗阴经再治疗阳经；病起于阳经的，要先治疗阳经再治疗阴经。针刺热厥的疾病，留针反而可以产生寒凉的作用。针刺寒厥的疾病，留针反而可以产生温热的作用。针刺热厥的疾病，要"二阴一阳"；针刺寒厥的疾病，要"二阳一阴"。所谓的"二阴"，就是针刺阴经两次；所谓的"一阳"，就是针刺阳经一次。病程久的人，邪气已经深入，针刺治疗的时候，要深刺并长时间留针，隔日再刺一次，还一定要先审察病邪在人体的左右偏盛情况，祛除血脉中的邪气。熟悉了以上方法，针刺的道理就可以掌握了。

【解读】

本段主要介绍了热厥和寒厥两种病症的针刺治疗方法。

什么叫"调其左右"？张介宾说："察其在经在络，在经者直刺其经，在络者缪刺其络，是谓调其左右。"

凡刺之法，必察其形气。形肉未脱，少气而脉又躁，躁厥者，必为缪刺之，散气可收，聚气可布。深居静处，占神往来，闭户塞牖，魂魄不散，专意一神，精气不分，毋闻人声，以收其精，必一其神，令志在针，浅而留之，微而浮之，以移其神，气至乃休。男内女外，坚拒勿出，谨守勿内，是谓得气。

【语译】

医者选择针刺的方法，一定要先诊察病人形气的强弱。如果形肉尚未瘦削脱形，只是精气衰少而脉象躁动，这是躁厥，躁厥要用缪刺的针法来治疗。用缪刺的针法对于散乱的气可以收摄，对于聚集积滞的气可以疏散。针刺时要深居幽静的处所，细心体察神气的往来，紧闭门窗，魂魄不要散乱，神气要专一，精气不可散乱，不要被外界的声音所干扰，要收摄精气，使神志专一，精神集中在扎针上，浅刺留针，或者轻微地捻针，并将针尖提至皮下，以转移患者的注意力，缓解患者的紧张情绪，感到针下得气后才可以停止。对于男子要注意将阳气引入，对于女子要注意将阴气引出，坚守正气使之不要散出，谨守邪气使之不能入内，这就叫作得气。

【解读】

本段强调了在针刺时医者要集中精神，注意体察气机的出入。

缪刺：一种针法，人体一侧络脉有病而针刺对侧络脉，见于《素问·缪刺论》所言"缪刺以左取右以右取左""有痛而经不病者缪刺之，因视其皮部有血络者尽取之"。

什么叫"男内女外"？杨上善说男为内气，女为外气；张介宾说针刺之后男子忌内，女子忌外；张志聪说男为阳，女为阴，阳在外，故使之内，阴在内，故引之外，谓和调外内阴阳之气也。

凡刺之禁：新内勿刺，新刺勿内；已醉勿刺，已刺勿醉；新怒勿刺，已刺勿怒；新劳勿刺，已刺勿劳；已饱勿刺，已刺勿饱；已饥勿刺，已刺勿饥；已渴勿刺，已刺勿渴；大惊大恐，必定其气，乃刺之；乘车来者，卧而休之，如食顷乃刺之；出行来者，坐而休之，如行十里顷乃刺之。凡此十二禁者，其脉乱气散，逆其营卫，经气不次，因而刺之，则阳病入于阴，阴病出为阳，则邪气复生，粗工勿察，是谓伐身，形体淫泆，乃消脑髓，津液不化，脱其五味，是谓失气也。

【语译】
针刺的禁忌：刚行房不久的不能针刺，刚针刺完不能行房；刚喝醉酒的不能针刺，刚针刺完不能喝酒；刚发完怒的不能针刺，刚针刺完不能发怒；刚劳力过的不能针刺，刚针刺完不能劳力；刚吃饱的不能针刺，刚针刺完不能吃过饱；处于饥饿状态的不能针刺，已经针刺过不要过度饥饿；口渴的时候不能针刺，已经针刺过不能过度口渴；刚受到过度惊吓或恐惧的，一定要使气机平定下来之后才能针刺。刚舟车劳顿的，要躺下休息大约一顿饭的时间才能针刺。刚走路来的，要坐下休息像走了十里路那么长的时间才能针刺。以上针刺的十二禁忌，都是脉气散乱、营卫失调、经气运行次序失常的情形，如果这时针刺，就会引阳病入阴分，使阴病混入阳分，导致邪气更盛。粗心的医生不体察这些，就是摧残病人的身体，使病人身体衰弱，脑髓减少，津液运化失常，五谷不能滋养，这就叫作正气脱失。

【解读】
本段主要讲的是针刺的十二禁忌以及违反禁忌的后果。

新内勿刺："内"音 nà，行房。刚行房不久的不能针刺。

形体淫泆："泆"音 yì，淫放、荡散。形体淫泆指身体衰弱。

太阳之脉，其终也，戴眼，反折，瘈疭，其色白，绝皮乃绝汗，绝汗则终矣。少阳终者，耳聋，百节尽纵，目系绝，目系绝一日半则死矣，其死也，色青白乃死。阳明终者，口目动作，喜惊，妄言，色黄，其上下之经盛而不行，则终矣。少阴终者，面黑齿长而垢，腹胀闭塞，上下不通而终矣。厥阴终者，中热嗌干，喜溺，心烦，甚则舌卷卵上缩而终矣。太阴终者，腹胀闭，不得息，气噫善呕，呕则逆，逆则面赤，不逆则上下不通，上下不通则面黑皮毛燋而终矣。

【语译】

太阳经，经气快要绝尽的时候，患者会眼睛上视而不能转动、角弓反张、抽搐、面色苍白、皮肤败绝无血色，甚至大汗淋漓。大汗淋漓之后，人就会死亡。少阳经，经气快要绝尽的时候，患者会耳聋、全身骨节松弛、目系经气断绝。目系经气断绝一日半之后，人就会死亡，死的时候，是面色青白而死。阳明经，经气快要绝尽的时候，患者会口眼抽动、容易受惊、胡言乱语、面色黄。一旦手足阳明经的经气盛大而不能运行，人就要死亡了。少阴经，经气快要绝尽的时候，患者会面色黧黑，牙齿变长、无光泽且有污垢，腹部胀满、二便不通。一旦二便不通，人会因上下气机不能交通而亡。厥阴经，经气快要绝尽的时候，患者会感到内热咽干、尿频、心烦，甚至舌头蜷缩，阴囊与睾丸上缩，然后就死了。太阴经，经气快要绝尽的时候，患者会腹部胀满、二便不通、呼吸困难、嗳气喜呕。呕就容易气机上逆，气机上逆就会面色发红，而一旦气机不上逆，就会上下不通，上下不通，人就会面色发黑，终至皮毛憔悴而死。

【解读】

本段讲的是六经经气将尽、患者临终时的不同表现。

太阳脉终的表现："戴眼"，眼睛上视而不能转动；"反折"，背反张之意；"瘈疭"，也作"瘛疭"，手脚痉挛，口斜眼歪，见于《素问·玉机真脏论》"病筋脉相引而急，病名曰瘈"，金代成无己《伤寒明理论》"瘈者筋脉急也，疭者筋脉缓也，急者则引而缩，缓者则纵而伸，或缩或伸，动而不止者，名曰瘛疭。俗谓之搐者是也"；"色白"，指肺绝，肺主皮毛，所以会出现"绝皮"和"绝汗"的症状；

"绝皮"，皮肤败绝无血色；"绝汗"，真气将败绝时出的汗。以上这些症状都跟足太阳膀胱经的循行部位相关。

少阳脉终的表现："目系绝"，"目系"指眼球内通于脑的脉络。

阳明脉终的表现："口目动作"，指口眼抽动。

少阴脉终的表现："面黑齿长而垢"。

厥阴脉终的表现："中热嗌干"，"嗌"音 yì，咽喉。肝主筋，所以厥阴脉终则筋脉拘挛，"舌卷卵上缩而终"。

太阴脉终的表现："气噫善呕"，"噫"，嗳气，打饱嗝；"皮毛燋"，"燋"音 jiāo，同"焦"。

张其成全解黄帝内经·灵枢

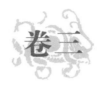

卷三

经脉篇第十

　　本篇主要讲解十二经脉与十五络脉的分布、循行路线，以及每条经脉所发生的疾病及其治疗方法，让我们知道中医对身体的认识。人们常说中医是"头痛医脚，脚痛医头"，这不是笑谈，而是确实有理论依据，因为我们全身上下左右都有经脉络脉在联系着，不能割裂开来，我们的全身是一个统一的整体。

　　雷公问于黄帝曰：《禁服》之言，凡刺之理，经脉为始，营其所行，制其度量，内次五脏，外别六腑，愿尽闻其道。黄帝曰：人始生，先成精，精成而脑髓生，骨为干，脉为营，筋为刚，肉为墙，皮肤坚而毛发长，谷入于胃，脉道以通，血气乃行。雷公曰：愿卒闻经脉之始生。黄帝曰：经脉者，所以能决死生，处百病，调虚实，不可不通。

【语译】

　　雷公对黄帝说：《禁服》篇说过，要想掌握针刺治病的道理，先要了解经脉，掌握它运行的终始，知道它的长短，以及它向内如何与五脏联系，向外如何与六腑贯通，我希望详尽地听听这些道理。黄帝说：人最初诞生，由男女结合生成精，由精发育而生成脑髓，以骨骼为支柱，以脉道如同营房一样藏血，以筋约束骨骼，以肌肉像城墙一样护卫周身。当皮肤坚实之后，毛发开始附着生长。五谷进入胃中，经过运化，使脉道贯通，血气才得以运行不息。雷公说：希望能听听经脉的起始情况。黄帝说：经脉，是用来决断生死、处理百病、辨明虚实的，不可以不通畅。

【解读】

在本篇中，我们要对全身的经脉有一个系统的认识。经络是中国人的天才发明，有人称它为中国第五大发明，也有人将它列为中华民族第一大发现。经络是揭开生命秘密的一把钥匙。有关经络问题也是一个人们至今仍然高度关注、激烈争议的问题。

本篇是《黄帝内经》有关经络学说十分重要的一篇文献。经络将人全身上下、左右、内外有机地联系起来，使人体成为一个有密切联系的、网络状的统一整体。

那么经络到底是什么呢？它又有什么作用呢？从黄帝的回答中我们可以知道，经络实际上就是气血运行的通道，如环无端。经络具有三大作用，那就是决死生、处百病、调虚实。

"不可不通"实际上有两种解释，一种解释为不可以不通晓，是说经络的作用很重要，不能不明白这个道理；另一种解释为经络不可以不通畅，如果"经络"不通畅，人就会得病，严重者病就治不好，就会死。如果通了，病就能治好，人也就有活力了。

肺手太阴之脉，起于中焦，下络大肠，还循胃口，上膈属肺，从肺系横出腋下，下循臑内，行少阴、心主之前，下肘中，循臂内上骨下廉，入寸口，上鱼，循鱼际，出大指之端；其支者，从腕后直出次指内廉，出其端。是动则病肺胀满，膨膨而喘咳，缺盆中痛，甚则交两手而瞀，此为臂厥。是主肺所生病者，咳，上气喘喝，烦心胸满，臑臂内前廉痛厥，掌中热。气盛有余，则肩背痛，风寒汗出中风，小便数而欠。气虚则肩背痛寒，少气不足以息，溺色变。为此诸病，盛则泻之，虚则补之，热则疾之，寒则留之，陷下则灸之，不盛不虚，以经取之。盛者寸口大三倍于人迎，虚者则寸口反小于人迎也。

【语译】

手太阴肺经，从中焦腹部开始，向下与大肠相络，又返回绕过胃口，向上穿过胸膈归属于肺，从肺系横行到腋下，向下沿着上臂内侧，在手少阴经和手厥阴经的前面下行到肘部，沿着手臂内侧上骨（桡骨）的下缘，进入寸口，上行到鱼际，沿着鱼际，到达大拇指尖端；它的支脉，从手腕后方直接沿着食指内侧到达食指尖端。这条经脉发生异常变动导致的疾病有肺部胀满、气不宣畅、咳嗽气喘、缺盆部位疼痛，严重时病人会两手交叉按着胸部，视物模糊，这叫作臂厥。本经主肺所生的疾病，有咳嗽、呼吸急促、气喘、心烦、胸部满闷、臑臂内侧前缘作痛、厥冷、掌心发热。本经气盛有余时，便会出现肩背部痛、怕风、出汗、小便频繁但量少的症状。本经气虚不足时，便会出现肩背部痛、怕冷、呼吸气短、小便颜色异常的症状。治疗这些病症，属于实证的用泻法，属于虚证的用补法，属于热证的用疾刺法，属于寒证的用留针法，有陷下之处的用灸法，不实不虚的，从本经施治。属于本经经气充盛的，寸口脉的脉象比人迎脉大三倍，属于本经经气虚弱的，则寸口脉的脉象反而小于人迎脉。

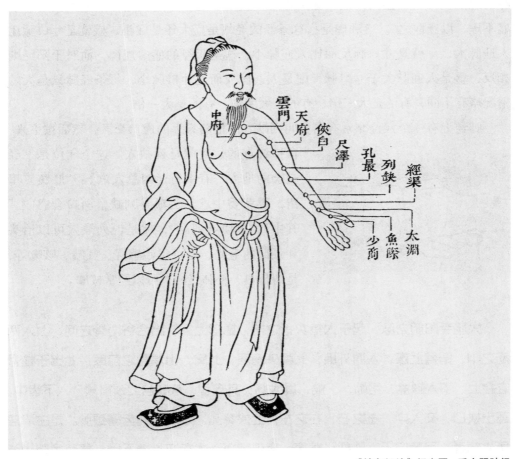

《神灸经纶》经穴图·手太阴肺经

【解读】

肺经又叫手太阴经，是从中焦胃脘开始的，一直到肺。为什么叫肺经呢？因其联系到肺，然后往上再沿着手臂的内侧往手指一直走。为什么它是第一条经脉呢？肺经循行最旺、最强盛的时候是在寅时，也就是早晨三点到五点的时候。一月也叫寅月，一年是从一月开始的，所以人的经脉也是从肺经开始的。

对肺经的描述是这样的：开始于中焦，下络大肠，还循胃口，上行到胸中，联系到肺，再上行咽喉，横行到胸部外的上方，又从腋下沿着上肢内侧前缘下行，到腕部寸口（桡动脉搏动处）经过鱼际，一直到拇指指端，还有一个分支到了食指指端。

这条经脉有什么用？当然是和肺有关系。"是动"是说这条经脉发生异常变动所产生的疾病，比如肺胀、胸满、咳嗽、气喘等。关于肺经所产生的疾病，在译文中有详细的解释，这里主要看一下它的治疗方法，其实这也是针刺治疗十二经脉的总法则——"盛则泻之，虚则补之，热则疾之，寒则留之，陷下则灸之，不盛不虚，以经取之"。盛和虚是指这条经的经气是盛大还是虚小，盛就是寸口脉比人迎脉大，虚就是寸口脉反而比人迎脉小，这是阴经的盛虚规律，而对于阳经则相反，盛是人迎脉大于寸口脉，虚是人迎脉反而比寸口脉小，每条经脉只是大的情况略有不同，有的是大三倍，有的是大两倍，有的是大一倍。

肺经上有一个穴位非常有名，叫列缺穴。把两只手的虎口交叉，然后按下来，

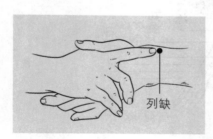

列缺

食指终点的位置就是列缺穴。这个穴位是三经交会的地方。有一首《四总穴歌》："肚腹三里留，腰背委中求，头项寻列缺，面口合谷收。"其中，"头项寻列缺"，就是说列缺穴可以治头和颈部的毛病，还可以治感冒、气喘、咳嗽等，是清肺热、补肺气的，可以经常按摩。

大肠手阳明之脉，起于大指次指之端，循指上廉，出合谷两骨之间，上入两筋之中，循臂上廉，入肘外廉，上臑外前廉，上肩，出髃骨之前廉，上出于柱骨之会上，下入缺盆，络肺，下膈，属大肠；其支者，从缺盆上颈贯颊，入下齿中，还出挟口，交人中，左之右，右之左，上挟鼻孔。是动则病齿痛颈肿。是主津液所生病者，目黄口干，鼽衄，喉痹，肩前臑痛，大指次指痛不用。气有余则当脉

所过者热肿，虚则寒栗不复。为此诸病，盛则泻之，虚则补之，热则疾之，寒则留之，陷下则灸之，不盛不虚以经取之。盛者人迎大三倍于寸口，虚者人迎反小于寸口也。

【语译】

手阳明大肠经，从食指的尖端开始，沿着食指上缘，从拇指、食指两骨的合谷穴之间，上行到达两筋中间，沿着前臂上方，上行到手肘外侧，沿着上臂外侧前部，上行到肩，从肩峰前缘向上行走，从肩胛出来，与诸阳经在大椎穴会合，然后向下行到缺盆，联络肺，再下行过胸膈，会属于大肠；它的支脉，从缺盆顺着颈部上行到脸颊，进入下齿中，回转过来绕到上唇，左右两脉在人中处交会，左脉右行，右脉左行，向上挟行于鼻孔两侧。这条经脉发生异常变动导致的疾病

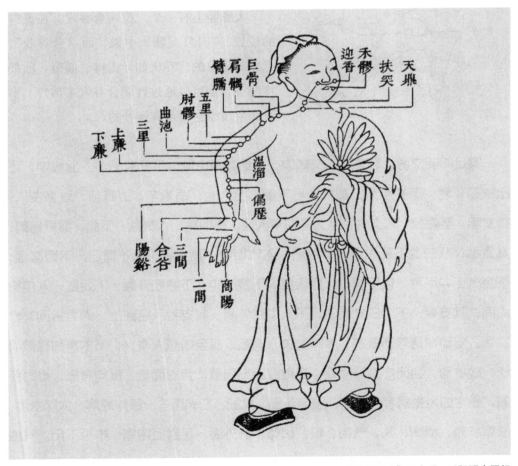

《神灸经纶》经穴图·手阳明大肠经

有牙齿疼痛、颈部肿。本经所主的关于津液的疾病有眼睛发黄、口干、鼻塞或流鼻血、咽喉部肿痛、肩前和上臂痛、食指疼痛不灵活。本经气盛有余时，经脉经过的地方就会发热、肿大。本经气虚不足时，便会恶寒战栗、不能回暖。治疗这些病症，属于实证的用泻法，属于虚证的用补法，属于热证的用疾刺法，属于寒证的用留针法，有陷下之处的用灸法，不实不虚的，从本经施治。属于本经经气亢盛的，人迎脉的脉象比寸口脉大三倍，属于本经经气虚弱的，则人迎脉的脉象反而小于寸口脉。

【解读】

连接肺经的叫大肠经，又叫手阳明经，起于食指的上端，经过手背与上肢，在前侧一直走到肩，经大椎穴（肩关节的前缘向后到第7颈椎突出处），再往前行到了锁骨，进入了胸腔，联络肺，向下经过了膈肌，下行联属大肠。

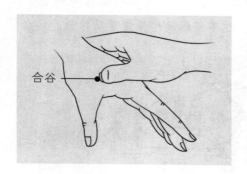

合谷

大肠经上有一个穴位叫合谷穴，在虎口的位置。《四总穴歌》中说"面口合谷收"，意思是面口的病症比如牙齿疼、面瘫、面部痉挛等，都可以通过针刺合谷穴来治疗。平时经常按摩它也是有好处的。

胃足阳明之脉，起于鼻，交頞中，旁纳太阳之脉，下循鼻外，入上齿中，还出挟口环唇，下交承浆，却循颐后下廉，出大迎，循颊车，上耳前，过客主人，循发际，至额颅；其支者，从大迎前下人迎，循喉咙，入缺盆，下膈，属胃络脾；其直者，从缺盆下乳内廉，下挟脐，入气街中；其支者，起于胃口，下循腹里，下至气街中而合，以下髀关，抵伏兔，下膝膑中，下循胫外廉，下足跗，入中指内间；其支者，下廉三寸而别，下入中指外间；其支者，别跗上，入大指间，出其端。是动则病洒洒振寒，善呻数欠，颜黑，病至则恶人与火，闻木声则惕然而惊，心欲动，独闭户塞牖而处，甚则欲上高而歌，弃衣而走，贲响腹胀，是为骭厥。是主血所生病者，狂疟，温淫汗出，鼽衄，口㖞唇胗，颈仲喉痹，大腹水肿，膝膑肿痛，循膺、乳、气街、股、伏兔、骭外廉、足跗上皆痛，中指不用。气盛则身以前皆热，其有余于胃，则消谷善饥，溺色黄。气不足则身以前皆寒栗，胃中寒则胀满。为此诸病，盛则泻之，虚则补之，热则疾之，寒则留之，陷下则灸之，不盛不虚以经取之。盛者人迎大三倍于寸口，虚者人迎反小于寸口也。

【语译】

足阳明胃经，从鼻旁开始，左右两脉上行交会于鼻梁，从旁边进入足太阳经，向下沿着鼻外侧，进入上齿中，回转出来环绕口唇，在下方交会于承浆穴，再沿着腮的后下方，从大迎穴出来，沿着颊车穴，上行到耳前，经过客主人穴，沿着发际，到达额颅部；它的支脉，从大迎穴向前下行到人迎穴，沿着喉咙，进入缺盆，下行通过膈膜，会属于胃，与脾联络；它的直行支脉，从缺盆下行到乳房内侧，再下行挟脐，进入毛际两旁的气街中；它的另一支脉，起始于胃下口，向下沿着腹里，下行到气街中与直行支脉会合，下行经过髀关穴，到伏兔穴，往下进

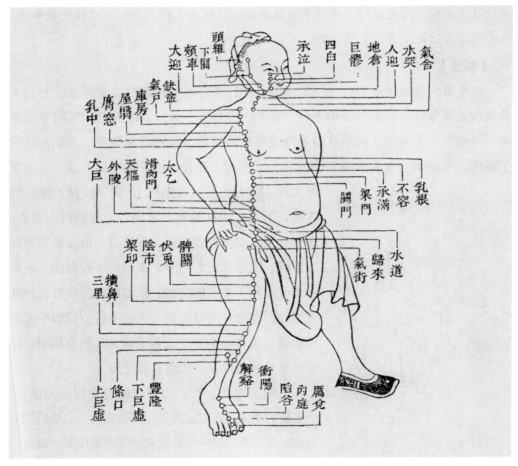

《神灸经纶》经穴图·足阳明胃经

入膝盖骨中，沿着胫骨外侧，下行到脚背，进入中趾内侧；又一支脉，自膝盖下方三寸处别行，向下进入中趾外侧；另一支脉，从脚背上分出，进入大趾中，到达大趾尖端。这条经脉发生异常变动导致的疾病有怕冷发抖、频繁伸腰呵欠、额部发黑。病发时，讨厌见到人和火光，听到木器撞击的声音便担惊受怕、心跳不安，喜欢独自关上门窗待着。病情严重时会登上高处唱歌，脱掉衣服奔跑，肠鸣腹胀，这时的病症叫作骭厥病。本经所主的关于血的病症有发狂、疟疾、温热、汗出、鼻塞或流鼻血、口角歪斜、口唇生疮、颈部喉部肿、腹部水肿、膝膑部肿痛，沿着胸部、乳部、气街、大腿前缘、伏兔部、胫骨外侧、足背都痛，中趾不能动弹。本经气盛有余时，身体前侧会发热，如果胃气有余，便会消化快，容易饥饿，小便黄。本经气虚不足时，身体前侧会发冷战栗，如果胃中寒便会出现胀满的病象。治疗这些病症，属于实证的用泻法，属于虚证的用补法，属于热证的用疾刺法，属于寒证的用留针法，有陷下之处的用灸法，不实不虚的，从本经施治。属于本经经气亢盛的，人迎脉的脉象比寸口脉大三倍，属于本经经气虚弱的，则人迎脉的脉象反而小于寸口脉。

【解读】

连接着大肠经的是胃经——足阳明经。这条经的循行路线非常复杂。它起于鼻翼旁的承浆穴，沿着鼻子向上行，会合于鼻根部，旁行入眼睛内，再向下沿着鼻子外侧，入上齿中，然后在嘴的两边环绕着嘴唇，接着返回往下，沿着发际到了额前。有一个分支从大迎穴的前方，下行到人迎穴，沿着喉咙往下走，一直走到大椎（因为它在后部循行），到了缺盆，深入到体腔，下行，经过膈肌会属到胃，所以就叫胃经。又有一个分支从缺盆出来，到体表，沿着乳房中间往下行，绕过肚脐的两旁，下行到了腹股沟。还有一个分支到了大腿的前侧，沿着膝盖、髌骨，再继续下行，在足三里分出来，再往下行，到脚中趾的外侧端。又有一个分支走到了脚大趾的外侧端。足阳明胃经分支很多，线路非常复杂。

足阳明胃经上有一个著名的穴位叫足三里穴，沿着膝盖下方，在膝盖窝处，四指横放，胫骨的侧方就是。足三里穴是一个长寿穴，要经常按摩、敲击。

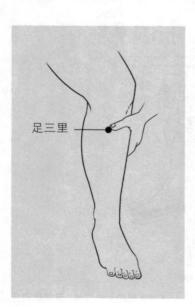

足三里

脾足太阴之脉，起于大指之端，循指内侧白肉际，过核骨后，上内踝前廉，上端内，循胫骨后，交出厥阴之前，上膝股内前廉，入腹，属脾络胃，上膈，挟咽，连舌本，散舌下；其支者，复从胃别上膈，注心中。是动则病舌本强，食则呕，胃脘痛，腹胀善噫，得后与气则快然如衰，身体皆重。是主脾所生病者，舌本痛，体不能动摇，食不下，烦心，心下急痛，溏瘕泄，水闭，黄疸，不能卧，强立股膝内肿厥，足大指不用。为此诸病，盛则泻之，虚则补之，热则疾之，寒则留之，陷下则灸之，不盛不虚以经取之。盛者寸口大三倍于人迎，虚者寸口反小于人迎也。

【语译】

足太阴脾经，从足大趾的尖端开始，沿着大趾内侧白肉处，经过核骨，上行到内踝前方，再往上到小腿内侧，沿着胫骨后方，与足厥阴经交会后行于它的前方，向上沿着膝股内侧的前缘，进入腹中，会属于脾，与胃联络，向上穿过膈膜，挟行咽部，往上与舌根相连，散于舌下；它的支脉从胃分出，穿过膈膜，注入心中。这条经脉发生异常变动导致的疾病有舌根强硬、吃完就呕吐、胃脘部疼痛、腹胀、经常嗳气，大便或得矢气后会觉得症状减轻，但是仍然感到身体沉重。本经所主的关于脾的病症有舌根痛、身体无法转动、吃不下东西、心中烦、心下突然疼痛、大便稀薄、痢疾、小便不通、黄疸、不能躺下、勉强站起就会出现股膝内肿大以至厥冷的病象、足大趾无法动弹。治疗这些病症，属于实证的用泻法，属于虚证的用补法，属于热证的用疾刺法，属于寒证的用留针法，有陷下之处的用灸法，不实不虚的，从本经施治。属于本经经气亢盛的，寸口脉的脉象比人迎脉大三倍，属于本经经气虚弱的，寸口脉的脉象反而小于人迎脉。

【解读】

胃经循行到足大趾内侧，就跟脾经相交了，脾胃相为表里，称作足太阴脾经。脾经起于足大趾内侧端，沿着内侧往上走，过了内踝，沿着小腿内侧的正中线往上行，到了内踝上八寸的地方，就沿着大腿内侧的前缘往上行，进入腹部，联络到脾，又联络到胃，然后继续往上，穿过了膈肌，沿着食道的两旁，连着舌头。它有一个分支注入了心，交于手少阴心经。针刺脾经对治脾胃的毛病较有效。如果想养脾胃，可以经常按摩这条经脉。

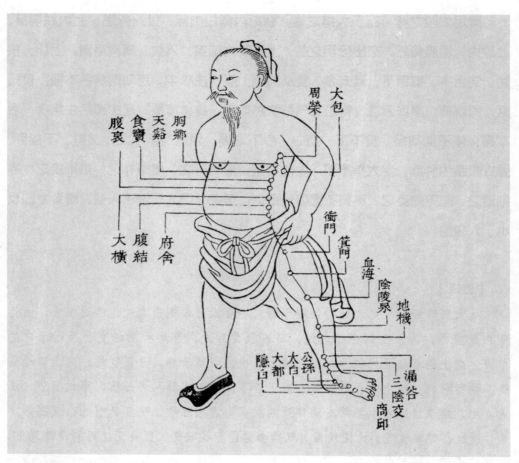

《神灸经纶》经穴图·足太阴脾经

这条经脉上有一个穴位叫三阴交，在内踝的上边，内踝骨肩往上三寸，有一个凹陷的地方就是。三阴交是治妇科病的特效穴位。一般妇科病按摩这个穴位都是有效果的。

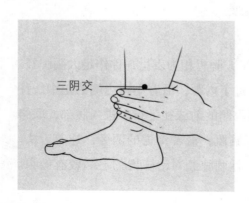

心手少阴之脉，起于心中，出属心系，下膈，络小肠；其支者，从心系上挟咽，系目系；其直者，复从心系却上肺，下出腋下，下循臑内后廉，行太阴、心主之后，下肘内，循臂内后廉，抵掌后锐骨之端，入掌内后廉，循小指之内出其端。是动则

病嗌干心痛，渴而欲饮，是为臂厥。是主心所生病者，目黄胁痛，臑臂内后廉痛厥，掌中热痛。为此诸病，盛则泻之，虚则补之，热则疾之，寒则留之，陷下则灸之，不盛不虚以经取之。盛者寸口大再倍于人迎，虚者寸口反小于人迎也。

【语译】

手少阴心经，从心脏开始，出来以后就会属于心系，向下穿过膈膜与小肠相联络；它的支脉，从心系向上，挟行于咽喉，再向上与目系相连；它的直行支脉又从心系向上到肺，横行出于腋下，沿着上臂内侧后方下行，循行在手太阴经和手厥阴经的后面，下行到肘内，沿着前臂内侧后方，抵达掌后部锐骨处，进入手掌侧的后缘内，再沿着小指内侧到达小指尖。这条经脉发生异常变动导致的疾病有喉干、心痛、口渴想喝水，这叫作臂厥。本经所主的关于心的病症有眼睛发黄、

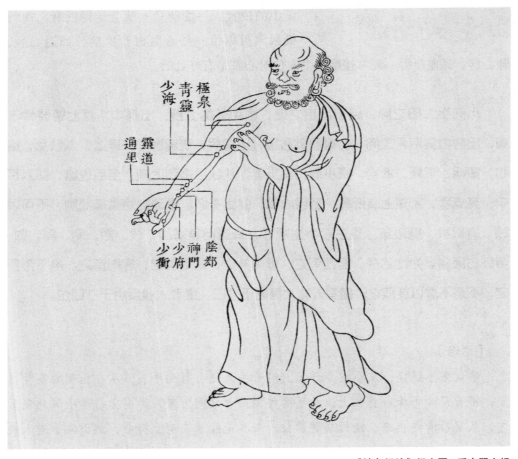

《神灸经纶》经穴图·手少阴心经

胸胁疼痛、手臂内侧后方疼痛厥冷、手掌发热疼痛。治疗这些病症，属于实证的用泻法，属于虚证的用补法，属于热证的用疾刺法，属于寒证的用留针法，有陷下之处的用灸法，不实不虚的，从本经施治。属于本经经气亢盛的，寸口脉的脉象比人迎脉大两倍，属于本经经气虚弱的，寸口脉的脉象反而小于人迎脉。

【解读】

脾经走完之后，交于心经——手少阴经。心经起于心，走出以后，从属心系；向下穿过膈肌，络小肠；其中有个分支从心系上分出来，退回上行，经过肺，又往下浅出腋下，沿着上肢内侧后缘，经过肘继续向下行，沿着内侧到了小指前端，与手太阳小肠经相衔接。

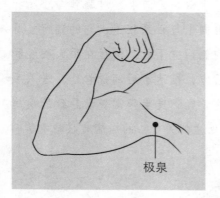

极泉

心经上有一个穴位叫极泉穴，在腋窝下边正中的位置，一拨动马上就会觉得很麻。针刺极泉穴可以治一些心脑血管疾病，如冠心病、肺心病、高血压等。经常按摩这个穴位对心脏是有好处的。

小肠手太阳之脉，起于小指之端，循手外侧上腕，出踝中，直上循臂骨下廉，出肘内侧两骨之间，上循臑外后廉，出肩解，绕肩胛，交肩上，入缺盆，络心，循咽，下膈，抵胃，属小肠；其支者，从缺盆循颈上颊，至目锐眦，却入耳中；其支者，别颊上顺抵鼻，至目内眦，斜络于颧。是动则病嗌痛颔肿，不可以顾，肩似拔，臑似折。是主液所生病者，耳聋目黄颊肿，颈、颔、肩、臑、肘、臂外后廉痛。为此诸病，盛则泻之，虚则补之，热则疾之，寒则留之，陷下则灸之，不盛不虚以经取之。盛者人迎大再倍于寸口，虚者人迎反小于寸口也。

【语译】

手太阳小肠经，从小指尖开始，沿着手外侧上行到手腕，从小指侧的高骨出来，沿着尺骨下缘一直往上，从手肘内侧两骨之间出来，再向上沿着手臂外侧后方，从肩后骨缝出来，绕行肩胛部位，与其他经脉在肩上交会，继而向下进入缺盆，联络心脏，沿着咽部下行穿过膈膜，抵达胃部，会属于小肠；它的支脉，从缺盆沿着颈部上行到脸颊，然后到外眼角，再折回耳内；另一支脉，从脸颊上行到眼眶下部，抵达鼻部，再到内眼角，然后斜行，在颧骨处与足太阴膀胱经相衔接。这条经脉发生异常变动导致的疾病有咽痛、颌部肿、无法回头，以及肩痛得像被拉扯，臂痛得像折断了一样。本经所主的有关液的病症有耳聋、眼睛发黄、颊部肿，沿颈、肩、肘、臂等部位外后方都痛。治疗这些病症，属于实证的用泻法，属于虚证的用补法，属于热证的用疾刺法，属于寒证的用留针法，有陷下之处的用灸法，不实不虚的，从本经施治。属于本经经气亢盛的，人迎脉的脉象比寸口脉大两倍，属于本经经气虚弱的，人迎脉的脉象反而小于寸口脉。

【解读】

　　心经循行以后又连着手太阳小肠经。小肠经起于小指外侧，沿着手背（因为它是阳经），一直向上走，过了肘部到了肩关节的后面，绕过了肩胛骨交于肩上，

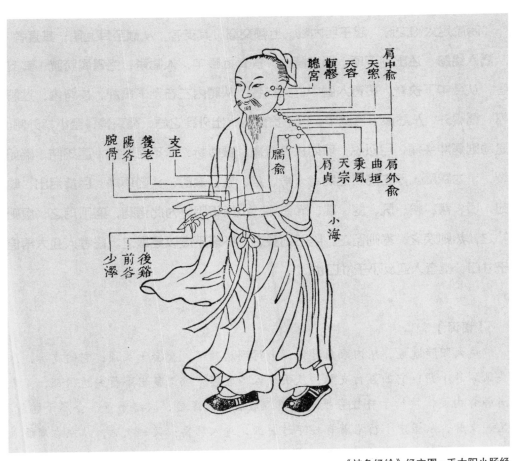

《神灸经纶》经穴图·手太阳小肠经

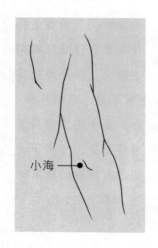

小海

前行经过缺盆，然后经过体腔联系到了心，又沿着食道穿过了膈肌到达了胃，再往下行就联系到了小肠，所以叫小肠经。它有很多分支，有一个分支从缺盆出来后就沿着颈部上行到了面颊（凡是阳经都到达头部，所以头部是六条阳经的总会之处），又退行进入耳中。另一个分支从面颊别行而出，上行，自眼眶下方到鼻，再到内眼角，再向外斜行，与足太阳膀胱经相接于睛明穴。

小肠经上有一个穴位叫小海穴，位于肘关节上一个像鹰嘴的地方，一拨就像麻筋一样，麻感往下走，有的还往上走。按摩小海穴可以治一些关节炎，像肩关节不舒服或颈椎病引起的手指发麻，都可以按摩它。

膀胱足太阳之脉，起于目内眦，上额交巅；其支者，从巅至耳上角；其直者，从巅入络脑，还出别下项，循肩髆内，挟脊抵腰中，入循膂，络肾属膀胱；其支者，从腰中下挟脊，贯臀入腘中；其支者，从髆内左右别下贯胛，挟脊内，过髀枢，循髀外，从后廉下合腘中，以下贯踹内，出外踝之后，循京骨，至小指外侧。是动则病冲头痛，目似脱，项如拔，脊痛，腰似折，髀不可以曲，腘如结，踹如裂，是为踝厥。是主筋所生病者，痔、疟、狂、癫疾，头囟项痛，目黄泪出，鼽衄，项、背、腰、尻、腘、踹、脚皆痛，小指不用。为此诸病，盛则泻之，虚则补之，热则疾之，寒则留之，陷下则灸之，不盛不虚以经取之。盛者人迎大再倍于寸口，虚者人迎反小于寸口也。

【语译】

足太阳膀胱经，从内眼角开始，上行到达额部，交会于头顶；它的支脉，从头顶到耳上角；它的直行支脉，从头顶入内联络于脑，复出下行到达项部，沿着肩胛骨内侧，挟行于脊柱旁抵达腰中，沿着肌肉深层，联络于肾，会属于膀胱；又一支脉，从腰中下行沿着脊柱穿过臀部，进入腘窝；又一支脉，从左右肩胛骨内分出，分别下行穿过肩胛部，挟行于脊内，经过髀枢部位，沿着髀骨外侧后方下行与其他支脉在腘窝中会合，然后下行穿过小腿肚，行于外踝后方，沿着京骨，到达足小趾端外侧。这条经脉发生异常变动导致的疾病有气上冲而头痛，眼珠像要脱出，项部像被拉拽，脊柱疼痛，腰像被折断，大腿无法弯曲，腘部像被扎紧，小腿肚像要裂开，这叫作踝厥。本经所主的有关筋的病症有痔疮、疟疾、狂病、癫病、囟门及项部疼痛、眼睛发黄流泪、鼻塞或流鼻血，沿着项、背、腰、尻、腘、小腿肚、脚等循行部位都疼痛，足小趾无法活动。治疗这些病症，属于实证的用泻法，属于虚证的用补法，属于热证的用疾刺法，属于寒证的用留针法，有陷下之处的用灸法，不实不虚的，从本经施治。属于本经经气亢盛的，人迎脉的脉象比寸口脉大两倍，属于本经经气虚弱的，人迎脉的脉象反而小于寸口脉。

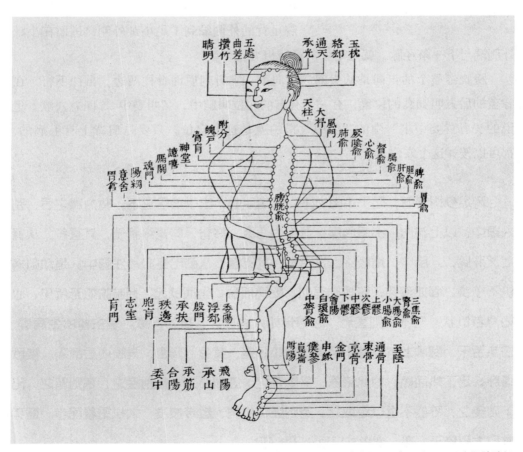

《神灸经纶》经穴图·足太阳膀胱经

【解读】

足太阳膀胱经起于睛明穴（也就是眼睛中的穴位），向上到达额头，左右交会于头顶部，也就是百会穴。有一个分支从头顶分出来之后就到达了耳朵上角，循

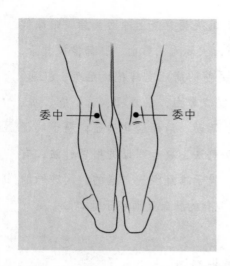

委中　　　委中

行的路线是从头顶向后行到枕骨的位置，进入颅腔，又回来分别下行到颈部，下行交会于大椎穴，分别沿着肩胛骨内侧，脊柱两旁一寸五分的地方，到达腰部，深入体腔，联络肾，联属膀胱，就是把肾和膀胱联系起来，所以这条经叫膀胱经。有一个分支，从腰部分出来之后，穿过了臀部，从大腿后侧外缘一直下行到委中穴。还有一个分支，从肩胛内侧下行，经过髋关节，穿过腓肠肌，出走于足外踝后，沿着足背的外侧缘到了足小趾外侧，进而在小趾外侧端与下一条经脉，就是足少阴肾经相交。

膀胱经整个的走向是从头部一直向下。下行到后面脊柱两边，再往下行，在膝盖的后方叫腘窝的位置，有一个有名的穴位叫腘中，又叫委中。《四总穴歌》里说的"肩背委中求"中的"委中"指的就是这个穴位。只要是肩背上有毛病的，都可以按揉这个穴位。

肾足少阴之脉，起于小指之下，邪走足心，出于然谷之下，循内踝之后，别入跟中，以上踹内，出腘内廉，上股内后廉，贯脊，属肾络膀胱；其直者，从肾上贯肝膈，入肺中，循喉咙，挟舌本；其支者，从肺出络心，注胸中。是动则病饥不欲食，面如漆柴，咳唾则有血，喝喝而喘，坐而欲起，目䀮䀮如无所见，心如悬若饥状，气不足则善恐，心惕惕如人将捕之，是为骨厥。是主肾所生病者，口热舌干，咽肿上气，嗌干及痛，烦心心痛，黄疸，肠澼，脊股内后廉痛，痿厥嗜卧，足下热而痛。为此诸病，盛则泻之，虚则补之，热则疾之，寒则留之，陷下则灸之，不盛不虚以经取之。灸则强食生肉，缓带披发，大杖重履而步。盛者寸口大再倍于人迎，虚者寸口反小于人迎也。

【语译】

足少阴肾经，从足小趾下方开始，斜行通过足心，从然谷下方出来，经过内踝后方，转入足跟之中，上行进入小腿肚，从腘窝内侧出来，沿着股骨内后方上

张其成全解黄帝内经·灵枢

行，穿过脊柱，会属于肾，联络于膀胱；它的直行支脉，从肾上行，穿过肝和膈膜，进入肺中，沿着喉咙，挟行于舌根；它的支脉，从肺部出发，与心联络，并注于胸中。这条经脉发生异常变动导致的疾病有觉得饥饿但不想吃东西，面色晦暗如黑色的柴，咳吐带血，喘息有声，刚坐下又想站起来，视物不清像看不见东西一样，心悬在半空不得安宁像处于饥饿状态一样，气虚不足则容易产生恐惧，心中不安像有人要来抓捕他一样，这叫作骨厥。本经所主的有关肾的病症有口中热、舌头干、咽部肿、气上逆、喉咙干燥疼痛、心烦、心痛、黄疸、痢疾、脊背及大腿内后方痛、足无力厥冷、嗜睡、足心发热且疼痛。治疗这些病症，属于实证的用泻法，属于虚证的用补法，属于热证的用疾刺法，属于寒证的用留针法，有陷下之处的用灸法，不实不虚的，从本经施治。属于本经经气亢盛的，寸口脉的脉象比人迎脉大两倍，属于本经经气虚弱的，寸口脉的脉象反而小于人迎脉。

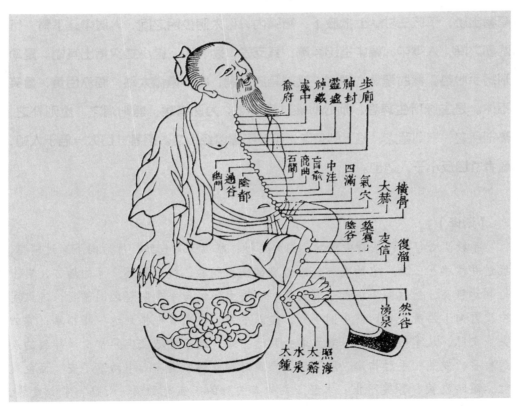

《神灸经纶》经穴图·足少阴肾经

【解读】

足少阴肾经是沿着内侧往上走的，起于脚小趾，沿着内踝的后方上行到腓肠

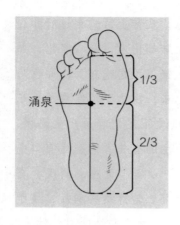

涌泉

1/3

2/3

肌内侧缘，继续上行到大腿内侧后缘，贯穿脊柱进入腹腔，联属于肾，联络于膀胱，接着从肾上行，进入胸腔，进入肺中。有一个分支，上行联络于心，注入胸中，和心包经相接。

这条经上有一个非常有名的穴位叫作涌泉穴，也称为长寿穴，可经常按摩。它在脚板心的前三分之一正中的位置。涌泉穴可与劳宫穴——手掌心的穴位——互相按摩：左手劳宫穴按右脚的涌泉穴，右手劳宫穴按左脚的涌泉穴。这样按摩能起到心肾相交的作用，也可以治失眠。

心主手厥阴心包络之脉，起于胸中，出属心包络，下膈，历络三焦；其支者，循胸出胁，下腋三寸，上抵腋下，循臑内，行太阴少阴之间，入肘中，下臂，行两筋之间，入掌中，循中指出其端；其支者，别掌中，循小指次指出其端。是动则病手心热，臂肘挛急，腋肿，甚则胸胁支满，心中憺憺大动，面赤目黄，喜笑不休。是主脉所生病者，烦心心痛，掌中热。为此诸病，盛则泻之，虚则补之，热则疾之，寒则留之，陷下则灸之，不盛不虚以经取之。盛者寸口大一倍于人迎，虚者寸口反小于人迎也。

【语译】

手厥阴心包经，从胸中出发，向外走行，联属于心包络，然后向下穿过膈膜，经过并联络于三焦；它的支脉，沿着胸部横出胸胁，行到腋下三寸的地方，再上行到达腋窝，然后向下沿着手臂内侧，在手太阴经与手少阴经之间循行，进入肘中，再向下沿着手臂两筋中间下行，进入手掌，再顺着中指到达中指指端；它的另一支脉，从掌中分出，沿着无名指到达指端。这条经脉发生异常变动导致的疾病有手心发热、手肘拘挛、腋下肿，严重时则胸胁胀满、心中动荡不安、面色发红、眼睛发黄、喜笑不止。本经所主的有关脉的病症有心烦、心痛、掌心发热。治疗这些病症，属于实证的用泻法，属于虚证的用补法，属于热证的用疾刺法，属于寒证的用留针法，有陷下之处的用灸法，不实不虚的，从本经施治。属于本经经气亢盛的，寸口脉的脉象比人迎脉大一倍，属于本经经气虚弱的，寸口脉的脉象反而小于人迎脉。

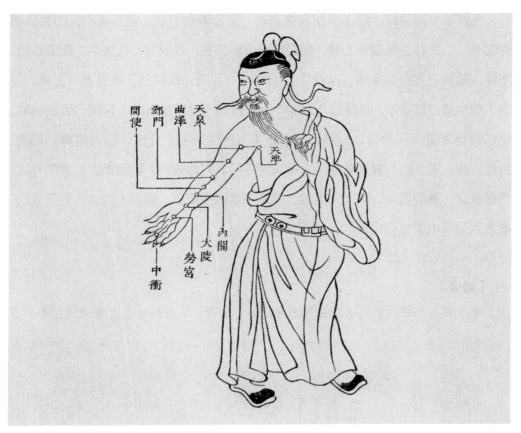

天泉 曲澤 郄門 間使 天沖 内關 大陵 勞宮 中衝

《神灸经纶》经穴图·手厥阴心包经

【解读】

手厥阴心包经，从胸中开始，联属于心包络，然后下行穿过膈肌，经过胸部到腹部，联络于三焦。有一条支脉，沿胸腔一直上行到达腋窝下，再沿上臂内侧进入肘关节，然后沿前臂内侧继续下行，进入手掌，到达第四指末端，与下一条经脉——三焦经相接。

这条经上有一个劳宫穴。伸手握拳，中指所扣掌心的地方就是劳宫穴。再继续往上行，有一个内关穴，在横纹上面两寸，有一个凹陷的地方就是。经常按摩此穴有利于气血的流畅、体力的恢复。内关穴是一个治疗冠心病、心脏病、高血压很有效的穴位。它还是一个急救穴位。

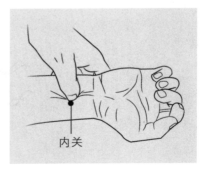

内关

三焦手少阳之脉，起于小指次指之端，上出两指之间，循手表腕，出臂外两骨之间，上贯肘，循臑外上肩，而交出足少阳之后，入缺盆，布膻中，散落心包，下膈，循属三焦；其支者，从膻中上出缺盆，上项，系耳后，直上出耳上角，以屈下颊至䪼；其支者，从耳后入耳中，出走耳前，过客主人前，交颊，至目锐眦。是动则病耳聋浑浑焞焞，嗌肿喉痹。是主气所生病者，汗出，目锐眦痛，颊痛，耳后、肩、臑、肘、臂外皆痛，小指次指不用。为此诸病，盛则泻之，虚则补之，热则疾之，寒则留之，陷下则灸之，不盛不虚以经取之。盛者人迎大一倍于寸口，虚者人迎反小于寸口也。

【语译】

手少阳三焦经，从无名指指尖出发，向上走行，从小指与无名指中间出来，沿

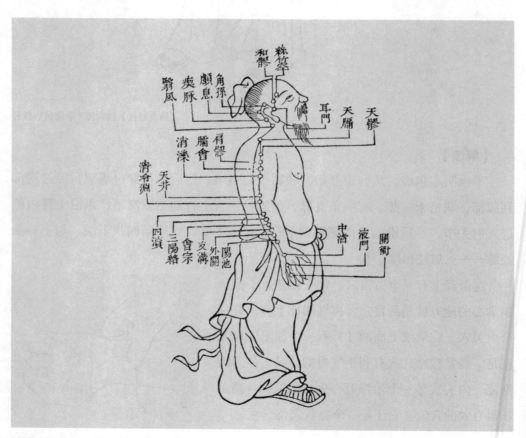

《神灸经纶》经穴图·手少阳三焦经

着手背到达腕部，并从手臂外侧两骨之间穿行出来，向上穿过肘部，沿着手臂外侧上行到达肩部，与足少阳经相交并从它的后面出来，然后进入缺盆，分布在膻中，与心包联络，再下行穿过膈膜，会属于三焦；它的支脉，从膻中上行出缺盆，沿着脖子上行，顺着耳后直线向上，从耳上角出来之后，又转弯下行，经过面颊部到达眼眶下方；它的另一支脉，从耳后进入耳中，再出来循行到耳前，经过客主人穴前方，与上一支脉在脸颊部交会，再上行到外眼角。这条经脉发生异常变动导致的疾病有耳聋、耳朵轰轰作响、咽部肿、喉咙闭塞。本经所主的有关气的病症有出汗、眼外角痛、颊部痛，耳后、肩、上臂、肘、手臂外侧都痛，无名指无法活动。治疗这些病症，属于实证的用泻法，属于虚证的用补法，属于热证的用疾刺法，属于寒证的用留针法，有陷下之处的用灸法，不实不虚的，从本经施治。属于本经经气亢盛的，人迎脉的脉象比寸口脉大一倍，属于本经经气虚弱的，人迎脉的脉象反而小于寸口脉。

【解读】

手少阳三焦经，从第四手指末端开始，沿手臂到达腕关节，继续上行沿前臂外侧、上臂外侧上行到肩关节，进入锁骨上窝，散布于腹腔中部，从胸到腹联系三焦。它的支线上行到面颊部，到达外眼角，与下一条经脉胆经相交。

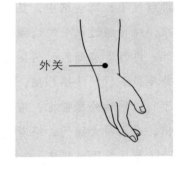

外关

三焦经上面有一个穴位叫外关穴，与内关穴相对应，在内关穴正对的手背位置。外关穴和内关穴互相对着按压，既可以治疗心脑血管病，也可以治疗头痛、头晕、失眠、焦虑等。

胆足少阳之脉，起于目锐眦，上抵头角，下耳后，循颈，行少阳之前，至肩上，却交出手少阳之后，入缺盆；其支者，从耳后入耳中，出走耳前，至目锐眦后；其支者，别锐眦，下大迎，合于手少阳，抵于顀，下加颊车，下颈，合缺盆，以下胸中，贯膈，络肝属胆，循胁里，出气街，绕毛际，横入髀厌中；其直者，从缺盆下腋，循胸过季胁，下合髀厌中，以下循髀阳，出膝外廉，下外辅骨之前，直下抵绝骨之端，下出外踝之前，循足跗上，入小指次指之间；其支者，别跗上，入大指之间，循大指歧骨内出其端，还贯爪甲，出三毛。是动则病口苦，善太息，心胁痛不能转侧，甚则面微有尘，体无膏泽，足外反热，是为阳厥。是主骨所生病者，头痛颔痛，目锐眦痛，缺盆中肿痛，腋下肿，马刀侠瘿，汗出振寒，疟，胸、胁、肋、髀、膝外至胫、绝骨、外踝前及诸节皆痛，小指次指不用。为此诸病，盛则泻之，虚则补之，热则疾之，寒则留之，陷下则灸之，不盛不虚以经取之。盛者人迎大一倍于寸口，虚者人迎反小于寸口也。

【语译】

　　足少阳胆经，起始于外眼角，上行到达额角，再转弯向下到达耳后方，然后沿着颈部在手少阳经前方下行，到达肩上，又与手少阳经相交并从它的后面出来，然后进入缺盆；它的支脉，从耳后进入耳中，然后从耳前出来，循行到达外眼角的后方；另一支脉，从外眼角分出，下行到达大迎穴，再向上循行，与手少阳经相合，并循行到眼眶下方，再下行到颊车，继续下行到颈部，在缺盆与前脉相合，再继续下行到达胸中，贯穿膈膜，联络于肝，联属于胆，再沿着胁内，从气街出来，绕行经过阴毛的边缘，再横行进入髀枢部；它的直行支脉，从缺盆下行到腋部，再沿着胸部经过两侧肋软骨，下行与前脉在髀枢部相合，然后向下沿着大腿外侧，下行到达膝外侧，再下行到达腓骨的前方，继续往下抵达绝骨穴处，再向下行，到达外踝前方，沿着脚背，到达小趾与第四趾之间；又一支脉，从脚背分出，进入足大趾间，沿着大趾内侧到达大趾端，又回穿进入爪甲，到达大趾毫毛处（与足厥阴经相接）。这条经脉发生异常变动导致的疾病有口苦、经常叹气、心胁部疼痛、无法转身，严重者面部像有灰尘，肌肤没有光泽，足外侧反而发热，这叫作阳厥。本经所主的有关骨的病症有头痛、下颌痛、外眼角痛、缺盆部肿痛、腋下肿、腋下或颈部生有瘰疬、出汗、寒战、疟疾，胸、胁、肋、髀、膝外侧至胫骨、绝骨、外踝前以及各关节都痛，第四趾无法活动。治疗这些病症，属于实证的用泻法，属于虚证的用补法，属于热证的用疾刺法，属于寒证的用留针法，有陷下之处的用灸法，不实不虚的，从本经施治。属于本经经气亢盛的，人迎脉的脉象比寸口脉大一倍，属于本经经气虚弱的，人迎脉的脉象反而小于寸口脉。

【解读】

　　足少阳胆经是循行路线最长的一条经脉。它在头部的循行路线比较复杂，经过头部之后，它开始往下循行，基本是沿着外侧循行的，其中有一支脉，从锁骨上窝下行到腋窝部，沿胸部侧面向下行，再沿着大腿、小腿的外侧循行，一直到脚

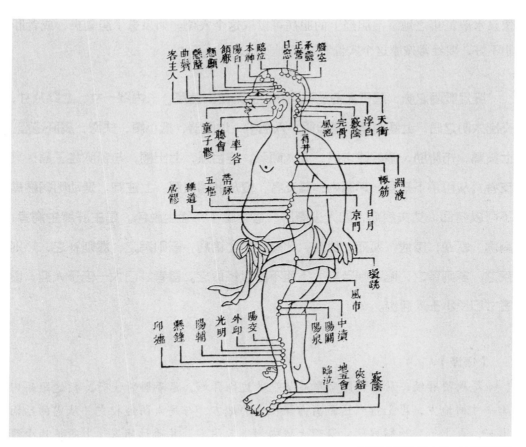

《神灸经纶》经穴图·足少阳胆经

背，最后到脚第四趾末端。又有一支脉，最
后到达脚大趾端，在这里和下一条经脉——
肝经交接。

胆经的按摩方式是敲打，不是敲打哪
一个穴位，而是敲打整条胆经，包括两边，
这样有助于提气血。这条经的按摩最为重
要。胆经的环跳穴在臀部凹进去的位置。
这个穴位比较敏感，一按之后，敏感的人
会感到麻，气会上下窜，窜的路线就是胆
经的路线。

胆经还有一个穴位在膝关节以下，叫
阳陵泉穴。从名字可以看出，此穴是阳气

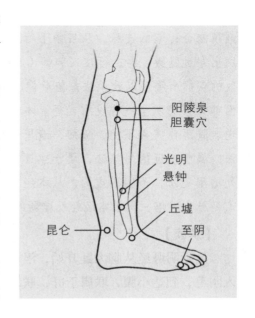

像泉水般汇集之地。治胆经上的胆病可以取这个穴位。如果患了胆囊炎，或者肝胆不好，要经常按摩这个穴位。

肝足厥阴之脉，起于大指丛毛之际，上循足跗上廉，去内踝一寸，上踝八寸，交出太阴之后，上腘内廉，循股阴，入毛中，过阴器，抵小腹，挟胃，属肝络胆，上贯膈，布胁肋，循喉咙之后，上入颃颡，连目系，上出额，与督脉会于巅；其支者，从目系下颊里，环唇内；其支者，复从肝别贯膈，上注肺。是动则病腰痛不可以俯仰，丈夫㿉疝，妇人少腹肿，甚则嗌干，面尘脱色。是主肝所生病者，胸满，呕逆，飧泄，狐疝，遗溺，闭癃。为此诸病，盛则泻之，虚则补之，热则疾之，寒则留之，陷下则灸之，不盛不虚以经取之。盛者寸口大一倍于人迎，虚者寸口反小于人迎也。

【语译】

足厥阴肝经，从脚大趾趾甲后丛毛的边缘开始，沿着脚背上行，到达距离内踝一寸的地方，再上行到达距离内踝八寸的地方，与足太阴经相交并从它的后面出来，再上行到达腘内侧，沿着大腿内侧进入阴毛，并通过阴器，上行抵达少腹部，挟行于胃，联属于肝，联络于胆，再上行穿过膈膜，布散于胁肋，然后沿着喉咙后方，上行进入喉咙上孔，与目系相连，继续上行，从额部出来，与督脉在巅顶交会；它的支脉，从目系下行进入面颊，环绕在口唇内侧；另一支脉，从肝别出穿过膈膜，再上行注入肺部（与手太阴肺经相接）。这条经脉发生异常变动导致的疾病有腰痛以致无法前俯后仰、男子阴囊肿大、女子少腹肿，严重者喉咙干，面部如蒙着灰尘一样没有光泽。本经所主的有关肝的病症有胸部满闷、呕吐、气逆、腹泻伴完谷不化、狐疝、遗尿、小便不通。治疗这些病症，属于实证的用泻法，属于虚证的用补法，属于热证的用疾刺法，属于寒证的用留针法，有陷下之处的用灸法，不实不虚的，从本经施治。属于本经经气亢盛的，寸口脉的脉象比人迎脉大一倍，属于本经经气虚弱的，寸口脉的脉象反而小于人迎脉。

【解读】

足厥阴肝经从脚大趾开始，沿着脚背上行到内踝，接着沿小腿、大腿内侧进入阴毛，到达小腹，联属于肝，联络于胆，继续上行，一直到头顶。有一分支上行到肺，和肺经相交接。

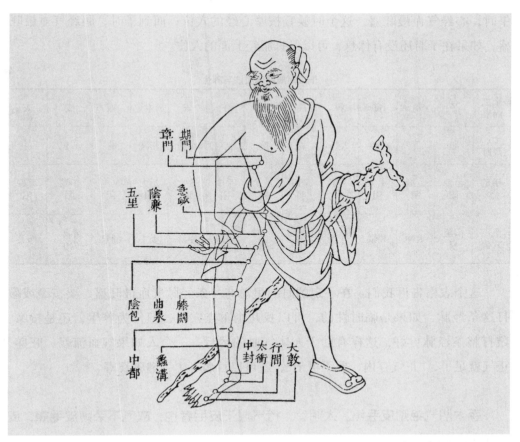

章门　期门　急脉　阴廉　五里　阴包　曲泉　膝关　阴包　中都　蠡沟　中封　太冲　行间　大敦

《神灸经纶》经穴图·足厥阴肝经

肝经上有个穴位，在脚背的第一、第二趾骨之间，叫太冲穴，又名"消气穴"，生气时按摩此穴位，有助于消气。经常按摩这个穴位还能起到平肝清热的作用，如感冒、发热，可按摩这个穴位。

到了肝经这里，接下来就又到肺经了，十二经脉就是这样如环无端循行不止的。

我们后来把十二经脉的循行与时间联系到了一起，十二经脉是按照每一天的十二时辰来循行的。循行的时间不同，经脉气血的旺盛程度也不同。也就是说，在某一个时辰里，有一条经脉的气血是最旺盛的。有个口诀："肺寅大卯胃辰宫，脾巳心午小未中，申膀酉肾心包戌，亥焦子胆丑肝通。"口诀的意思是，一开始循行的肺经，气血最旺的时候是寅时，也就是三点到五点的时候；接下来五点到七点是卯时，大肠经气血最旺盛；在

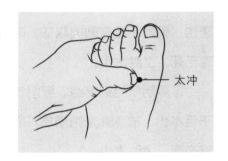

太冲

午时，心经气血最旺盛，这个时候宜按摩心经的穴位；而到子时，胆经气血最旺盛，如果在子时还没有休息，可以敲打胆经上面的穴位。

十二时辰经脉流注与养生

十二时辰	子	丑	寅	卯	辰	巳	午	未	申	酉	戌	亥
十二经脉	胆	肝	肺	大肠	胃	脾	心	小肠	膀胱	肾	心包	三焦
手足六经	足少阳	足厥阴	手太阴	手阳明	足阳明	足太阴	手少阴	手太阳	足太阳	足少阴	手厥阴	手少阳
重点穴位	阳陵泉	太冲	列缺	合谷	足三里	三阴交	极泉	小海	委中	涌泉	劳宫、内关	外关

这个表格告诉我们，在一定的时间里总有一条经脉气血最旺盛，要按摩或敲打这条经脉，如果是临时性的，可以找几个重点穴位，但作为养生，还是按摩、敲打整条经脉更好，这样有助于人体气血的运行。一个人如果气血流畅、旺盛，正气就足了，"正气存内，邪不可干"，就可以百病不生，健康长寿。

手太阴气绝则皮毛焦。太阴者，行气温于皮毛者也，故气不荣则皮毛焦，皮毛焦则津液去皮节，津液去皮节者，则爪枯毛折，毛折者则毛先死。丙笃丁死，火胜金也。

手少阴气绝则脉不通。脉不通则血不流，血不流则髦色不泽，故其面黑如漆柴者，血先死。壬笃癸死，水胜火也。

足太阴气绝者则脉不荣肌肉。唇舌者，肌肉之本也，脉不荣则肌肉软，肌肉软则舌萎人中满，人中满则唇反，唇反者肉先死。甲笃乙死，木胜土也。

足少阴气绝则骨枯。少阴者冬脉也，伏行而濡骨髓者也，故骨不濡则肉不能著也，骨肉不相亲则肉软却，肉软却故齿长而垢，发无泽，发无泽者骨先死。戊笃己死，土胜水也。

足厥阴气绝则筋绝。厥阴者肝脉也，肝者筋之合也，筋者聚于阴器，而脉络于舌本也，故脉弗荣则筋急，筋急则引舌与卵，故唇青舌卷卵缩，则筋先死。庚笃辛死，金胜木也。

五阴气俱绝则目系转，转则目运，目运者为志先死，志先死则远一日半死矣。六阳气俱绝则阴与阳相离，离则腠理发泄，绝汗乃出，故旦占夕死，夕占旦死。

【语译】

手太阴经的脉气衰竭，皮毛便会焦枯。因为手太阴经能够行气温养皮肤，所以一旦脉气无法荣养，皮毛便会焦枯，皮毛焦枯，津液便会流失，津液流失，肌表就会受到损伤，肌表受到损伤，便会皮枯毛脱。毫毛脱落是气先衰竭的征象。这种病症，逢丙日病重，逢丁日死亡，是因为丙丁属火，火能胜金。

手少阴经的脉气衰竭，脉道便会不通。脉道不通，血液便流通不畅，血流不畅，毛发、面色便失去了光泽。面色晦暗像漆柴一样是血先枯竭的征象。这种病症，逢壬日病重，逢癸日死亡，是因为壬癸属水，水能胜火。

足太阴经的脉气衰竭，经脉便无法荣养肌肉。口唇是肌肉之本，经脉不能荣养，肌肉便会松软，肌肉松软，舌便会萎缩，人中部便会肿满，人中部肿满，口唇便会外翻。口唇外翻是肌肉先衰萎的征象。这种病症，逢甲日病重，逢乙日死亡，是因为甲乙属木，木能胜土。

足少阴经的脉气衰竭，骨骼便会枯槁。因为少阴经应于冬，伏行在人体深处，濡养骨髓，所以一旦骨髓得不到濡养，肌肉便无法附着在骨骼上，骨肉不能相近，肌肉便会软缩，肌肉软缩会使牙齿显得长且污垢多，与此同时，还会使头发失去光泽。头发失去光泽是骨先枯槁的征象。这种病症，逢戊日病重，逢己日死亡，是因为戊己属土，土能胜水。

足厥阴经的脉气衰竭，筋便会失去功能。因为厥阴经是属肝的经脉，且肝与筋相合，筋会聚于生殖器，而其脉与舌又都相联络，所以一旦脉无法荣养，筋便会拘急，筋拘急便会牵引舌和阴囊。唇发青、舌卷曲、阴囊上缩是筋失去功能的征象。这种病症，逢庚日病重，逢辛日死亡，因为庚辛属金，金能胜木。

五脏阴经脉气都衰竭，目系便会转动，目系转动便会眼晕。眼晕是五志丧失的征象。五志丧失，一天半内便会死亡。六腑阳经脉气都衰竭，阴阳便会分离，阴阳分离便会腠理大开。汗出不止，如串珠大小，凝而不流，是气先衰竭的征象。这种病症，早晨出现当天晚上便会死亡，晚上出现第二天早上便会死亡。

【解读】

这几段讲五脏经脉经气衰竭的表现。"气"是物质、能量、信息三位一体。有了"气"便有了生命，"气"是生命最小、最基本的要素。就"气"的物质与能量、信息的比例而言，"气"似乎更偏向于能量、信息，可以说"气"是一种精神生命体、信息生命体。

因为有了"气"，生命才呈现一片绿色；没有了"气"，人体就会产生一系列疾病。每条经脉的气绝都会有相应的表现，假如五脏阴经脉气都衰竭了，便会眼晕。眼晕是五志丧失的征象，这个时候病情就很严重。假如六腑阳经脉气都衰竭了，便会汗出不止，这是因为阴阳分离，以致腠理大开。这个时候也是病情十分危急的时刻。古人怎么形容呢？那就是"一日死"或者"朝发夕死"。遇到这种情况，需要高度重视。

经脉十二者，伏行分肉之间，深而不见；其常见者，足太阴过于外踝之上，无所隐故也。诸脉之浮而常见者，皆络脉也。六经络手阳明少阳之大络，起于五指间，上合肘中。饮酒者，卫气先行皮肤，先充络脉，络脉先盛，故卫气已平，营气乃满，而经脉大盛。脉之卒然动者，皆邪气居之，留于本末；不动则热，不坚则陷且空。不与众同，是以知其何脉之动也。

【语译】

十二条经脉，均隐伏循行在分肉之间，位置深不可见；一般能见到的，只有足太阴经经过外踝之上的那一段，因为那里皮薄，使经脉无从隐蔽。一般能见到的浮于体表的脉，都是络脉。手足六经络脉中，手阳明经和手少阳经的大络，起于手五指间，上行到达肘窝相合。饮酒的人，酒气随卫气先行于皮肤，充溢于络脉，使络脉先满盛，所以卫气先充溢有余，营气才能进而满盛，以致经脉大盛。突然出现异常搏动的脉象，都是因为邪气侵袭于某经，留在该经脉的本末所致。邪气聚集不动便会化热，经脉不坚实便会使病邪内陷、经气空虚。被邪气侵袭了的经脉，脉象跟一般的脉象不同，因此凭脉象能知道是哪一经脉发生了病变。

【解读】

十二条经脉平时都是伏行在分肉之间的，是不可见的，但是有个特例是足太阴脾经经过内踝的那一段，因为那一段没有肉，都是骨头，所以经脉就露了出来。

经脉平时不显现，但是得病或者饮酒之后就会脉气异常。饮酒后，脉气会满盛。我们都知道，喝酒的人毛细血管容易曲张。酒糟鼻子、脾气暴躁，都与经脉

张其成全解黄帝内经·灵枢

气盛有关。为了有一个好身体，要少饮酒、多喝茶，做到恬淡虚无、精神自由，这才是养生的根本方法。

雷公曰：何以知经脉之与络脉异也？黄帝曰：经脉者常不可见也，其虚实也以气口知之，脉之见者皆络脉也。

雷公曰：细子无以明其然也。黄帝曰：诸络脉皆不能经大节之间，必行绝道而出入，复合于皮中，其会皆见于外，故诸刺络脉者，必刺其结上，甚血者虽无结，急取之以泻其邪而出其血，留之发为痹也。

凡诊络脉，脉色青则寒且痛，赤则有热。胃中寒，手鱼之络多青矣；胃中有热，鱼际络赤；其暴黑者，留久痹也；其有赤有黑有青者，寒热气也。其青短者，少气也。凡刺寒热者皆多血络，必间日而一取之，血尽而止，乃调其虚实。其小而短者少气，甚者泻之则闷，闷甚则仆不得言，闷则急坐之也。

【语译】

雷公问：怎样才能知道经脉和络脉的不同之处呢？黄帝说：经脉一般情况下都看不见，它的虚实只能根据诊察寸口的脉象来得知，能够看见的脉都是络脉。

雷公说：我仍然不明白它们的区别。黄帝说：所有的络脉都无法经过大关节，一定会循行在经脉所达不到的地方，出于皮表，越过大关节后，再入里与皮部的浮络相合，会合处都会在皮表显现出来，所以针刺络脉，一定要刺在它聚结的地方。对于血气都积的病症，血瘀处虽然没有络脉聚结，也应急刺此处来泄其邪气，放出瘀血，否则瘀血留在体内，会发展为痹证。

诊察络脉病变的时候，络脉颜色发青，说明有寒邪凝滞并且疼痛，络脉颜色发红，说明体内有热。胃中有寒，鱼际处的络脉为青色；胃中有热，鱼际处的络脉为红色；鱼际处络脉颜色发黑，说明有经久不愈的痹证；兼有红色、黑色和青色出现，是寒热错杂的病症；络脉颜色发青且脉象短小，是气不足的征象。针刺寒热病症，一般刺血络，必须隔一日针刺一次，直到恶血除尽才停止，然后再根据病情的虚实来调理。络脉脉象小并且短的人，气不足，如果过度用泻法，会导致病人心中烦乱。病人心中过于烦乱便容易跌倒，不能言语。如果病人已经心中烦乱了，应赶快扶他坐下。

经脉和络脉的区别是什么呢？上面已经说过了，经脉是深藏于里的，平时不会显现于外，那么我们平时看到的是什么呢？是络脉。通过络脉的颜色可以辨别内在疾病的寒热属性。

这里还提到了一种放血疗法。这也算是中医学的一大特色。感冒发烧等实热性质的疾病，都可以采取耳尖放血或者大椎放血的办法来治疗。

手太阴之别，名曰列缺，起于腕上分间，并太阴之经直入掌中，散入于鱼际。其病实则手锐掌热，虚则欠㰦，小便遗数，取之去腕一寸半，别走阳明也。

手少阴之别，名曰通里，去腕一寸，别而上行，循经入于心中，系舌本，属目系。其实则支膈，虚则不能言，取之掌后一寸，别走太阳也。

手心主之别，名曰内关，去腕二寸，出于两筋之间，循经以上系于心包，络心系。实则心痛，虚则为烦心，取之两筋间也。

手太阳之别，名曰支正，上腕五寸，内注少阴；其别者，上走肘，络肩髃。实则节弛肘废，虚则生肬，小者如指痂疥，取之所别也。

手阳明之别，名曰偏历，去腕三寸，别入太阴；其别者，上循臂，乘肩髃，上曲颊偏齿；其别者，入耳合于宗脉。实则龋、聋，虚则齿寒、痹隔，取之所别也。

手少阳之别，名曰外关，去腕二寸，外绕臂，注胸中，合心主。病实则肘挛，虚则不收，取之所别也。

手太阴经的别络，名字叫列缺，起始于手腕上分肉之间，与手太阴经并行进入掌中，散布在鱼际。本络脉病变，属实的症状有腕上锐骨部和手掌发热，属虚的症状有张口呵欠、小便不禁或尿频。治疗这类病变，应针刺距手腕一寸半处的列缺穴。本络由此别出，联络于手阳明经。

手少阴经的别络，名字叫通里，在距手腕一寸处，别出上行，沿着手少阴经入心中，再上行与舌根相连，属于目系。本络脉病变，属实的症状有胸膈间支撑不舒，属虚的症状有不能说话。治疗这类病变，应针刺距手掌后一寸处的通里穴。

本络由此别出，联络于手太阳经。

手厥阴心包经的别络，名字叫内关，在距手腕二寸处，出行于两筋之间，并沿着手厥阴心包经上行，联系于心包，联络心系。本络脉病变，属实的症状有心痛，属虚的症状有心烦。治疗这类病变，应针刺两筋之间的内关穴。

手太阳经的别络，名字叫支正，在距手腕五寸处，内行注于手少阴经；其别出的络脉，上行过肘，联络于肩髃穴。本络脉病变，属实的症状有骨节松弛、肘部无法活动，属虚的症状有长赘肉，多得像指间痂疥一样。治疗这类病变，应针刺本经别络支正穴。

手阳明经的别络，名字叫偏历，在距手腕三寸处，别行进入手太阴经；其别出的络脉，沿着手臂上行，至肩髃，再上行经过颈部至面颊，偏络于齿根；另一别出的络脉，进入耳中，与聚在耳中的经脉会合。本络脉病变，属实的症状有龋齿和耳聋，属虚的症状有齿冷和隔间闭塞。治疗这类病变，应针刺本经别络偏历穴。

手少阳经的别络，名字叫外关，在距手腕二寸处，向外绕行手臂，再注入胸中，与手厥阴心包经会合。本络脉病变，属实的症状有肘关节拘挛，属虚的症状有肘关节弛缓不收。治疗这类病变，应针刺本经别络外关穴。

【解读】

这里分别讲了手三阴三阳经的络脉走行和别出的部位，以及络脉受邪所产生的疾病及其治疗方法。

足太阳之别，名曰飞阳，去踝七寸，别走少阴。实则鼽窒、头背痛，虚则鼽衄，取之所别也。

足少阳之别，名曰光明，去踝五寸，别走厥阴，下络足跗。实则厥，虚则痿躄，坐不能起，取之所别也。

足阳明之别，名曰丰隆，去踝八寸，别走太阴；其别者，循胫骨外廉，上络头项，合诸经之气，下络喉嗌。其病气逆则喉痹卒喑，实则狂癫，虚则足不收，胫枯，取之所别也。

足太阴之别，名曰公孙，去本节之后一寸，别走阳明；其别者，入络肠胃。厥气上逆则霍乱，实则肠中切痛，虚则鼓胀，取之所别也。

足少阴之别，名曰大钟，当踝后绕跟，别走太阳；其别者，并经上走于心包，下外贯腰脊。其病气逆则烦闷，实则闭癃，虚则腰痛，取之所别者也。

足厥阴之别，名曰蠡沟，去内踝五寸，别走少阳；其别者，径胫上睾，结于茎。其病气逆则睾肿卒疝，实则挺长，虚则暴痒，取之所别也。

【语译】

足太阳经的别络，名字叫飞扬，在距外踝七寸处，别出行于足少阴经。本络脉病变，属实的症状有鼻塞不通和头背部痛，属虚的症状有鼻塞流涕或鼻出血。治疗这类病变，应针刺本经别络飞扬穴。

足少阳经的别络，名字叫光明，在距外踝五寸处，别出行于足厥阴经，与本经并行，往下与脚背联络。本络脉病变，属实的症状有肢冷，属虚的症状有下肢痿软不能行走或坐下了就不能站起来。治疗这类病变，应针刺本经别络光明穴。

足阳明经的别络，名字叫丰隆，在距外踝八寸处，别出行于足太阴经；其别出络脉，沿着胫骨外侧，上行到头颈处与各经经气会合，然后向下与喉咽相联络。本络脉病变，气上逆则喉痹，突然不能言语，属实的症状有癫狂，属虚的症状有两足弛缓不收、附于胫骨的肌肉枯萎。治疗这类病变，应针刺本经别络丰隆穴。

足太阴经的别络，名字叫公孙，在距足大趾本节之后一寸处，别出行于足阳明经；其别出络脉，上行与肠胃相联络。本络脉病变，厥气上逆会出现胃肠疾患，属实的症状有腹中痛如刀绞，属虚的症状有腹胀如鼓。治疗这类病变，应针刺本经别络公孙穴。

足少阴经的别络，名字叫大钟，在足内踝后绕足跟，别出行于足太阳经；其别出络脉，与本经并行向上至心包，然后下行向外贯通腰脊。本络脉病变，气上逆则心中烦闷，属实的症状有小便不通，属虚的症状有腰痛。治疗这类病变，应针刺本经别络大钟穴。

足厥阴经的别络，名字叫蠡沟，在距内踝五寸处，别出行于足少阳经；其别出络脉，沿着本经上行到达睾丸部，聚结在阴茎上。本络脉病变，气上逆则会突然出现睾丸肿痛、疝病，属实的症状有阴茎易勃起不能回复，属虚的症状有阴部奇痒难忍。治疗这类病变，应针刺本经别络蠡沟穴。

【解读】

这里分别讲了足三阴三阳经的络脉走行和别出的部位，以及络脉受邪所产生的疾病及其治疗方法。

任脉之别，名曰尾翳，下鸠尾，散于腹。实则腹皮痛，虚则痒搔，取之所别也。

督脉之别，名曰长强，挟膂上项，散头上，下当肩胛左右，别走太阳，入贯膂。实则脊强，虚则头重，高摇之，挟脊之有过者，取之所别也。

【语译】

任脉的别络，名字叫尾翳，由鸠尾别出，下行散于腹部。本络脉病变，属实的症状有肚皮痛，属虚的症状有肚皮发痒。治疗这类病变，应针刺本经别络尾翳穴。

督脉的别络，名字叫长强，挟脊柱上行过颈部，散于头上，又下行经过肩胛部附近，别出行于足太阳经，深入体内贯穿脊柱两旁。本络脉病变，属实的症状有脊柱强直，属虚的症状有头部沉重、振摇不定。治疗这类病变，应针刺本经别络长强穴。

【解读】

这里讲了任督二脉的络脉走行和别出的部位，以及络脉受邪所产生的疾病及其治疗方法。

脾之大络，名曰大包，出渊腋下三寸，布胸胁。实则身尽痛，虚则百节尽皆纵，此脉若罗络之血者，皆取之脾之大络脉也。

【语译】

脾脏的大络，名字叫大包，出行于渊腋穴下三寸，散布于胸胁。本络脉病变，属实的症状有全身疼痛，属虚的症状有全身关节弛缓无力。当它发生病变时，会使大包穴附近出现网络状的血色斑块。治疗这类病变，应针刺脾脏的大络大包穴。

【解读】

这里讲了脾脏大络的走行和别出的部位，以及络脉受邪所产生的疾病及其治疗方法。

凡此十五络者，实则必见，虚则必下，视之不见，求之上下，人经不同，络脉异所别也。

【语译】

这十五络脉，属于实证时明显可见，属于虚证时络脉陷下而不易看见，这时应在络脉的上下循行处寻求征象，每个人的经脉不同，络脉也一定有所差别。

【解读】

络脉的作用是沟通表里二经，增加表里二经的联系，十二正经加上任督二脉再加上脾之大络，共十五条络脉。每一条络脉上面都有一个穴位，这个别出的穴位叫作络穴。十二经的络穴都位于肘膝关节之下，它们不仅可以治疗本经脉的疾病，还可以治疗相表里经脉的疾病，因为它们的作用就是沟通表里二经，故有"一络通二经"的说法。针灸学中还延伸出来一种配穴方法，称为"原络配穴法"，又称为"主客原络配穴法"，就是用先病经脉的原穴和后病经脉的络穴相配合，共同治疗疾病，如肺经先病，大肠经后病，就取肺经的太渊穴和大肠经的偏历穴配合治疗。

我们已经学习了《经脉》篇，知道了十二经脉和十五络脉的分布、循行路线。古人究竟是怎样发现经络的呢？这是大家都好奇的问题，也是科学界至今还在探究的问题。

虽然至今科学研究还没有找到经络的实质，但经络在活体人身上是客观存在的，这一点已经为大多数人所认同。那么古人究竟是怎样发现经络的呢？有多种说法，有人说是对针感传导的观察，有人说是对腧穴疗效的总结，有人说是受生理解剖知识的启发。现在高校用的《针灸学》教材采用了这几种说法。显然，说经络是受生理解剖知识的启发是站不住脚的，因为直到今天，采用生理解剖的方法也没有找到经络。而说是对腧穴疗效的总结，也就是说"由点到线"先发现腧穴，然后把它们串连成线，也是不对的，因为从 1973 年湖南长沙马王堆出土的帛书《阴阳十一脉灸经》《足臂十一脉灸经》上看，都只有经脉的记载，而没有穴位的记载。从最早的经络漆雕木人，也就是 1993 年四川绵阳双包山出土的西汉中早期经络漆雕木人看，那上面也只有经脉，没有穴位。2013 年四川成都老官山出土了一个比绵阳经络木人略迟一点的经络木人，虽然有几十条纵横交错的经络线条，又有一百多个点，但这些点还不是严格意义上的穴位。可见，"由点到线"的说法也是站不住脚的。

那么经络究竟是怎么被发现的呢？其实明代大医学家李时珍一句话就点破了这个秘密。李时珍在他的著作《奇经八脉考》中说，经络是"内景隧道，惟反观者能照察之"。就是说，经络是一种人体内在的景象和通道，只有反观的人才能清清楚楚地观察到它。什么是反观？反观就是内观，也就是往体内看。我们平常都是睁着眼睛往外看，现在要反过来往里看。怎样往里看呢？首先要闭着眼睛。但光闭着眼睛是不行的，关键是要静下心来。《素问·上古天真论》说了，要"恬惔虚无"，要"精神内守"，要"独立守神"。这就是老子《道德经》说的，要"涤除玄览"，洗掉内心一切污垢、一切杂念，观照自己玄妙幽深的内景隧道。老子还说要"致虚极，守静笃""虚其心，实其腹"，这些说法都在强调要极度地虚静，等到大脑虚静到极点的时候，腹部就充满了，这里的"实其腹"不是指吃饱饭肚子满了，而是指腹中的真气充满，也就是下丹田真气凝聚、充足，进而就会感觉到下丹田的真气在体内按照一定的路线运行，运行的通道就是经络。

现代有一项研究，就是用诱导的方法使人进入虚静状态，结果有88%的人变成了经络敏感的人，能体会到经络所走的线路有麻、胀、酸的感觉。现代脑电图测试表明，人在入静的状态下大脑并不处于抑制状态，反而处于一种更加有序的状态。这和处于完全虚静的环境中所出现的情况是相同的。美国有一项研究，把一个人放在绝对隔音的实验室中，不久这个人就会听到自己身上各种机能活动所发出来的不同声音，还能感觉到自己身上各种机能活动的景象，比如血液在血管里流动。这是客观上的入静，和主观上的入静原理其实是一样的。

既然经络是内景隧道，只有虚静内观才能感觉到，那么要疏通全身的经络就必须虚静内观。练功的关键就在于入静——进入虚静状态。

先复习一下十二经脉的运行路线：

十二经脉是从手太阴肺经开始的，然后是手阳明大肠经，再到足阳明胃经、足太阴脾经，然后到手少阴心经、手太阳小肠经，然后是足太阳膀胱经、足少阴肾经，然后是手厥阴心包经、手少阳三焦经，然后是足少阳胆经、足厥阴肝经，最后又回到手太阴肺经，就这样周而复始。

十二经脉走向的整体规律：手三阴经从胸到手，在手指末端交会于手三阳经；手三阳经从手到头，在头面部交会于足三阳经；足三阳经从头到足，在足趾末端交会于足三阴经；足三阴经从足到腹，在胸腹腔交会于手三阴经。总的来说，手三阴和足三阴都是在内侧走的，手三阳和足三阳都是在外侧走的。

下面教大家十二经脉的拍打功法。

十二经脉的拍打功法是按照从手三阴到手三阳，然后从足三阳到足三阴的循行路线来拍打的。

预备：左脚往外迈半步，身体自然站立，含胸拔背，舌抵上颚，两眼微闭，全身放松。现在意念集中在腹部，感觉下丹田真气充盈，微微发热。两手掌慢慢伸直，手指发热，手掌发热。

一、拍打手三阴经

拍打腹部：身体自然站立，用两手掌慢慢拍打腹部，腹部发热。慢慢往上拍打，要一寸一寸地拍，不要快，不要大面积，要一寸一寸地拍，慢慢往上。

拍打胸部：手三阴经从胸走手，沿着手三阴经的路线拍打，两手从胸部慢慢往上拍打，一寸一寸地拍，胸部、肩部前方，两手一起拍。现在要拍手臂怎么办？只能一只手拍另一只手的手臂，先左后右。

二、拍打左手的手三阴经

拍打左腋窝：用右手拍打左腋窝。腋为八虚之一，是一个保健特区。

拍打左手内侧：先拍打大臂内侧，用右手拍打，沿着手三阴经的循行路线往下拍打；拍打左肘窝，肘为八虚之一；拍打左小臂内侧，慢慢往下；拍打手腕；拍打左手掌；拍打手掌根、手心、手指。

三、拍打左手的手三阳经

拍打左手外侧：拍打左手指、手背，进入手三阳经，手三阳经从手走头；慢慢往上，拍打左小臂外侧、肘、左大臂外侧、左肩，继续往上。

拍打头部：用右手继续拍打左边颈部、左边脸部、左边头部，直到头顶百会穴。

四、拍打右手的手三阴经

拍打右腋窝：用左手拍打右腋窝。

拍打右手内侧：先拍打大臂内侧，用左手拍打，沿着手三阴经的循行路线往下拍打；拍打右肘窝；拍打右小臂内侧，慢慢往下；拍打手腕；拍打右手掌；拍打手掌根、手心、手指。

五、拍打右手的手三阳经

拍打右手外侧：拍打右手指、手背，进入手三阳经，手三阳经从手走头；慢慢往上，拍打右小臂外侧、肘、右大臂外侧、右肩，继续往上。

拍打头部：用左手继续拍打右边颈部、右边脸部、右边头部，直到头顶百会穴。

六、拍打足三阳经

两手从头往下拍打：沿着足三阳经的循行路线拍打，从头往下，两手分别拍打同侧头部、脸部、颈部、胸部、两肋。

拍打腰部：先两手手指朝前拍打腰部，然后手指朝后拍打腰部，慢慢往下。

拍打两腿外侧：两手拍打大腿外侧，从上往下，拍打两膝外侧、小腿外侧、外踝骨、脚外侧、脚趾。

七、拍打足三阴经

拍打两腿内侧：沿着足三阴经的循行路线拍打，从下往上，两手拍打脚趾、脚内侧、内踝骨、小腿内侧、两膝内侧、大腿内侧。

拍打两髀：髀为八虚之一，指大腿内侧与小腹交接的腹股沟部位。

回到腹部：两手从两髀往上拍打腹部。

最后，还有一条经脉没有拍打到，那就是足太阳膀胱经。足太阳膀胱经从头部后方沿着后背往下一直到脚，怎么打？先两手握空心拳，交叉捶打后背脊柱的两侧，从上往下拍打，等拍打到腰部时，两手变掌，用手掌拍打后腰部；然后往下，沿着大腿正后方拍打；然后往下，拍打腘窝（膝部的后面，腘为八虚之一，这里有一个委中穴）；然后往下，沿着小腿正后方拍打，直到脚后跟。

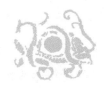

经别篇第十一

本篇阐述十二经别的循行路线。经别是十二正经的分支，其路线别道而行，循行距离长且部位在人体深处，主要由四肢深入脏腑，再通过脏腑出于头颈。本篇重点论述人体经脉系统如何连接成为一个整体。

黄帝问于岐伯曰：余闻人之合于天道也，内有五脏，以应五音、五色、五时、五味、五位也；外有六腑，以应六律，六律建阴阳诸经而合之十二月、十二辰、十二节、十二经水、十二时，十二经脉者，此五脏六腑之所以应天道。夫十二经脉者，人之所以生，病之所以成，人之所以治，病之所以起，学之所始，工之所止也，粗之所易，上之所难也。请问其离合出入奈何？岐伯稽首再拜曰：明乎哉问也！此粗之所过，上之所息也，请卒言之。

【语译】

黄帝问岐伯：我听说人与天道是相符合的，在内有五脏来对应五音、五色、五时、五味、五方；在外有六腑来对应六律，六律又设阴阳属性，所有的经络都与十二月、十二辰、十二节、十二条河流、十二时相对应，这就是人的五脏六腑与天道的相应。

十二经脉啊，人凭借它们而活着，病凭借它们而产生，人凭借它们来治疗疾病，疾病也凭借它们得以痊愈。它们是学习的起点，也是高明的医生留心的地方。庸医认为它们简单易学，而高明的医生认为它们难以掌握。请问它们的离合出入情况是什么样的？

岐伯又叩头行礼说：问得真好！这就是庸医忽略的地方，也是高明的医生留心的地方，就让我详细地说一下吧。

【解读】

我们通过上一篇《经脉》的学习已经知道了人体十二经脉的走向，也大体知道了十五络脉的分布，但是人体不仅仅有十二经脉和十五络脉，还有很多与十二经脉相关的支脉，下面我们就来讲一讲和十二经脉有关的三篇文章：《经别》《经水》《经筋》。

《经别》，顾名思义，就是从十二经脉别出来、分出来的支脉，所以它们也有十二条。十二经别循行部位深而且距离长，是十二经脉从四肢的肘、膝以上分别出来的支脉，循行于胸部、腹部和头部。经别不同于络脉，络脉有十五条，其中十二条也是从十二经脉分别出来的，但络脉走得比较浅，循行的路线和经别也不相同。

在《经别》中，岐伯逐一介绍了十二经别的循行路线。十二经别都是从十二经脉在四肢肘、膝以上部位分别出来的，然后由浅入深，进入体腔内部，同各经所归属的脏腑相联系，再浅出体表。其中，六条阳经的经别浅出体表到头部、颈部时，仍归入同名的经脉；但六条阴经的经别在浅出体表后，则与其互为表里的阳经相会合。这与十二经脉的其他支脉不同，一般的支脉别出以后往往还会与本经的经脉相合。这也与十二经脉的络脉不同，十二络脉从本经的络穴别出后，全部都走向相为表里的经脉，即阴经别走于阳经，阳经别走于阴经。

足太阳之正，别入于腘中，其一道下尻五寸，别入于肛，属于膀胱，散之肾，循膂当心入散；直者，从膂上出于项，复属于太阳，此为一经也。

足少阴之正，至腘中，别走太阳而合，上至肾，当十四椎，出属带脉；直者，系舌本，复出于项，合于太阳，此为一合。成以诸阴之别，皆为正也。

足少阳之正，绕髀入之毛际，合于厥阴；别者，入季胁之间，循胸里属胆，散之肝上贯心，以上挟咽，出颐颔中，散于面，系目系，合少阳于外眦也。足厥阴之正，别跗上，上至毛际，合于少阳，与别俱行，此为二合也。

足阳明之正，上至髀，入于腹里，属胃，散之脾，上通于心，上循咽出于口，上颏颅，还系目系，合于阳明也。足太阴之正，上至髀，合于阳明，与别俱行，上结于咽，贯舌中，此为三合也。

手太阳之正，指地，别于肩解，入腋走心，系小肠也。手少阴之正，别入于渊腋两筋之间，属于心，上走喉咙，出于面，合目内眦，此为四合也。

手少阳之正，指天，别于巅，入缺盆，下走三焦，散于胸中也。手心主之正，别下渊腋三寸，入胸中，别属三焦，出循喉咙，出耳后，合少阳完骨之下，此为五合也。

手阳明之正，从手循膺乳，别于肩髃，入柱骨下，走大肠，属于肺，上循喉咙，出缺盆，合于阳明也。手太阴之正，别入渊腋少阴之前，走入肺，散之太阳，上出缺盆，循喉咙，复合阳明，此为六合也。

【语译】

足太阳膀胱经别行的正经，别行进入腘窝中；另一条上行到达屁股下五寸处，再别行进入肛门，连接到膀胱，散行到两肾，沿着脊柱上行到达心脏，进入其中并散开；其直行的部分，从脊柱向上走行并从脖子后侧出来，重新连接回足太阳膀胱经，这就是足太阳膀胱经本经之外别行的一条正经。

足少阴肾经别行的正经，到了腘窝中，再别行走向足太阳膀胱经并与之相交，然后上行到肾，并在脊椎中下十四椎的地方，向外与带脉相连接；其直行的部分，上行连接到舌根，又走行到脖子后侧透出，与足太阳膀胱经相合，这就是十二经脉六合中的第一合。能够形成合是通过阴经的别行实现的，这些别行的都是正经。

足少阳胆经别行的正经，上行绕过大腿，进入阴毛中，然后和足厥阴肝经相合；其别行的分支，进入季胁，沿着胸壁的内侧和胆相连，再散行到肝，贯穿心，向上挟行于咽部，从腮和下巴的中间透出，在面部散开，连接眼系，与足少阳胆经在外眼角相合。足厥阴肝经别行的正经，从脚背上面别行，向上到了阴毛边缘，与足少阳胆经相合，此后它就与足少阳胆经的别行正经一同走行，这就是六合中的第二合。

足阳明胃经别行的正经，上行到达大腿，然后深入腹中，与胃相连，然后在脾中散开，继续上行与心相通，走过咽部，从口部透出，再向上到达鼻梁和眼眶，环绕并连接眼系，而后与足阳明胃经相合。足太阴脾经别行的正经，也上行到大腿，与足阳明胃经相合，然后和它的经别一同循行，向上结络于咽部，贯穿于舌中，这就是六合中的第三合。

手太阳小肠经别行的正经，循行的方向指向大地，从肩后的骨缝别行进入腋下，经过心，连接到小肠部位。手少阴心经别行的正经，别行进入渊腋穴所在的两条筋之间，然后连接心，再向上循行到咽喉，于脸部透出，与手太阳小肠经的一条支脉相合于内眼角，这就是六合中的第四合。

手少阳三焦经别行的正经，循行的方向指向天空，在头顶处分出经别，向下进入缺盆，然后向下经过三焦，之后分散在胸中。手厥阴心包经别行的正经，在渊腋穴下三寸别行，进入胸中，再别行连接到三焦，然后沿着喉咙透出，上行出于耳后，在耳后与手少阳三焦经相合，这就是六合中的第五合。

手阳明大肠经别行的正经，从手循行至胸口，再沿着侧胸和乳部在肩髃穴处别行，进入柱骨，向下经过大肠，和肺相连，再向上沿着喉咙循行，在缺盆处透出，再与手阳明大肠经的本经会合。手太阴肺经别行的正经，别行到渊腋穴处手少阴心经的前面，再进入人体到达肺部，然后在大肠中散开，再向上从缺盆走出，沿着喉咙循行，而后与手阳明大肠经相合，这就是六合中的第六合。

【解读】

这几段主要介绍了十二经别的循行路线。"经别"指十二经脉之别道而行的部分，对十二经脉起辅助作用，其循行路线是贯穿人的四肢再深入内脏，然后由内脏出于头颈。

经别能够把十二经脉中互为表里的经脉相关联，在人体的循行主要体现为"离合出入"。十二经别从四肢肘膝以上正经别出且分出来叫作"离"，经过躯干并且深入脏腑叫作"入"，进而出于体表并上行至头部叫作"出"，在头部，阳经的经别合于本经，阴经的经别合于互为表里的阳经，叫作"合"，合起来就称作"离合出入"。

本篇探讨了经别的"离合出入"情况及其循行路线。经别是十二正经中别道而行的部分，能够联络各个脏腑，决定气血的运行状态，并串联互为表里的两条经脉。

经别有以下三个特点：首先，经别是从其所隶属的正经循行而出的，阳经的经别最终与本经相合，阴经的经别则与互为表里的阳经相合，即经别具有"离合出入"的特点。其次，经别的循行路线始于四肢，然后深入脏腑，再上行到头部。最后，经别都要经过与其互为表里的脏腑。

下面总结一下十二经别的走向：足太阳、足少阴的经别，从膝盖后面的腘窝分出，进入肾与膀胱，上出于项，交合于足太阳膀胱经；足少阳、足厥阴的经别从下肢分出，走到生殖器上方的阴毛边缘，进入肝胆，上系于目，交合于足少阳胆经；足阳明、足太阴的经别从髀部分出，从大腿前面循行出来，进入脾胃，上出鼻梁，交合于足阳明胃经；手太阳、手少阴的经别从肩部、腋窝分出，进入心与小肠，上出目内眦，交合于手太阳小肠经；手少阳、手厥阴的经别分别从本经分出，进入胸中，行走于三焦，上出耳后，交合于手少阳三焦经；手阳明、手太阴的经别从本经分出，进入肺与大肠，上出缺盆，交合于手阳明大肠经。因为阳经的经别合于本经的经脉，但阴经的经别不再归入本经，而是和与其互为表里的阳经相合，所以六条阴经的经别交合于六条阳经，一共是"六合"。这说明十二经别都与脏腑有联系，使十二经脉的分布更加广泛了。

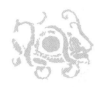

经水篇第十二

本篇论述地上十二经水与人体五脏六腑及十二经脉的对应关系，指出各经脉的气血状况都不一样，并根据各经脉的气血状况进一步指出，在治疗时艾灸壮数和针刺时间、深度应有所不同。对不同身形、不同气血状况的人，在针刺时也应有所不同，应选取中等身材的人作为度量标准。

黄帝问于岐伯曰：经脉十二者，外合于十二经水，而内属于五脏六腑。夫十二经水者，其有大小、深浅、广狭、远近各不同，五脏六腑高下、小大，受谷之多少亦不等，相应奈何？夫经水者，受水而行之；五脏者，合神气魂魄而藏之；六腑者，受谷而行之，受气而扬之；经脉者，受血而营之。合而以治奈何？刺之深浅，灸之壮数，可得闻乎？岐伯答曰：善哉问也！天至高，不可度，地至广，不可量，此之谓也。且夫人生于天地之间，六合之内，此天之高，地之广也，非人力之所能度量而至也。若夫八尺之士，皮肉在此，外可度量切循而得之，其死可解剖而视之，其脏之坚脆，腑之大小，谷之多少，脉之长短，血之清浊，气之多少，十二经之多血少气，与其少血多气，与其皆多血气，与其皆少血气，皆有大数。其治以针艾，各调其经气，固其常有合乎。

黄帝问岐伯说：人体十二经脉，在外与地上十二条河流相合，在内与五脏六腑相连。这十二条河流，大小、深浅、宽窄、远近各不相同，五脏六腑在体内位置的高低、体积的大小、受纳水谷的多少也不相等，它们如何对应呢？河流接受自然界各处的水并通行各处；五脏聚合神气魂魄而加以封藏；六腑受纳饮食水谷并运化它们，然后将水谷精微布输全身；经脉受纳血液并营运周身，将以上情况都结合起来，在治疗上要怎样进行呢？针刺的深浅、艾灸的壮数，可以说给我听听吗？岐伯回答说：问得好！天很高，不可以度量，地很广，也不可以测量，说的就是这个道理。人生长在天地之间、宇宙之内，这天的高度、地的广度，不是人力所能度量的。但是，人有八尺之躯，有皮肉包裹，在体表可以通过度量或用手循按来了解，在体内可以等人死以后通过解剖来察看，由此可以知道五脏的坚固脆弱程度、六腑的形态大小、每一脏腑受纳水谷的多少、脉道的长短、血液的清浊、气的多少，以及十二经脉的气血分布状况是多血少气、少血多气，还是血气都多、血气都少。通过对人的了解发现，它们都有一定的标准。依据这个标准，用针刺和艾灸的方法来分别调整各经之气，本来是有一定对应规律的。

【解读】

本篇以十二经水川流不息的样子来比喻经脉受血而周流于人体的状态，因此称为《经水》。本段说明人体是可以被研究并进而掌握其规律的。

外合于十二经水，而内属于五脏六腑："十二经水"指古代中国大地上的十二条河流——清、渭、海、湖、汝、渑、淮、漯、江、河、济、漳；"属"，音 zhǔ，连接。

六合之内："六合"指上下和东西南北四方，即天地四方，泛指天下或宇宙。

八尺之士：指人体。"八尺"在此泛指人体的长度，《周礼·考工记》中有"人长八尺"的记载。

十二经之多血少气，与其少血多气，与其皆多血气，与其皆少血气：十二经的气血情况。《素问·血气形志》中说："太阳常多血少气，少阳常少血多气，阳明常多气多血，少阳常少血多气，厥阴常多血少气，太阴常多气少血。"这里所指出的十二经气血多少的差别虽然不是指实质的气和血的分量，但却可以作为针刺补泻以及治疗宜忌的标准。

黄帝曰：余闻之，快于耳，不解于心，愿卒闻之。岐伯答曰：此人之所以参天地而应阴阳也，不可不察。足太阳外合清水，内属膀胱，而通水道焉。足少阳外合于渭水，内属于胆。足阳明外合于海水，内属于胃。足太阴外合于湖水，内属于脾。足少阴外合于汝水，内属于肾。足厥阴外合于渑水，内属于肝。手太阳外合淮水，内属小肠，而水道出焉。手少阳外合于漯水，内属于三焦。手阳明外合于江水，内属于大肠。手太阴外合于河水，内属于肺。手少阴外合于济水，内属于心。手心主外合于漳水，内属于心包。凡此五脏六腑十二经水者，外有源泉而内有所禀，此皆内外相贯，如环无端，人经亦然。故天为阳，地为阴，腰以上为天，腰以下为地。故海以北者为阴，湖以北者为阴中之阴，漳以南者为阳，河以北至漳者为阳中之阴，漯以南至江者为阳中之太阳，此一隅之阴阳也，所以人与天地相参也。

【语译】

黄帝说：我听到这些道理，耳朵觉得很畅快，但心里仍然疑惑不解，希望更详尽地听一听其中的道理。岐伯回答说：这是人与天地相参，与阴阳相应的道理，不可以不知晓。足太阳经外与清水相合，内与膀胱相连，是通调水道的。足少阳经外与渭水相合，内与胆相连。足阳明经外与海水相合，内与胃相连。足太阴经外与湖水相合，内与脾相连。足少阴经外与汝水相合，内与肾相连。足厥阴经外与渑水相合，内与肝相连。手太阳经外与淮水相合，内与小肠相连，人体内运行水液的通路就是这样组成的。手少阳经外与漯水相合，内与三焦相连。手阳明经外与江水相合，内与大肠相连。手太阴经外与河水相合，内与肺相连。手少阴经外与济水相合，内与心相连。手厥阴经外与漳水相合，内与心包相连。所有这些五脏六腑十二经水，在外有其源泉，在内也各有所禀受，这是因为内外之气相连贯。自然界的河流像圆环一样没有终始，人体经脉也是这样的。因此，天是阳，地是阴，对应起来，人的腰部以上为天属阳，腰部以下为地属阴。因此，海水以北的地方属阴，湖水以北的地方属于阴中之阴，漳水以南的地方属阳，河水以北至漳水之间的地方属阳中之阴，漯水以南至江水之间的地方属阳中之太阳。这只是列举了一部分阴阳对应关系，但足以说明人与天地相应。

【解读】

本段具体阐述了十二经脉与十二条河流的对应关系，以及它们的阴阳属性。

足太阳外合清水：杨上善："清水出魏郡内黄县，南经清泉县，东北流入河也。"

足少阳外合于渭水：杨上善："渭水出陇西首阳县鸟鼠同穴山，东北至华阴入河，过郡四，行一千八百七十里，雍州浸也。"

足阳明外合于海水：杨上善："海，晦也，言其水广博，望之晦暗，不测崖际，故曰海也。海，即四海。足阳明脉血气最多，合之四海，众水之长也。"

足太阴外合于湖水：杨上善："湖当为虖，虖陀水出代郡卤城县，东流过郡九，行千三百四十里，为并州川。一解云：湖当为沽，沽水出渔阳郡，东南入海，行七百五十里。此二水亦得为合也。""虖"，音 hū。

足少阴外合于汝水：杨上善："汝水出汝南郡定陵县高陵山，东南流入淮，过郡四，行一千三百四十里也。"

足厥阴外合于渑水：渑水即沔水。杨上善："沔水出武郡番家山，东流入江也。"

手太阳外合淮水：杨上善："淮水出南阳郡平武县桐柏山，东南流入海，过郡四，行三千二百四十里也。"

手少阳外合于漯水："漯"，音 tà，古"漯水"位于山东境内，不是现在的漯河。杨上善："漯水出平原郡，东北流入于海。又河内亦有漯水，出王屋山，东南流入河。此二水并得为合也。"

手阳明外合于江水：杨上善："江水出蜀岷山郡升迁县，东南流入海，过郡九，行七千六百六十里也。"

手太阴外合于河水：杨上善："河水出昆仑山东北隅，便潜行至葱岭于阗国，到积石山，东北流入海，过郡十六，行九千四百里也。"

手少阴外合于济水：杨上善："济水出河东恒县，至王屋山，东北流入于河。"

手心主外合于漳水：杨上善："漳水，清漳水也，出上党沽县西北少山，东流合浊漳入于海。一解是浊漳，浊漳出于上党长子县西发鸠山，东流入海也。"

古人将河流所在的区域由位置的不同而分出阴阳，然后再将人体的经脉与之相对应而推出人体经脉所在部位的阴阳属性，"海以北者为阴"等句由此而来。

海水相应于胃经，根据伏羲八卦的方位可以知道，"海以北者"指仰卧时位于腿部胃经循行路径下方的经脉——胆经和膀胱经；又根据腰以下为阴的原则可以知道，"海以北者为阴"指胃经及位于其下方的胆经和膀胱经都是自头部下行至足部而分布于属阴的下肢的。

湖水相应于脾经，"湖以北者"指仰卧时位于腿部脾经循行路径下方的经脉——肝经和肾经，下肢的内侧为阴中之阴，"湖以北者为阴中之阴"，指脾经及位于其下方的肝肾二经都分布在属于阴中之阴的下肢的内侧。

漳水相应于心包经，"漳以南者"指仰卧时位于上肢部之心包经循行路径上方的经脉——肺经，"漳以南者为阳"指心包经及位于其上方的肺经，都分布在腰以上，是属阳的上肢部位。"河以北至漳者"指仰卧时位于上肢部之肺经以下到其循行路径下方的与漳水相应的心包经以上的部位，上肢的内侧为阳中之阴，"河以北至漳者为阳中之阴"指肺经及位于其下方的与漳水相应的心包经都分布在属于阳中之阴的上肢的内侧。

漯水相应于三焦经，"漯以南至江者"指仰卧时位于上肢部之三焦经到其循行路径上方、与江水相应的大肠经以下的部位，"漯以南至江者为阳中之太阳"指三焦经及位于其上方的与江水相应的大肠经都分布在属于阳中之太阳的上肢的外侧。

黄帝曰：夫经水之应经脉也，其远近浅深，水血之多少各不同，合而以刺之奈何？岐伯答曰：足阳明，五脏六腑之海也，其脉大血多，气盛热壮，刺此者不深弗散，不留不泻也。足阳明刺深六分，留十呼。足太阳深五分，留七呼。足少阳深四分，留五呼。足太阴深三分，留四呼。足少阴深二分，留三呼。足厥阴深一分，留二呼。手之阴阳，其受气之道近，其气之来疾，其刺深者皆无过二分，其留皆无过一呼。其少长大小肥瘦，以心撩之，命曰法天之常。灸之亦然。灸而过此者得恶火，则骨枯脉涩；刺而过此者，则脱气。

【语译】

黄帝说：这十二条河流对应十二条经脉，它们的远近、浅深及水量的多少都不一样，而与之对应的经脉的远近、浅深及气血的多少也不一样，针刺的时候要怎么办？岐伯回答说：足阳明经是五脏六腑的水谷之海，它脉道宽大，血多，经气也盛壮，针刺这条经的时候，如果不深刺，邪气就不能够疏散开，如果不留针，就不能够泻出病邪。足阳明经要针刺六分深，留针十个呼吸。足太阳经要针刺五分深，留针七个呼吸。足少阳经要针刺四分深，留针五个呼吸。足太阴经要针刺三分深，留针四个呼吸。足少阴经要针刺二分深，留针三个呼吸。足厥阴经要针刺一分深，留针两个呼吸。手三阴和手三阳经，它们禀受经气的来路比较近，经气来的速度比较快，针刺的时候，深度都不要超过二分，留针时间都不要超过一个呼吸。每个人的年龄少长、身材大小、体型胖瘦都不同，要用心揣度以区别对待，这就叫作效法天地的规律。艾灸也是一样的。过度艾灸就会变生恶火，患者就会骨髓枯竭、血脉滞涩；过度针刺，患者就会元气虚脱。

【解读】

本段根据各经气血状况，具体说明了各经的针刺深度和留针时间，强调不能过度针刺和艾灸。需要强调的是，这里的留针几个呼吸是根据经脉的脉气强弱而设定的参考值，实际留针时间的长短必须根据患者的身体情况和病势的盛衰来灵活地调整，切不可固守于文字。

以心撩之："撩"通"料"，揣度、料想。以心撩之，指用心揣度。

黄帝曰：夫经脉之大小，血之多少，肤之厚薄，肉之坚脆，及胭之大小，可为量度乎？岐伯答曰：其可为度量者，取其中度也，不甚脱肉而血气不衰也。若失度之人，瘠瘦而形肉脱者，恶可以度量刺乎。审切循扪按，视其寒温盛衰而调之，是谓因适而为之真也。

【语译】

黄帝说：经脉的大小、营血的多少、皮肤的厚薄、肌肉的坚脆，以及肌肉突起部位的大小，有度量的标准吗？岐伯回答说：那些可以度量的，是选取正常的中等身材健康人来作为标准的，他不是很瘦削，血气也不衰少。如果那个作为标准的人失去了正常状态，非常瘦削，肌肉脱失，怎么可以作为估量针刺的标准呢？因而，在治疗时，要观察并用手去触摸循按患者，然后根据他的寒热、气血盛衰情况来调治他的身体，这就叫作因人制宜，这才是治病的真诀。

【解读】

本段阐述了辨别病人体质类型的重要性。

胭：《针灸甲乙经》作"腘"，肌肉凸起的地方。

恶可以度量刺乎："恶"，疑问词，相当于"哪""怎么"；"恶可以度量刺乎"，意思是非正常的健康人，不能作为估量针刺手法的标准。

审切循扪按："审"，详尽、仔细；"切循"，丹波元简："切谓诊寸口，循谓循尺肤。"这句话的意思是要仔细观察并通过手触诊患者来进行诊断。

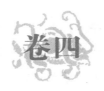

卷四

经筋篇第十三

　　十二经筋是附属于十二经脉的筋膜系统。本篇主要介绍十二经筋的循行路线、病变及其治疗方法，所以以《经筋》为篇名。周身共有十二条经筋，因此全篇分为十二段。以下十二段的内容，均先讲循行路线，再叙病症，最后谈治疗方法。

　　足太阳之筋，起于足小指上，结于踝，邪上结于膝，其下循足外踝，结于踵，上循跟，结于腘；其别者，结于踹外，上腘中内廉，与腘中并上结于臀，上挟脊上项；其支者，别入结于舌本；其直者，结于枕骨，上头下颜，结于鼻；其支者，为目上网，下结于頄；其支者，从腋后外廉，结于肩髃；其支者，入腋下，上出缺盆，上结于完骨；其支者，出缺盆，邪上出于頄。其病小指支，跟肿痛，腘挛，脊反折，项筋急，肩不举，腋支，缺盆中纽痛，不可左右摇。治在燔针劫刺，以知为数，以痛为输，名曰仲春痹也。

【语译】

　　足太阳经的经筋起始于足小趾爪甲外侧，向上循行并结聚于足外踝，再斜向上结聚于膝关节，然后沿足外踝的外侧下行并结聚于足跟，又沿足跟上行而结聚于腘窝。它别出的一支，从足外踝上行并结聚在腿肚的外侧，再上行到达腘窝中部的内侧，与从足跟上行的一支并行，再向上结聚在臀部，再沿着脊柱两侧上行到达颈部。由颈部分出的一支，别出于这一条经筋并结聚在舌根。其直行的经筋向上结聚在枕骨，再上行到达头顶，接着沿面部下行，结聚在鼻的两旁。由鼻分出的支筋，像网络一样围绕在眼部，然后再向下结聚在颧骨部位。还有一条支筋，从腋窝后侧的外廉上行结聚在肩髃部。另一条支筋，从腋窝的后外廉进入腋下，然后上行到达缺盆，再向上在耳后的完骨处结聚。另一分支，从缺盆分出，斜向上进入颧骨部位。太阳经的经筋发病，主要表现为足小趾强直不可屈、足跟肿痛、腘窝部拘挛、脊背反张、颈部筋脉拘挛疼痛、肩不能抬举、腋窝处支痛、缺盆部辗转疼痛、肩部不能左右摇动。治疗时，应该用火针速进疾出，以患者有针感为标准，一旦其感到灼热就要立即停止，以疼痛点作为针刺的腧穴。这种疾病叫作仲春痹。

【解读】

本篇介绍了十二经筋的循行路线、病变及其治疗方法。那么经筋与经脉有什么关系？十二经筋是附属于十二经脉的筋膜系统。经筋起于四肢末端爪甲部，即经脉的阴阳交接处，可以说经筋中的气血来源于经脉。经筋受经脉的影响比较大，因此其循行部位与经脉的分布大致相似。但是，十二经脉都络属于脏腑，十二经筋却不络属于脏腑而以四肢为主，所以其循行路线又与十二经脉不同。

十二经脉是人体内运行气血的通道，其功能是沟通表里、上下，联系脏腑器官，使人体各个部分连成一个统一的整体。十二经脉的循行方向为：手之三阴从脏走手，手之三阳从手走头，足之三阳从头走足，足之三阴从足走腹。十二经筋的主要功能是维系骨骼、肌肉，主管周身四肢百骸的运动。十二经筋的循行方向为：起于四肢爪甲之端，聚于四肢关节处，但其与内脏的关系不大，因此其出现的病症也与经脉不同，大多集中在关节、肢体上，以"痹证"为主要表现。除此以外，经筋还有一个特点是会于"前阴"，这是因为前阴为宗筋之所聚。又因为肝主筋，如果经筋出现问题，就会导致拘挛、痿废、屈伸不利，甚则抽搐、口眼歪斜、痉挛等。

足少阳之筋，起于小指次指，上结外踝，上循胫外廉，结于膝外廉；其支者，别起外辅骨，上走髀，前者结于伏兔之上，后者结于尻；其直者，上乘眇季胁，上走腋前廉，系于膺乳，结于缺盆；直者，上出腋，贯缺盆，出太阳之前，循耳后，上额角，交巅上，下走颔，上结于顺；支者，结于目眦为外维。其病小指次指支转筋，引膝外转筋，膝不可屈伸，腘筋急，前引髀，后引尻，即上乘眇季胁痛，上引缺盆膺乳颈，维筋急，从左之右，右目不开，上过右角，并跷脉而行，左络于右，故伤左角，右足不用，命曰维筋相交。治在燔针劫刺，以知为数，以痛为输，名曰孟春痹也。

【语译】

足少阳经的经筋起始于足第四趾的前端，沿足背向上循行而结聚于外踝，再向上沿着胫骨外侧结聚于膝部的外缘。它的一条分支，从外辅骨分出，上行到大腿外侧，又分为两支，行于前面的一支结聚于伏兔之上，行于后面的一支结聚于尾骶部。它直行的一支，向上行至胁下空软处，再向上行于腋部的前缘，横过胸部并连接乳部，最后向上结聚于缺盆。它的另外一条直行的支线，向上出于腋部，经过缺盆，穿出后行于足太阳经筋的前面，再沿耳后向上到达额角，交会于头顶，再从头顶向下走到下巴处，然后又转向上行，结聚于颧骨处。还有一条支筋，从颧骨处斜出，在外眼角结聚，成为眼的外维。足少阳经的经筋发病，主要表现为足的无名趾强直、抽筋，并牵引到膝部外侧也抽筋，膝部不能屈伸，腘窝筋脉拘急，并牵引前面大腿部和后面尾骨部疼痛，又向上牵引胁下空软处和软肋部疼痛，再向上牵引缺盆、胸旁乳部、颈部等，使所有连接的筋都感到拘急。如果从左侧向右侧的筋感到拘急，就会使右眼不能睁开。因为经筋经过右额角与跷脉并行，而阴阳跷脉在这里交叉，左右经筋也互相交叉，左侧的筋维络右侧的器官，所以伤了左额角的筋，会引起右脚不能活动。这种现象称作"维筋相交"。治疗时，应该用火针速进疾出，以患者有针感为标准，一旦其感到灼热就要立即停止，以疼痛点作为针刺的腧穴。这种疾病叫作孟春痹。

【解读】

本段主要讲了足少阳经的经筋的循行路线、病症及其刺法。下面要介绍的为有关"痹"的问题。古人根据阴阳盛衰的道理，将一年分为十二个月，每个月与一经相对应，本篇亦如此。经筋之病多因气血闭阻所致，不通则痛，古人将此病症名为"痹"。

本段讲的是足少阳经的经筋，与正月相对应，因此此时之痹称为"孟春痹"。同理而得足太阳经的经筋对应二月，故彼时之痹称为"仲春痹"。关于本篇"十二经筋"的痹证为何分为孟仲季，可以参考《灵枢·阴阳系日月》篇，只不过在那篇当中，十二经是针对足经来说的，以足三阳、足三阴的左右经来配十二个月，而此篇是以手足的十二经筋来配十二个月的，真可谓"异曲同工"。关于痹证的起因，在《素问·痹论》篇中有记载，"风寒湿三气杂至，合而为痹也"，指出痹证的主要起因为风、寒、湿三邪杂至，并据此病因，将痹证分为行痹、痛痹与着痹。

本篇将经筋的病变统称为"痹"。经筋循行在表，但由于其与十二经脉、十二经别关系密切，故其病变也可以向内传播，形成在里的痹证，如《素问·痹论》篇讲"五脏皆有合病，久而不去者，内舍于其合也"，并列出了五脏痹加以说明。本篇指出，如果疾病进一步发展，会出现吐脓血、痛、贲息等病症，这些病症就是由在表的"痹"证发展成为在里的"痹"证。

足阳明之筋，起于中三指，结于跗上，邪外上加于辅骨，上结于膝外廉，直上结于髀枢，上循胁，属脊；其直者，上循骭，结于膝；其支者，结于外辅骨，合少阳；其直者，上循伏兔，上结于髀，聚于阴器，上腹而布，至缺盆而结，上颈，上挟口，合于顺，下结于鼻，上合于太阳，太阳为目上网，阳明为目下网；其支者，从颊结于耳前。其病足中指支，胫转筋，脚跳坚，伏兔转筋，髀前肿，㿉疝，腹筋急，引缺盆及颊，卒口僻，急者目不合，热则筋纵，目不开。颊筋有寒，则急引颊移口；有热则筋弛纵缓，不胜收故僻。治之以马膏，膏其急者，以白酒和桂，以涂其缓者，以桑钩钩之，即以生桑灰置之坎中，高下以坐等，以膏熨急颊，且饮美酒，啖美炙肉，不饮酒者，自强也，为之三拊而已。治在燔针劫刺，以知为数，以痛为输，名曰季春痹也。

【语译】

足阳明经的经脉起于足次趾与中趾之间，结聚于足背。其斜行的一支沿足背的外侧向上到达辅骨，结聚于膝的外侧，再直行向上结聚于髀枢，又向上沿着胁部连接着脊柱。其直行的一支，从足背向上沿小腿骨结聚在膝部。由此又分出的支筋，在外辅骨结聚，并且与足少阳的经筋相合。其直行的支筋，向上沿着伏兔而在大腿处结聚，又上行在阴器结聚后，再向上散布于腹部，结聚于缺盆，然后上沿颈部，环绕在口的周围，再会合于颧骨处，并向下结聚于鼻部，又上行与足太阳经的经筋相合。足太阳经的小筋网维于上眼皮，足阳明经的小筋网维于下眼皮。另一条从颧骨处分出的支筋，从脸颊横出，并在耳前结聚。足阳明经的经筋发病，表现为足中趾及胫部抽筋、足部有跳动感并有强直的感觉、伏兔部转筋、大腿前肿胀、阴囊肿大、腹部筋脉拘急并向上牵引到缺盆及面颊部、口角突然歪斜、拘急的一侧眼睑不能闭合，如果有热就会导致筋脉弛缓而眼睛无法睁开。颊筋如果有寒就会发生拘急，牵引颊部而导致口角歪斜；颊筋如果有热则筋脉弛缓，因收缩无力也会导致口角歪斜。治疗时应该用马油膏涂抹拘急一侧的面颊，再用白酒调和桂末涂抹弛缓一侧的面颊，然后再用桑钩钩住病人的口角，使其复位。然后把桑木炭火放入地坑中，地坑的深度要与患者座位的高度相等，同时用马油膏温熨拘急一侧的面颊，让患者喝一些酒，吃一些烤肉等美味，对于不能喝酒的患者，也要让其勉强喝一些，用这种方法连续治疗三次就可以痊愈。治疗时，应该用火针速进疾出，以患者有针感为标准，一旦其感到灼热就要立即停止，以疼痛点作为针刺的腧穴。这种疾病叫作季春痹。

【解读】

本段有几个词需要解释。

骺：小腿骨、胫骨。

脚跳坚：张介宾说"跳者跳动，坚者坚强也"，意为足部有跳动感并有强直的感觉。

高下以坐等：地坑的深度要与病人座位的高度相等。

自强：自行勉强，指不能饮酒的人也尽量喝点。

三拊：三，虚数，形容多次；拊，《说文解字》言："拊，揗也。""三拊"，即反复抚摸之意。

除此以外，本段还有个地方存在争议，疑为传写错误。学者怀疑"颊筋有寒，则急引颊移口"中的"移"为"哆"的误写。《说文解字》言："哆，张口也。"怀疑的理由是从上下文结构来看，前面以"目"言，"急则目不合，热则目不开"。此处以"口"言，"急则张不能合，热则喉僻"，这样上下文更加相配。而原来的"移口"为移离常处，不相配也。但本人认为，结合下文导引内容，此处作"移"更为合理。

足太阴之筋，起于大指之端内侧，上结于内踝；其直者，络于膝内辅骨，上循阴股，结于髀，聚于阴器，上腹，结于脐，循腹里，结于肋，散于胸中；其内者，著于脊。其病足大指支，内踝痛，转筋痛，膝内辅骨痛，阴股引髀而痛，阴器纽痛，下引脐两胁痛，引膺中脊内痛。治在燔针劫刺，以知为数，以痛为输，命曰孟秋痹也。

【语译】

足太阴经的经筋起始于足大趾端内侧，上行结聚于脚踝内侧。其直行的一条支筋向上结聚于膝部内侧的腓骨，再沿大腿内侧上行，在大腿交结后再结聚于前阴，继续上行到腹部，在脐部结聚，然后沿腹内上行，结聚于胁肋并散布于胸中。其内部的支筋附着于脊柱两旁。足太阴经的经筋发病，表现为足大趾牵引内踝疼痛、抽筋、膝部内侧腓骨疼痛、大腿内侧牵引至髀部疼痛、阴部扭转拘紧疼痛并向上牵引脐部或两胁疼痛，再进一步牵引胸及脊内疼痛。治疗时，应该用火针速进疾出，以患者有针感为标准，一旦其感到灼热就要立即停止，以疼痛点作为针刺的腧穴。这种疾病叫作孟秋痹。

【解读】

通读全篇可以发现，每一条经筋的治疗方法中均有一条"以痛为输"。这一条在针灸中起着重要的指导意义。"以痛为输"，根据字面意思即哪儿疼扎哪儿，看似很随意，但在临床上效果却十分显著。专业一点来讲，"以痛为输"指在疼痛最为明显的地方进行针灸治疗。《灵枢》为一本介绍经络与针刺方法的百科全书，但全书只有本篇介绍了"以痛为输"的方法，由此可见，其中必有特定的含义。可以从两个方面来分析。第一，经筋病症主要是"痹证"，而痹证多在体表，由此可见，"以痛为输"的方法适用于在表的疾病。第二，痹证之痛点均在经筋循行路径之上且多位于经筋聚集处，因此，其针灸的部位是有规律的。

今人多将阿是穴与此方法相对应，其实是不太合理的。"阿是"首见于《千金要方》。"阿是"是一种应答声，是医生针刺穴位时，患者表达针刺有感觉的应答语。但是，"阿是穴"要表达的含义是从《内经》发展而来的。"阿是穴"指的是以病痛局部或病痛的反应点作为针灸治疗部位的腧穴。由此可以看出，"阿是穴"既没有具体的名称，也没有固定的位置，因此其主治功效也不明显，但是在临床上却可以起到奇效。"阿是穴"可以在全身的任何部位出现，属于临时的腧穴。当人体由于气血阻滞等原因出现疾病时，就会产生"阿是穴"，针刺"阿是穴"便可以起到十分明显的效果。"阿是穴"还有几个特点：首先，不同的病症可以出现不同的"阿是穴"；其次，同一个"阿是穴"可以针对不同的病症；最后，因肌肉筋骨疼痛而产生的"阿是穴"一般会有明显的压痛感，但是因内脏病变而出现的"阿是穴"却多表现为酸、麻、胀、痛。

由此可以看出，"阿是穴"与"以痛为输"有区别，"阿是穴"不仅可以治疗由气血不通而引起的疼痛，还可以治疗其他疾病，而"以痛为输"主要是为十二经筋的病症提出的，治疗范围小于"阿是穴"，不可将二者等同起来。

足少阴之筋，起于小指之下，并足太阴之筋，邪走内踝之下，结于踵，与太阳之筋合而上结于内辅之下，并太阴之筋而上循阴股，结于阴器，循脊内挟膂，上至项，结于枕骨，与足太阳之筋合。其病足下转筋，及所过而结者皆痛及转筋。病在此者主痫瘛及痉，在外者不能俯，在内者不能仰。故阳病者腰反折不能俯，阴病者不能仰。治在燔针劫刺，以知为数，以痛为输，在内者熨引饮药。此筋折纽，纽发数甚者，死不治，名曰仲秋痹也。

【语译】

足少阴经的经筋起始于足小趾的下方，然后与足太阴经的经筋结合，再斜行到内踝骨的下方，结聚在脚跟，向下与足太阳的经筋相合并向上结聚于内辅骨的下方，并与足太阴经的经筋合并，沿大腿内侧上行，结聚于阴部，再沿着脊柱旁的肌肉上行至颈部，结聚于颈后的枕骨，并与足太阳经的经筋合并。如果本经发生疾病，则表现为脚下抽筋，以及本经循行所过及结聚的部位都感到疼痛与筋脉不利。病在本经主要以癫痫、抽搐和项背反张等症状为主。病在背侧的不能前俯，病在胸腹侧的不能后仰。背为阳，腹为阴，所以患阳病则项背拘急，腰向后反折而身体不能前俯；患阴病则腹部拘急，使身体向前曲而不能后仰。治疗时，应该用火针速进疾出，以患者有针感为标准，一旦其感到灼热就要立即停止，以疼痛点作为针刺的腧穴。如果病在胸腹内而不宜采用针刺疗法，可使用熨法、导引、汤药来治疗，以舒筋脉。若本经的经筋反折纠结且发作次数过多，往往是不治之症。这种疾病叫作仲秋痹。

【解读】

本段提出了"熨引饮药"的概念。这四个字各代表了不同的含义。接下来我们分别解释一下每一字所代表的意义。

"熨"即温熨，指的是在皮肤上进行大面积的温热刺激，适用于由寒邪引起的气血凝滞与经脉不通等症。由于经筋循行部位较为浅表，面积广泛，故多用熨法。本篇记载的膏熨法，即先将马油膏涂在患处，再用桑枝炭炙烤。"熨法"还出现在《灵枢·寿夭刚柔》篇中，用以治疗寒痹，即将药液浸在布上，然后用布把药渣包住放置在患处进行温熨。《寿夭刚柔》篇中还提出了"每刺必熨"的方法，即先进行针刺，随后进行温熨，以利于针灸效果的提升。温熨法在《刺节真邪》中也被提到，亦是针刺后加以温熨。《刺节真邪》讲了温熨的具体操作方法。《灵枢·痈疽》中关于败疵的治疗也用了"熨"的方法。本篇所讲的温熨方法与上述略有不同，本篇所讲的温熨方法是先服用药物，再进行全身的热刺激，主要是通过出汗而将体内的邪气排出。

"引"即导引。1972年及1974年从长沙马王堆汉墓中出土的帛画，是全世界现存最早的导引图谱，涉及的动物有鸟、鹞、鹤、鹇、猿、猴、龙、熊等八种，图中所表现的动作与我们所知的五禽戏相近。导引术起源于上古，是古代的一种养生术，在春秋战国时期便已经非常流行，被当时的医家与神仙家所重视，而后又被道家作为一种修炼方法加以继承与发展。什么叫作导引呢？导引即按照一定的规律和方法进行肢体运动和呼吸吐纳，属于气功中的动功。道家根据古人说的

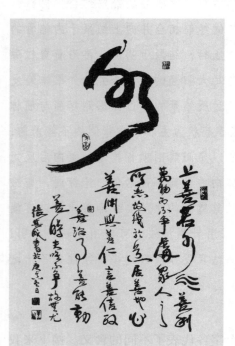

"流水不腐，户枢不蠹"的道理，得出人也应当进行适当运动的结论，以促进血液循环，疏通经络，达到祛病延年的目的。本篇讲的"导引"方法有两种。第一种为"三拊"，即用手在患处轻轻地抚摸，与《灵枢·刺节真邪》"因其偃卧，居其头前，以两手四指挟按颈动脉，久持之，卷而切，推下至缺盆中，而复止如前"类似，都是用手指有规律地轻按患处，以起到疏通气血的作用。第二种方法为"以桑钩钩之"，即将歪斜的口角用桑钩牵引使其还原。这种方法现在看起来很不可思议，也极少使用，但是实际上，对于面瘫患者而言，他既有病侧面部肌肉的松弛，也有健侧面部肌肉的紧张，这

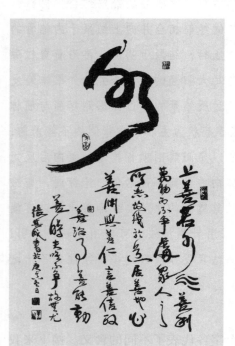

种古老的方法可以有效防止对于健侧肌肉不正当的牵拉，所以在治疗上还是有其价值的。

"饮"，会意字。甲骨文的"饮"字，右边是人形，左上边是人伸着舌头，左下边是一个酒坛子，看起来像人伸舌头从酒坛里饮酒，所以是喝的意思。本段的"饮"指的是内服，既指饮食，又指服药。关于服药部分，本段未做具体解释，关于饮食部分，本段描述为"饮美酒，啖美炙肉"，在今天可称为"食疗"。当今社会，人们越来越重视饮食的健康，食疗成为一种很受欢迎的养生方式。

"药"即药物的使用，既包括内服，又包括外用。在"熨"里讲到的药熨属于药物的外用范畴，关于药物的内服，本篇未做解释，但生活中大家几乎都有过内服药物以治疗疾病的经历，所以很容易理解。

足厥阴之筋，起于大指之上，上结于内踝之前，上循胫，上结内辅之下，上循阴股，结于阴器，络诸筋。其病足大指支，内踝之前痛，内辅痛，阴股痛转筋，阴器不用，伤于内则不起，伤于寒则阴缩入，伤于热则纵挺不收。治在行水清阴气。其病转筋者，治在燔针劫刺，以知为数，以痛为输，命曰季秋痹也。

【语译】

足厥阴经的经筋起于足大趾上方，上行结聚于内踝之前，再向上沿胫骨结聚于内侧辅骨之下，又沿着大腿内侧向上结聚于阴器，并联络了足三阴及足阳明各经的经筋。足厥阴经的经筋发病，表现为足大趾牵引内踝前部疼痛，内侧辅骨疼痛，大腿内侧疼痛并伴有抽筋，前阴不能发挥作用。此时如果房事过度就会导致阳痿。受到寒邪，阴器就会内缩，受到热邪，阴器就会挺长不收。治疗这种疾病时，应行水以治厥阴经之气。如果属于抽筋疼痛类的病症，治疗时，应该用火针速进疾出，以患者有针感为标准，一旦其感到灼热就要立即停止，以疼痛点作为针刺的腧穴。这种疾病叫作季秋痹。

【解读】

本段关于足厥阴经筋病症的治疗提出了"行水清阴气"的方法。"行水清阴气"是一种通过补肾气以达到养肝气的方法，专门针对足厥阴经筋之痹而设立。肝肾同位于人体的下焦，肝属木，肾属水，水生木，所以肾气足时肝气亦足。子不盗母气则母气自圆，肝气盛时肾气亦盛，两者互相依存，互相促进。"行水清阴气"法的终极目标在于养肝，但并未直接补肝，而是通过补肾以达到养肝的效果，临床上亦称为"滋水涵木"法。此法在治疗上虽较为"间接"，但却可以治本。《针灸大成》中对于一些疾病的治疗也使用了此法。例如，治疗阴痿，取用阴谷、阴交、然谷、中封、大敦等穴。其中：阴谷为肾经的合穴，属水；阴交是任脉上的穴位，是任脉、肾经和冲脉的会穴，也是阴精血气交会的地方，取此穴可以达到助阴谷行水的效果；然谷是肾经的荥穴，属火，取此穴是善补阴者阳中求阴的意思；中封与大敦均是肝经上的穴位。上面的五个穴位合用，能起到补肾养肝的作用。"行水清阴气"的方法也可以用来治疗阴挺。《针灸大成》中记载的取用太冲、少府、照海、曲泉等穴来治疗阴挺，可以归属于本篇的"热则纵挺不收"。

手太阳之筋，起于小指之上，结于腕，上循臂内廉，结于肘内锐骨之后，弹之应小指之上，入结于腋下；其支者，后走腋后廉，上绕肩胛，循颈出走太阳之前，结于耳后完骨；其支者，入耳中；直者，出耳上，下结于颔，上属目外眦。其病小指支，肘内锐骨后廉痛，循臂阴入腋下，腋下痛，腋后廉痛，绕肩胛引颈而痛，应耳中鸣痛，引颔目瞑，良久乃得视，颈筋急则为筋痿颈肿。寒热在颈者，治在燔针劫刺之，以知为数，以痛为输。其为肿者，复而锐之。本支者，上曲牙，循耳前，属目外眦，上颔，结于角。其痛当所过者支转筋。治在燔针劫刺，以知为数，以痛为输，名曰仲夏痹也。

【语译】

手太阳经的经筋，起于手小拇指的上端，结聚于手腕，然后沿着前臂内侧上行，结聚于肘内高骨的后方。如果用手指弹拨此处的筋，小指就会感觉到酸麻。此筋再向上行，入内并结聚于腋下。它的分支，向后沿腋窝后缘，向上绕过肩胛，沿颈部行于足太阳经筋的前面，然后结聚在耳后完骨处。由此再分出一条支筋，进入耳中。它直行的筋，从耳朵上部出发，又向下结聚于颔部，再上行联属外眼角。手太阳经的经筋发病，表现为手的小拇指疼痛并牵引肘内侧高骨后缘疼痛，沿手臂内侧至腋下及腋下后侧部位疼痛，肩胛周围及颈部疼痛，耳中鸣响疼痛，同时疼痛牵引到下颔部，暂时性失明，眼睛闭合后需要经过很长时间才能看清物体。颈筋拘急时，可发生筋痿、颈肿等病症。颈部受寒或受热而发病的，治疗时应该用火针速进疾出，以患者有针感为标准，一旦其感到灼热就要立即停止，以疼痛点作为针刺的腧穴，针刺后颈肿仍不消退的，就改用锐利的针来刺治。从主筋分出的支筋，一条从颊车穴上行，沿着耳朵的前面联结到了外眼角，另一条向上出下巴，联结到了头角部。这些部位之所以疼痛就是因为经过它们的支筋在抽搐。治疗时，同样用火针速进疾出，以患者有针感为标准，一旦其感到灼热就要立即停止，并以疼痛点作为针刺的腧穴。这种疾病叫作仲夏痹。

【解读】

肘内锐骨：指肱骨内上髁。

弹之应小指之上：指弹击锐骨时就会反射至小指，感到酸麻。

引颔目瞑：引颔，指疼痛牵引到下颔部；目瞑，暂时性的失明。

曲牙：俗称颊车。

关于手太阳筋经的寒热证，尚御公认为"太阳之上，寒气主之""少阴之上，热气主之"，因此，手太阳经筋有寒热证会表现在颈部。

手少阳之筋，起于小指次指之端，结于腕，中循臂结于肘，上绕臑外廉，上肩走颈，合手太阳；其支者，当曲颊入系舌本；其支者，上曲牙，循耳前，属目外眦，上乘颔，结于角。其病当所过者即支转筋，舌卷，治在燔针劫刺，以知为数，以痛为输，名曰季夏痹也。

【语译】

手少阳经的经筋起于无名指靠近小指的一侧，向上结聚于手腕，再沿前臂上行并结聚于肘部，再向上绕过大臂的外侧，行至肩部，然后到达颈部与手太阳经的经筋相合。它的支筋由下颔角进入内部并连接舌根。它的另一条支筋上行到达颊车，再沿着耳部向前行进，连接外眼角后，再向上经过额部，结聚于额角。手少阳经的经筋发病，表现为经筋所循行的部位都发生疼痛、转筋等症，并会卷舌。治疗时，应该用火针速进疾出，以患者有针感为标准，一旦其感到灼热就要立即停止，以疼痛点作为针刺的腧穴。这种疾病叫作季夏痹。

【解读】

类似于"以痛为输"，本篇对于每一条经筋的治疗都有"燔针劫刺"四个字。此处要重点讲一下"燔针劫刺"的相关内容。

"燔针劫刺"其实是为治疗经筋病而设立的两大类方法，"燔针"为治疗寒证的主要方法，"劫刺"为治疗热证的主要方法。

谈到燔针，我们不由得想到焠针，因为燔与焠都有将针烧热的意思，但是又有不同，"焠"除了有热的意思外，还有将火入水中的意思，有"突然"之意，因此，"焠刺"在临床上即将针烧热后突然刺入穴位中，今天我们称为"火针法"。"燔针"除了热的意思以外，还有炙的意思，因此，"燔针"在临床上即将热的针刺入穴位后再将针烤热，使热循针入里，以治疗寒性病症，今天我们称为"温针法"。

通过分析"燔针"与"焠刺"可以得出，"焠刺"用于病情较急且寒邪较重的疾患，属于疾刺法；而"燔针"用于病情较缓且寒邪较轻的疾患，属于留针法。这也就是为什么"燔"后为"针"而"焠"后为"刺"。

"劫刺"作为一种快刺法，用于治疗热性病症。《灵枢·九针十二原》中指出"刺诸热者，如以手探汤"，即治疗热证时，手法要快，多用快刺放血法。

手阳明之筋，起于大指次指之端，结于腕，上循臂，上结于肘外，上臑，结于髃；其支者，绕肩胛，挟脊；直者，从肩髃上颈；其支者，上颊，结于顅；直者，上出手太阳之前，上左角，络头，下右颔。其病当所过者支痛及转筋，肩不举颈，不可左右视。治在燔针劫刺，以知为数，以痛为输，名曰孟夏痹也。

【语译】

手阳明经的经筋起于食指靠近大指的侧端，结聚于腕部，再沿着手臂上行，结聚在肘部的外侧，接着沿大臂上行，结聚于肩髃。它的支筋绕过肩胛挟行于脊柱的两侧。它直行的筋从肩髃上行到达颈部。从这里分出了一支，上行到颊部，结聚在颧骨部位。直行的那条筋向上，出于手太阳小肠经经筋的前方，上行至左额角，络结于头部再下行进入右腮部。手阳明经的经筋发病，表现为该经筋所循行和结聚的部位疼痛、抽筋，肩膀不能抬举超过颈部，脑袋不能左右转动。治疗时，应该用火针速进疾出，以患者有针感为标准，一旦其感到灼热就要立即停止，以疼痛点作为针刺的腧穴。这种疾病叫作孟夏痹。

【解读】

上左角，络头，下右颔：《类经》七卷对此有更加全面的记载，其言："此直者，自颈出手太阳天窗、天容之前，行耳前上额左角络头，以下右额。此举左而言，则右在其中，亦如经脉之左之右右之左也。故右行者，亦上额右角，交络于头，下左额，以合于太阳、少阳之筋。"

不可左右视：《太素》卷十三经筋将其解释为："其筋左右交络，故不得左右顾视。"

手太阴之筋，起于大指之上，循指上行，结于鱼后，行寸口外侧，上循臂，结肘中，上臑内廉，入腋下，出缺盆，结肩前髃，上结缺盆，下结胸里，散贯贲，合贲下，抵季胁。其病当所过者支转筋痛，甚成息贲，胁急吐血。治在燔针劫刺，以知为数，以痛为输，名曰仲冬痹也。

【语译】

手太阴经的经筋起于手大拇指的指尖，沿大拇指上行，结聚在鱼际之后，继续上行到寸口部外侧，沿前臂上行，结聚于肘中，再上行至臂部内侧，进入腋下，从缺盆出，结聚于肩髃的前方，然后往回上行结聚于缺盆，再下行结聚于胸内，散布于横膈，与手厥阴的经筋会合于膈部，并下行抵季胁部位。手太阴经的经筋发病，表现为本经经筋所循行的部位都抽筋、疼痛，严重的还会发展为息贲病，表现为胁下拘急、吐血。治疗时，应采用火针速刺疾出，以患者有针感为标准，一旦其感到灼热就要立即停止，以疼痛点作为针刺的腧穴。这种疾病叫作仲冬痹。

【解读】

散贯贲：杨上善："贲，谓膈也，筋虽不入脏腑，仍散于膈也。""贲"，此处指胃上膈处的贲门部。

息贲：五积病之一，属肺之积，症见右胁下有包块，形状如覆着的杯子，呈急迫感，可见胸背痛、吐血，伴见寒热、咳嗽、呼吸急迫等症状。

手心主之筋，起于中指，与太阴之筋并行，结于肘内廉，上臂阴，结腋下，下散前后挟胁；其支者，入腋，散胸中，结于臂。其病当所过者支转筋，前及胸痛息贲。治在燔针劫刺，以知为数，以痛为输，名曰孟冬痹也。

【语译】

手厥阴心包经的经筋起于手的中指指尖,与手太阴经的经筋并行,结聚于肘的内侧,再向上沿手臂的内侧结聚于腋下,然后向下行,布满胁肋的前面和后面。它的分支进入腋下,散布于胸中,又结聚于膈部。手厥阴心包经的经筋发病,表现为本经经筋所循行的部位疼痛、抽搐,以及胸痛,甚则形成息贲病。治疗时,应该用火针速进疾出,以患者有针感为标准,一旦其感到灼热就要立即停止,以疼痛点作为针刺的腧穴。这种疾病叫作孟冬痹。

【解读】

贲:"贲""臂"二字在《广韵》中,"贲",卑义切,去置帮,支部;"臂",彼义切,去置帮,微部。据此,"臂"为"贲"的通假字。

前:导,此处引申为"影响"。

手少阴之筋,起于小指之内侧,结于锐骨,上结肘内廉,上入腋,交太阴,挟乳里,结于胸中,循臂,下系于脐。其病内急,心承伏梁,下为肘网。其病当所过者支转筋,筋痛。治在燔针劫刺,以知为数,以痛为输。其成伏梁唾血脓者,死不治。经筋之病,寒则反折筋急,热则筋弛纵不收,阴痿不用。阳急则反折,阴急则俯不伸。焠刺者,刺寒急也,热则筋纵不收,无用燔针。名曰季冬痹也。足之阳明,手之太阳,筋急则口目为僻,眦急不能卒视,治皆如右方也。

【语译】

手少阴心经的经筋起于手小指的内侧,沿着小指上行,结聚于掌后小指侧高骨,再向上结聚于肘部内侧,继续上行进入腋下,与手太阴的经筋相交,然后在乳部内部行走而结聚在胸中,再沿着膈部下行与脐部相连。手少阴经的经筋发病,表现为胸内拘急,心下有积块坚伏形成伏梁病,肘部牵引拘急,状如罗网紧收。手少阴经的经筋发病,还表现为本经筋所经过的部位抽筋、疼痛。治疗时,应该用火针速进疾出,以患者有针感为标准,一旦其感到灼热就要立即停止,以疼痛点作为针刺的腧穴。若疾病发展成为伏梁病而出现吐脓血的症状,表明脏气已损,为不治之症。但凡经筋发病,属于寒证的则筋脉拘急,属于热证的则筋脉松弛,甚则阳痿。如果背部的筋脉拘急,就会使身体向后反张;如果腹部的筋脉拘急,就会使身体向前弯曲而不能伸直。焠刺主要用于因受寒而造成的筋急之病。如果因受热而造成筋脉弛缓，就不能再用火针了。这类疾病叫作季冬痹。足阳明经筋和手太阳经筋拘急时，就会口眼歪斜，眼角拘急导致看东西模糊。治疗这些病症时，都应采用上述方法。

【解读】

本段主要讲了手少阴之筋的循行路线、病症及其刺法。需要解释一下本段的最后一句"足之阳明，手之太阳，筋急则口目为僻，眦急不能卒视，治皆如右方也"。"口目为僻"是口眼歪斜的意思。从本段的描述中可以看出，此症状为中风，基本上属于足阳明经与手太阳经的问题，又因为足阳明经与手太阳经系于目眦，因此，此病应该归纳到足阳明经筋与手太阳经筋的病症中去。"治皆如右方"是说这些症状都属于经筋的病变，但在其他"经筋"病症中都没有提到"口目为僻"，因此确定"口目为僻"属于足阳明与手太阳两经之病，治疗时，还要像治疗足阳明与手太阳两经之病那样去治疗。

本篇主要介绍了手足十二条经的经筋的循行路线，以及经筋发病时的主要临床表现及其治疗方法，每一段最后还都介绍了每一条经筋发病对应的名称。全篇以经筋为主线介绍了经络理论体系中的重要内容，并为经络辨证和辨病的体系提供了重要的理论依据。

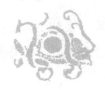

骨度篇第十四

本篇以常人为例详细描述人的头、胸、腰、四肢等的尺寸。根据骨骼的长度可以测知经脉的长短和脏腑的大小，为针灸取穴提供依据。

黄帝问于伯高曰：脉度言经脉之长短，何以立之？伯高曰：先度其骨节之大小广狭长短，而脉度定矣。黄帝曰；愿闻众人之度。人长七尺五寸者，其骨节之大小长短各几何？伯高曰：头之大骨围二尺六寸，胸围四尺五寸，腰围四尺二寸。发所覆者，颅至项尺二寸，发以下至颐长一尺，君子终折。

结喉以下至缺盆中长四寸，缺盆以下至𩩲骬长九寸，过则肺大，不满则肺小。𩩲骬以下至天枢长八寸，过则胃大，不及则胃小。天枢以下至横骨长六寸半，过则回肠广长，不满则狭短。

横骨长六寸半，横骨上廉以下至内辅之上廉长一尺八寸，内辅之上廉以下至下廉长三寸半，内辅下廉下至内踝长一尺三寸，内踝以下至地长三寸，膝腘以下至跗属长一尺六寸，跗属以下至地长三寸，故骨围大则太过，小则不及。

角以下至柱骨长一尺，行腋中不见者长四寸，腋以下至季胁长一尺二寸，季胁以下至髀枢长六寸，髀枢以下至膝中长一尺九寸，膝以下至外踝长一尺六寸，外踝以下至京骨长三寸，京骨以下至地长一寸。

耳后当完骨者广九寸。耳前当耳门者广一尺三寸，两颧之间相去七寸，两乳之间广九寸半，两髀之间广六寸半。

足长一尺二寸，广四寸半。肩至肘长一尺七寸，肘至腕长一尺二寸半，腕至中指本节长四寸，本节至其末长四寸半。

项发以下至背骨，长三寸半，膂骨以下至尾骶二十一节长三尺，上节长一寸四分分之一，奇分在下，故上七节至于膂骨九寸八分分之七，此众人之骨度也，所以立经脉之长短也。是故视其经脉之在于身也，其见浮而坚，其见明而大者，多血；细而沉者，多气也。

【语译】

黄帝问伯高：《脉度》篇里说到人经脉的长短，是用什么标准确定的呢？伯高回答说：先测量出各个骨节的大小、宽窄、长短，然后按照它就可以把脉的长短确定出来。黄帝说：我想了解普通人骨度的情况。如果这个人身高七尺五寸，他骨节的大小、长短都是什么样子的呢？伯高说：头骨最大地方的周长是两尺六寸，胸围四尺五寸，腰围四尺二寸。头发所覆盖的地方，也就是头颅前发际线到后颈后发际线的长度为一尺二寸，发际线到颏的下缘长一尺。有才德的人面部上、中、下的长度相等。

从结喉至缺盆长四寸，从缺盆直下至胸骨剑突长九寸，如果超过九寸则肺脏大，如果不足九寸则肺脏小。从胸骨剑突至天枢穴长八寸，如果超过八寸则胃大，如果不足八寸则胃小。从天枢穴至横骨（耻骨）长六寸半，如果超过六寸半则大肠粗而长，如果不足六寸半则大肠细而短。

横骨长六寸半，从横骨上缘往下到内辅骨上缘（股骨下端的内上髁）的长度是一尺八寸，从内辅骨上端到下端（胫骨上端的内侧髁）的长度是三寸半，从内辅骨下端到内踝的长度是一尺三寸，从内踝到地面的长度是三寸，从膝盖处的腘窝到踝关节的长度是一尺六寸，从踝关节到地面的长度是三寸。所以骨围大的，骨头就太长，骨围小的，骨长就不够。

从额角到柱骨（第七椎棘突）的长度是一尺。从柱骨的下端到腋横纹消失不见的地方长四寸，从腋以下到季胁的长度是一尺二寸，从季胁往下到大转子长六寸，从大转子到膝盖外侧中点长一尺九寸，从膝盖到外踝尖长一尺六寸，从外踝尖往下到京骨穴（足小趾本节后突出的半圆骨）长三寸，从京骨到地面长一寸。

耳后两高骨之间的宽度为九寸，耳前两听门之间的宽度为一尺三寸，两颧骨之间距离七寸，两乳之间距离九寸半，两股骨之间距离六寸半。

足的长度是一尺二寸，宽度是四寸半。肩端至肘长一尺七寸，肘至腕长一尺二寸半，手腕至中指掌指关节长四寸，中指掌指关节至指尖长四寸半。

从项部后发际到第一椎骨的长度是三寸半，从大椎到尾骶骨共二十一椎，总长度是三尺，上七椎每节长一寸四分一厘，七节共长九寸八分七厘，其余的不尽之数都在以下诸节平均计算。这就是普通人的骨度情况，可以用这个标准确定经脉的长度。在观察人体经脉的时候，呈现于体表并且浮浅坚实或明显粗大的，是多血之征；细小而深伏的，是多气之征。

【解读】

很多人都认为西医是讲解剖的，中医是不讲解剖的；西医是量化的，中医是模糊的，这种观点不正确。其实最早的解剖著作，就是这本《黄帝内经》。《灵枢·经水》"皮肉在此，外可度量切循而得之，其死可解剖而视之"就明确提出"解剖"这一词语。

本篇讲的"尺""寸"究竟是多少呢？不少学者都在研究本篇用的是哪个朝代的"尺寸"，尺制的标准是什么，其实这是不对的。本篇讲的"尺寸"不是绝对的"尺寸"，而是相对的"尺寸"，也就是同身尺寸、比例尺寸。因为人的身高是不等的，有的长得高，有的长得矮，如果用同一把绝对的尺子来量身体就会闹笑话。比如说，下丹田关元穴在肚脐下三寸，如果用同一把尺子来量，那就麻烦了。姚明的三寸和潘长江的三寸，量出来的穴位肯定不一样。所以古人很聪明，他用的是同身尺寸，也就是按比例的尺寸。本篇首先确定了所有人的统一尺度，也就是"众人之度"。无论男女老少、高矮胖瘦，身高都确定为七尺五寸，然后确定一个比例，一寸为一等分，七尺五寸就是七十五等分。比如，所有人从手腕横纹至肘横纹都设定为十二寸，一寸为一等分，也就是将这段距离都划成十二等分，这样一来每个人一寸的长度可能都不同。下丹田在肚脐下三寸，怎么量的？中医用同身寸，也就是用自己作为尺寸量，自己四个手指并排的宽度就是三寸。请问两个手指并排的宽度是多少寸？对了，是一点五寸，不是两寸。用这种方法，用自己的手指作为尺寸，那么姚明的三寸和潘长江的三寸量出来的穴位就是一样的了。

《内经》之后，医家学者根据实践情况对骨度尺寸做了一些修改，如两乳之间

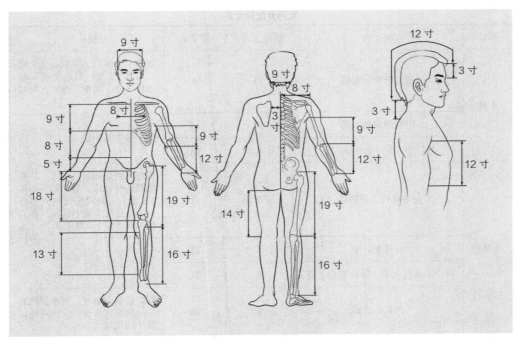

骨度尺寸

的距离从九寸半改为八寸，季胁至髀枢之间的距离从六寸改为九寸。这说明了古代医家学者严谨的治学态度。《灵枢》所记载的骨度尺寸，共用 37 处作为取穴标志，然而对照现在的针灸学教材，只用了 19 处作为取穴标志，这更加说明了古代医家学者严谨的治学态度。为了便于记忆，医家学者总结出了《骨度分寸》歌诀。

骨度分寸

用针取穴必中的，全身骨度君宜悉：
前后发际一尺二，定骨之间九寸别，
天突下九到胸岐，岐至脐中八寸厘，
脐至横骨五等分，两乳之间八寸宜，
脊柱腧穴椎间取，腰背诸穴依此列，
横度悉依同身寸，胛边脊中三寸别，
腋肘横纹九寸设，肘腕之间尺二折，
横辅上廉一尺八，内辅内踝尺三达，
髀下尺九到膝中，膝至外踝十六从，
外踝尖至足底下，骨度折作三寸通。

常用骨度分寸表

部位	起止点	折量（寸）	度量法	说明
头部	前发际至后发际	12	直	如前发际不明，从眉心至大椎穴可作18寸，眉心至前发际可作3寸，大椎穴至后发际可作3寸
	前颅两发角之间	9	横	用于量头部的横寸
	耳后两完骨（乳突）之间	9	横	
胸腹部	天突至岐骨（胸剑联合）	9	直	胸部与胁肋部取穴直寸，一般根据肋骨计算，每一肋骨折作1.6寸（天突穴至璇玑穴可作1寸；璇玑穴至中庭穴，各穴同可作1.6寸计算）
	岐骨至脐中	8	直	
	脐中至横骨上廉（耻骨联合上隙）	5	直	
	两乳头之间	8	横	胸腹部取穴横寸，可根据两乳头间的距离折量，女性可用锁骨中线代替
背腰部	大椎以下至尾骶	21	直	背腰部腧穴以脊椎棘突标志作为定位依据
	肩胛骨内隙至脊椎	3	横	
身侧部	腹以下至季胁	12	直	季胁指第十一肋端下方
	季胁以下至髀枢	9	直	髀枢指股骨大转子高点
上肢部	股前纹头（股前皱纹）至肘横纹	9	直	用于手三阴、手三阳经骨度分寸
	肘横纹至腕横纹	12	直	
下肢部	横骨上廉至内辅骨上廉	18	直	内辅骨上指股骨内侧踝
	内辅骨下廉至内踝尖	13	直	内辅骨下指胫骨内侧踝
	髀枢至膝中	19	直	膝中的水平线，前平膝盖下缘，后平腘横纹，屈膝时可平犊鼻穴
	臀横纹至膝中	14	直	
	膝中至外踝尖	16	直	内踝尖指内踝向内的凸起处
	外踝尖至足底	3	直	外踝尖指外踝向外的凸起处

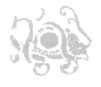

五十营篇第十五

本篇讲解二十八脉在人体中运行五十周的规律。人体气血经脉的运行与天上星宿的运行是相应的，人的一呼一吸，对应着自然的大道，生命就在这呼吸之间，乾坤氤氲，天地交泰。黄帝与岐伯对人体气血运行"五十营"的解释，为我们揭示了天人合一、天人相应的大道！

黄帝曰：余愿闻五十营奈何？岐伯答曰：天周二十八宿，宿三十六分，人气行一周千八分。日行二十八宿，人经脉上下、左右、前后二十八脉，周身十六丈二尺，以应二十八宿，漏水下百刻，以分昼夜。故人一呼脉再动，气行三寸；一吸脉亦再动，气行三寸；呼吸定息，气行六寸。十息，气行六尺，日行二分；二百七十息，气行十六丈二尺，气行交通于中，一周于身，下水二刻，日行二十五分；五百四十息，气行再周于身，下水四刻，日行四十分；二千七百息，气行十周于身，下水二十刻，日行五宿二十分；一万三千五百息，气行五十营于身，水下百刻，日行二十八宿，漏水皆尽，脉终矣。所谓交通者，并行一数也，故五十营备，得尽天地之寿矣，凡行八百一十丈也。

【语译】

黄帝说：我想听一下经脉之气在人体运行五十周的具体情况。岐伯回答：周天共有二十八宿，每一宿之间的距离是三十六分。在人体内，气血一昼夜周流运行共一千零八分。一昼夜太阳运行周历了二十八宿，人体的经脉上下、左右、前后加在一起也是二十八条，周身共长十六丈二尺，与天上的二十八宿相对应。漏水滴下一百刻，是划分一昼夜的标准。所以人在呼气时，脉跳动两次，气血运行三寸；在吸气时，脉也跳动两次，气血运行三寸；一呼一吸，气血运行六寸。十个呼吸，气血运行六尺，对应太阳运行了二分；二百七十个呼吸，气血运行十六丈二尺，此时气血在体内顺着经脉运行一周，水漏下二刻，对应太阳运行二十五分（二十分多一点）；五百四十个呼吸，气血在体内顺着经脉运行两周，水漏下四刻，对应太阳运行四十分（四十分多一点）；两千七百个呼吸，气血在体内顺着经脉运行十周，水漏下二十刻，对应太阳运行五个星宿二十分；一万三千五百个呼吸，气血在体内顺着经脉运行五十周，水漏下一百刻，对应太阳运行整个二十八宿，漏水都滴尽了，经脉之气也走完五十周。所谓"交通"，指气血运行一周，所以一昼夜气血在体内运行五十周，与天地之数相合，共行八百一十丈。

【解读】

要想看明白本篇所讲的内容，首先要对当时的天文历法有一定的了解。古天文学家为了观测日、月、五星的运行，确定了二十八恒星标志，称为二十八宿。二十八宿不仅与四象相结合，还与五色、五方、五行相结合，东方青龙，包括角、亢、氐、房、心、尾、箕七宿；南方朱雀，包括井、鬼、柳、星、张、翼、轸七宿；西方白虎，包括奎、娄、胃、昴、毕、觜、参七宿；北方玄武，包括斗、牛、女、虚、危、室、壁七宿。

《黄帝内经》强调天人合一，认为大气贯穿于宇宙各处，也包括人体内的脏腑经络，因而在它推步气的周日运行即推步太阳的周日运行时，很自然地将人体与宇宙结构联系起来，将人体气血经脉运行与日行二十八宿联系起来。本篇依据二十八宿确立人身经脉长度、营卫行度。一昼夜日行二十八宿，合一千零八分，水漏下一百刻；人体二十八脉，一周十六丈二尺，一次呼吸气血运行六寸，共呼吸一万三千五百次，气血运行五十周，总行八百一十丈。

有的人可能会想，人体一共有十二条经脉，左右对称，加在一起是二十四条，那么二十八条经脉中剩下的四条是从哪里来的呢？二十四条加上任脉、督脉、阳跷脉、阴跷脉四条，正好二十八条。有的人可能认为，阳跷脉、阴跷脉也是对称

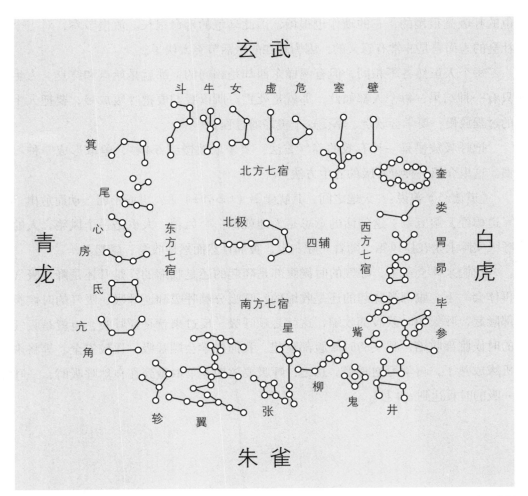

玄武

斗 牛 女 虚 危 室 壁

北方七宿

箕

尾

心

房

氐

亢

角

东方七宿

北极

四辅

西方七宿

奎 娄 胃 昴 毕

青龙

白虎

南方七宿

星

柳

鬼

井

觜 参

轸 翼 张

朱雀

二十八宿图

的，不能算两条，应该算四条。我们来看，在《灵枢·脉度》篇的最后，黄帝问岐伯："跷脉有阴阳，何脉当其数？岐伯答曰：男子数其阳，女子数其阴，当数者为经，其不当数者为络也。"秘密在这里，跷脉应该算两条，并不是我们算错了。

　　本篇讲了人体气血运行的规律，人体气血运行和天上的星宿运行是相应的，人的一呼一吸，对应着自然的大道，生命就存在于这呼吸之间。270 次呼吸经脉之气运行一周，水漏下二刻，平均每次呼吸时长是 6.4 秒。而我们平常每次呼吸的时长是多少秒呢？请大家静下来，对着手表测一测自己的呼吸。注意要自然地呼吸，不要故意拉长或者缩短。我们现在每次呼吸的时长平均大约 3.33 秒，比五十营的呼吸法快了将近一倍。所以我们提倡五十营的呼吸法，要放慢呼吸，呼吸放慢，脉搏渐渐也会放慢，人的生命进程也就放慢了。生命进程越慢，寿命就越长。乌

191

龟的呼吸是很慢的，它的动作也很慢，因此乌龟的寿命很长。放慢节奏，对当今社会的人而言是非常有意义的，因为现在的生活节奏太快了。

每个人虽然各不相同，但有两样东西却是相同的，那就是始点和终点。人生只有一种结果，每个人都如此，那就是死亡。所以我们要把呼吸放慢，要把人生的过程放慢，要学会欣赏、享受这个美好的过程。

把呼吸放慢是一种有效的养气方法，要争取放慢到 6.4 秒，争取形成一种习惯。这里介绍一种慢呼吸的养生方法。

《道德经》曾说："天地之间，其犹橐籥（tuó yuè）乎？虚而不屈，动而愈出。"（《道德经》第五章）这句话的意思是天地就像一个风箱。人也是一个风箱，人的呼吸实际上是在拉风箱，随着一呼一吸，腹部自然而然地收缩、隆起。

我们来体会一下，呼气的时候腹部是隆起的还是收缩的？是升还是降？吸气再体会一下，腹部是隆起的还是收缩的？呼吸分顺呼吸和逆呼吸，吸气的时候腹部隆起，呼气的时候腹部收缩，这就是顺呼吸。反过来就是逆呼吸，也就是吸气的时候腹部收缩，呼气的时候腹部隆起。我们先学会顺呼吸，比较安全。等将来机缘成熟了，再学习逆呼吸。总之，呼吸要放慢，争取做到在自然呼吸时，一呼一吸的时长达到 6.4 秒。

营气篇第十六

本篇主要讲述营气的生成及其循行路线。营气由水谷精微的精华部分生成，由胃传给手太阴肺经，循行一周，到达肝经后，一支直接注入肺经，另一支经行督脉、任脉后进入手太阴肺经。营气在全身的循环不休不止。

黄帝曰：营气之道，内谷为宝。谷入于胃，乃传之肺，流溢于中，布散于外，精专者行于经隧，常营无已，终而复始，是谓天地之纪。故气从太阴出，注手阳明，上行注足阳明，下行至跗上，注大指间，与太阴合，上行抵脾。从脾注心中，循手少阴出腋下臂，注小指，合手太阳，上行乘腋出颏内，注目内眦，上巅下项，合足太阳，循脊下尻，下行注小指之端，循足心注足少阴，上行注肾。从肾注心，外散于胸中，循心主脉出腋下臂，出两筋之间，入掌中，出中指之端，还注小指次指之端，合手少阳，上行注膻中，散于三焦，从三焦注胆，出胁，注足少阳，下行至跗上，复从跗注大指间，合足厥阴，上行至肝，从肝上注肺，上循喉咙，入颃颡之窍，究于畜门。其支别者，上额循巅下项中，循脊入骶，是督脉也，络阴器，上过毛中，入脐中，上循腹里，入缺盆，下注肺中，复出太阴。此营气之所行也，逆顺之常也。

黄帝说：营气能够生成，摄入谷物是关键。谷物进入胃肠，经过消化变成精微之气传到肺，流溢在五脏六腑，布散在四肢百骸及肌表。它的精纯之气行走在经脉之中，一直运行着没有停止，终而复始，这就是天地的规律。因此，营气从手太阴肺经出发，流注到手阳明大肠经，向上行走注入足阳明胃经，再向下循行到达足背，注入大脚趾之间，与足太阴脾经相合，再向上循行到达脾经，从脾的支脉向上注入心中，又由此沿着手少阴心经从腋下出来到达手臂，注入小指的末端，与手太阳小肠经合流，再上行越过腋外，出于眼眶内侧，注入内眼角，再上行至巅顶，然后下行沿着颈项，与足太阳膀胱经合流，再沿着脊柱向下至尾骨附近，下行注入足小趾末端，再沿着足心注入足少阴肾经，然后循经上行注入肾，从肾进入心包，再向外散布于胸中，然后循着心包经出腋窝，下行到达前臂，行走于两条筋中间，注入手掌中心之后，出于中指末端，再转回来注入无名指末端，与手少阳三焦经相合，上行注入膻中，散布于三焦，从三焦注入胆，然后从胁部出来，注入足少阳胆经，再向下行走到足背，又从足背注入足大趾间，与足厥阴肝经相合，再循经向上行走到肝，从肝向上注入肺，再向上沿着喉咙后面进入鼻的内窍，止于鼻外孔。它的分支，别行上到额头，沿着头顶中央，向下进入脖子后方，沿着脊柱，进入骶骨，这正是督脉循行的路线；由此再环绕阴部，通过阴毛，进入肚脐，再向上沿着肚子内部进入缺盆，又向下流注到肺中，再从手太阴肺经开始循环。这就是营气的循行路线，也是气在体内运行的常规。

【解读】

本篇讲的是营气的生成和运行特点。什么是营气？营气是运行在血脉中的气，具有营养血液的功能，在血脉中运行不止。营气其实是血液的重要组成部分，所以又称为"营血"。营气是如何形成的呢？"内谷为宝"四个字很好地说明了营气的来源。张介宾说："营气之行，由于谷气之化，谷不入则营气衰。"要确保营气充足，就要摄入食物。食物入于胃，经过脾胃的运化，水谷精微中的精华部分成为营气，由胃传给手太阴肺经，循行一周，到达肝经后，一支直接注入手太阴肺经，另一支经行督脉、任脉后进入手太阴肺经，完成一次循行。其循行路线与《灵枢·经脉》记载的十二经脉的循行路线基本一致。营气的循行路线如图所示。

在足厥阴肝经处，营气的路线分为两支，一支直接会入手太阴肺经，另一支则在鼻腔处会入督脉，沿头面至头上巅顶，再沿督脉向下会入任脉，沿任脉行至缺盆后，向下会入手太阴肺经。

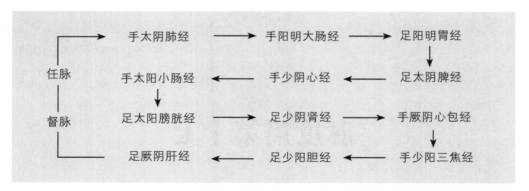

"颃颡"为咽部上腭与鼻相通的部位，即软腭后部。"畜门"是鼻孔的意思。

营气的运行，是人体气机运行的经典模式之一，是气在体内运行的常规，是"顺逆之常"。在另一篇讨论经脉循行路线的经文《经脉》中，足厥阴肝经经过喉咙之后，与眼球深处的脉络相联系，而后出于前额，与督脉相交于头顶的百会。而督脉、任脉如何与手太阴肺经相联系并没有提及。不过，无论具体的循行路线怎样，经脉营气在人体内周而复始地运转都是一致的。天地的运行有规律，人体气机的运行同样有规律，天和人的对应在这里也得到了体现。

营气的循行路线包含着人体十二条正经与任督二脉。通过营气的流转循环，人体得以有蓬勃的生机，在一次又一次的往复流动中，水谷之精华走遍全身，为生命提供了能量。

营气篇第十六

195

脉度篇第十七

本篇介绍《五十营》篇所提到的二十八条经脉的长度及其测量方法，进一步说明二十八脉所对应的生理、病理情况及病变的治疗方法。脉度指脉的长度。从《经脉》到本篇，《灵枢》一直在阐述其对于人体结构的认识，可以看作中医视角下的对经脉、经络等的另一种"解剖"式的阐述，让读者能够找到自己身体的"度量衡"，更好地认识自己的经络系统，为下一步对医理、疾病、治法更详细的论述做铺垫。

黄帝曰，愿闻脉度。岐伯答曰：手之六阳，从手至头，长五尺，五六三丈。手之六阴，从手至胸中，三尺五寸，三六一丈八尺，五六三尺，合二丈一尺。足之六阳，从足上至头，八尺，六八四丈八尺。足之六阴，从足至胸中，六尺五寸，六六三丈六尺，五六三尺，合三丈九尺。跷脉从足至目，七尺五寸，二七一丈四尺，二五一尺，合一丈五尺。督脉任脉各四尺五寸，二四八尺，二五一尺，合九尺，凡都合一十六丈二尺，此气之大经隧也。

【语译】

黄帝说：我想知道人体经脉的长度。岐伯回答说：手上的六条阳经，从手到头，每条长度为五尺，六条一共是三丈。手上的六条阴经，从手到胸中，每条长度是三尺五寸，三六得一丈八尺，五六得三尺，一共是两丈一尺。脚上的六条阳经，从脚到头，每条长度为八尺，六八一共是四丈八尺。脚上的六条阴经，从脚到胸中，每条长度为六尺五寸，六六得三丈六尺，五六得三尺，一共是三丈九尺。左右跷脉从脚到眼部的长度是七尺五寸，二七得一丈四尺，二五得一尺，一共是一丈五尺。督脉和任脉各自长四尺五寸，二四得八尺，二五得一尺，一共是九尺。所有的经脉总长是十六丈二尺，这就是营气循行的主要通路。

【解读】

本段对经脉的总长度进行了描述与计算，并对前一篇有关营气的内容进行了补充，强调这是营气循行的大经隧。这里并不是按照经脉实际循行的长度来计算的，而是分别计算从手到头、从手到胸中、从足至头、从足至胸中的大致距离，也是一个比例数字。

经脉为里，支而横者为络，络之别者为孙，盛而血者疾诛之，盛者泻之，虚者饮药以补之。五脏常内阅于上七窍也，故肺气通于鼻；肺和则鼻能知臭香矣；心气通于舌，心和则舌能知五味矣；肝气通于目，肝和则目能辨五色矣；脾气通于口，脾和则口能知五谷矣；肾气通于耳，肾和则耳能闻五音矣。五脏不和则七窍不通，六腑不和则留为痈。故邪在腑则阳脉不和，阳脉不和则气留之，气留之则阳气盛矣。阳气太盛则阴脉不利，阴脉不利则血留之，血留之则阴气盛矣。阴气太盛，则阳气不能荣也，故曰关。阳气太盛，则阴气弗能荣也，故曰格。阴阳俱盛，不得相荣，故曰关格。关格者，不得尽期而死也。

【语译】

经脉循行在里面，从经脉分出的支脉并且横行的是络脉，络脉别行分出的部分叫作孙络。孙络中气盛满而且血又多的时候，要快速地放血以去邪气。患者邪气盛的要用泻法来治疗，正气虚的要用药物来调补。内脏的常态能够通过头面的七窍来观察。肺气与鼻子相通，只有肺的功能正常，鼻子才能闻出各种气味；心气与舌头相通，只有心的功能正常，舌头才能尝出各种滋味；肝气与眼睛相通，只有肝的功能正常，眼睛才能看到各种颜色；脾气与口相通，只有脾的功能正常，口才能辨别五谷的味道；肾气与耳朵相通，只有肾的功能正常，耳朵才能听见各种声音。如果五脏的功能失和，七窍就不能正常工作；如果六腑的功能失和，邪气就会滞留而发展为痈疽。因此，若邪气在六腑中，阳脉就不和顺，阳脉不和顺，气就会滞留在阳脉中，气滞留就会阳气偏盛。阳气太盛就会导致阴脉不通利，阴脉不通利就会使血流停滞，血流停滞则阴气又会过盛。如果阴气过盛，就会影响阳气不能进入营分，这叫关。如果阳气太盛，则阴气不能透出与阳气相交，这叫格。阴阳二气都过盛，不能相互调和荣养，这叫关格。关格之人，不能尽其天年。

【解读】

本段描述了脏腑精气盛衰和七窍能否正常工作的关系，同时对经脉阴阳过盛与过衰的表现与发展状况进行了描述，提出了"关""格"的定义。

黄帝曰：跷脉安起安止，何气荣水？岐伯答曰：跷脉者，少阴之别，起于然骨之后，上内踝之上，直上循阴股入阴，上循胸里入缺盆，上出人迎之前，入顺属目内眦，合于太阳、阳跷而上行，气并相还则为濡目，气不荣则目不合。黄帝曰：气独行五脏，不荣六腑，何也？岐伯答曰：气之不得无行也，如水之流，如日月之行不休，故阴脉荣其脏，阳脉荣其腑，如环之无端，莫知其纪，终而复始。其流溢之气，内溉脏腑，外濡腠理。黄帝曰：跷脉有阴阳，何脉当其数？岐伯答曰：男子数其阳，女子数其阴，当数者为经，其不当数者为络也。

【语译】

黄帝问：跷脉从哪里开始？到哪里结束？是哪一条经的经气滋养流动其中？岐伯回答说：阴跷脉是足少阴经的别行分支，起始于然骨后面的照海穴，向上经过足内踝上方，直上沿着大腿进入阴部，在腹部循行，再向上到达胸中，进入缺盆，上行到人迎处透出，进入颧骨，与内眼角相连，并与太阳经、阳跷脉相连，然后继续上行，阴阳跷脉如果两气相合环绕于眼周，可以滋养眼睛，如果脉气不荣，眼睛就无法合上。黄帝问：阴跷脉的气只能行于五脏之间，而不能荣养六腑，为什么呢？岐伯回答说：气的运行是不停歇的，像水的流动、日月的运行一样，永不停止，因此，阴脉濡养对应的脏，阳脉濡养对应的腑，也是这样如环无端地运行，没有起止，不知端绪，终而复始地循环着。在经脉内外的气，在内灌溉脏腑，在外濡养腠理。黄帝问：跷脉有阴阳之分，用哪一条来计算长度呢？岐伯回答说：男子以阳跷脉计数，女子以阴跷脉计数，计数的为经，不计数的算络。

【解读】

本段详述了人体阴阳跷脉的起止位置、循行路线和主要功能，并说明在计算脉度时，男为阳，女为阴，男子计算的是阳跷脉的长度，女子计算的是阴跷脉的长度。

本段对经脉的总长度进行了描述与计算。要注意的是，这里所说的尺寸同样不是绝对尺寸，不是按照经脉的实际循行长度计算出来的尺寸，而是按照人体从手到头、从手到胸中、从足至头、从足至胸中的距离计算出来的，也是一个比例尺寸。

这里提到了跷脉。跷脉和任脉、督脉都属于奇经八脉。跷脉分为阳跷脉和阴跷脉，都是从脚走到头的。其中，阳跷脉是足太阳膀胱经的别脉，起源于脚后跟的外侧，循外踝骨一直往上行，沿着小腿外侧、大腿外侧、胸部后外侧，经肩部、颈外侧，过口角到达内眼角。而阴跷脉则是足少阴肾经的别脉，起源于脚后跟的内侧，通过内踝骨一直往上行，沿小腿内侧、大腿内侧进入前阴部，沿腹部、胸部一直往上，经过喉结旁，最后也到达内眼角，在内眼角与阳跷脉、足太阳脉会合而上行。阳跷脉主一身左右之阳气，阴跷脉主一身左右之阴气。同时，它们还有濡养眼目、控制眼睛开合和肌肉运动、控制下肢运动的作用。

在中医临床治疗当中，不仅十二正经的循行路线和穴位是常用的针灸按摩选穴依据，奇经八脉的重要作用也不容忽视，一些特殊疾病的治疗要依据这些经脉进行选穴和选方。例如：妇科病与带脉、冲脉和任脉有密切关系；男科疾病或者部分虚寒的症候与督脉有特殊关系。

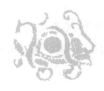

营卫生会篇第十八

本篇主要讨论营气与卫气的化生、性质及其运行情况，并以老年人和青年人的睡眠情况为例来说明营卫与睡眠的关系，从另一个角度告诉我们，保持经脉通达、气血充盈是比较实际的养生方法。此外，本篇还介绍了三焦的产生与运行情况以及各焦的功能与特点。

黄帝问于岐伯曰：人焉受气？阴阳焉会？何气为营？何气为卫？营安从生？卫于焉会？老壮不同气，阴阳异位，愿闻其会。岐伯答曰：人受气于谷，谷入于胃，以传与肺，五脏六腑，皆以受气，其清者为营，浊者为卫，营在脉中，卫在脉外。营周不休，五十而复大会，阴阳相贯，如环无端。卫气行于阴二十五度，行于阳二十五度，分为昼夜，故气至阳而起，至阴而止。故曰：日中而阳陇为重阳，夜半而阴陇为重阴。故太阴主内，太阳主外，各行二十五度，分为昼夜。夜半为阴陇，夜半后而为阴衰，平旦阴尽而阳受气矣。日中为阳陇，日西而阳衰，日入阳尽而阴

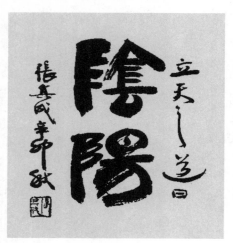

受气矣。夜半而大会，万民皆卧，命曰合阴，平旦阴尽而阳受气，如是无已，与天地同纪。

【语译】

黄帝问岐伯：人从何处如何得到精气？阴阳之气如何相交？什么是营气？什么是卫气？营卫二气从哪里来，又在哪里交会？老年人与壮年人的营卫之气有所不同，阴阳之气在体内运行的位置也不同，我想知道它们是怎么会合的。岐伯回答说：人的营卫之气来自水谷，水谷进入胃，将精微部分传送到肺，五脏六腑再借助肺来得到气。气里比较清轻的部分叫作营气，比较浊重的部分叫作卫气。营气循行在经脉里，卫气循行在经脉外。营卫周行不休，一个昼夜各自循行五十周后再会合。在运行过程中，阴阳表里依次相贯通，就像环一样没有端绪。卫气走行于阴经二十五周，走行于阳经二十五周，昼夜各半。所以气走行到了阳经人就会醒来，气走行到了阴经人就要睡觉。正午是阳气最盛的时候，叫作重阳；夜半是阴气最盛的时候，叫作重阴。手太阴肺经主持营气的运行，足太阳膀胱经主持卫气的运行，分别周行二十五周，昼夜各半。夜半阴气聚集，夜半之后阴气逐渐衰退，太阳初升的时候阴气衰尽，世界交给阳气主导。正午的时候阳气充盈，太阳西下时阳气逐渐衰退，太阳落山阳气衰尽，世界交给阴气主导。夜半营卫之气大会合的时候，大家都卧床休息，称这个会合为合阴。太阳初升的时候阴气衰尽而阳气继起，就这样没有止境，与天地运行的规律相一致。

【解读】

本段主要讲述营气与卫气的化生、性质和运行情况。

营卫之气都是从五谷中来的。五谷进入胃，在脾胃的运化作用下生成了谷气，再向上被传输到肺，再被运送到五脏六腑。虽然都是气，但是气有清浊之分。这里所说的浊，只是描述了气的特点，这样的气比较慓疾滑利，不够精专，所以更适合循行在脉外，充斥于皮毛分肉之间，叫作卫气；而气中比较精专的部分，就进入血脉经络之中化生血脉，有营养作用，叫作营气。

从食物中汲取的营气和卫气就这样一直在身体中运行不息，白天在阳经运行，中午阳气达到鼎盛，晚上在阴经运行，半夜阴气达到鼎盛，最后就像文中所说的，"五十度而复会"，运行了五十圈而相聚在一起。根据气这样的运行特点，《黄帝内经养生大道》提出过一种呼吸养生方法，叫"五十营呼吸法"。

根据计算，气运行一周需要 0.48 小时，在气运行一周的过程中，应当完成270 次呼吸，折算下来一呼一吸的时间应该为 6.4 秒，而我们当下的呼吸速度明显快于《内经》中描述的呼吸速度。其实本篇本质上就是岐伯告诉黄帝，要放慢呼吸的速度，深长且缓和地呼吸对身体是有益的。

黄帝曰：老人之不夜瞑者，何气使然？少壮之人不昼瞑者，何气使然？岐伯答曰：壮者之气血盛，其肌肉滑，气道通，荣卫之行，不失其常，故昼精而夜瞑。老者之气血衰，其肌肉枯，气道涩，五脏之气相搏，其营气衰少而卫气内伐，故昼不精，夜不瞑。

【语译】

黄帝问：老年人夜里睡不着，是什么气造成的？青壮年白天不睡觉，是什么气造成的？岐伯回答说：青壮年气血充盛，肌肉滑利，气道通畅，营卫之气的运行很正常，所以白天很精神，夜里睡得香。老年人气血虚弱，肌肉枯槁，气道艰涩不畅，五脏之气不调和，营气不足且卫气还内扰，所以白天不精神，夜里睡不着。

【解读】

本段以老年人和青年人的睡眠情况为例来说明营卫之气与睡眠的关系。气的运行是有规律可循的，也就是说，气的运行也是"法于阴阳，和于术数"的。要符合生命的节律，就离不开气的正常运行。老年人，气血不足，经脉不通，气没有足够的力量运行，同时气所运行的道路路况还不好，一会儿塌方，一会儿路基下陷，使得气无法顺应天时、运行到其所应该存在的位置，以至于不符合生命的节律，就睡不着了。本段从另一个角度告诉我们，保持经脉通达、气血充盈是比较实际的养生方法。

黄帝曰：愿闻营卫之所行，皆何道从来？岐伯答曰：营出于中焦，卫出于下焦。黄帝曰：愿闻三焦之所出。岐伯答曰：上焦出于胃口上，并咽以上贯膈而布胸中，走腋，循太阴之分而行，还至阳明，上至舌，下足阳明，常与营俱行于阳二十五度，行于阴亦二十五度一周也，故五十度而复大会于手太阴矣。黄帝曰：人有热，饮食下胃，其气未定，汗则出，或出于面，或出于背，或出于身半，其不循卫气之道而出何也？岐伯曰：此外伤于风，内开腠理，毛蒸理泄，卫气走之，固不得循其道，此气慓悍滑疾，见开而出，故不得从其道，故命曰漏泄。

【语译】

黄帝说：我想知道营卫气的循行是从哪里开始的。岐伯回答说：营气是从中焦开始的，卫气是从下焦开始的。黄帝说：我想了解三焦之气是如何生成与走行的。岐伯回答说：上焦起于胃的上口，循着咽部向上走，穿过膈膜并布散到胸中，经过腋下，沿着手太阴经循行的路径走行，回环交会到手阳明经，再向上走行到舌部，然后向下沿着足阳明经走行，与营气一起在阳循行二十五圈，在阴也循行二十五圈，完成一个大循环，所以五十圈后又回到手太阴经。黄帝问：有的人吃很热的食物，食物刚刚到胃，精微之气尚未定型，汗就出来了，有的脸上出汗，有的背上出汗，有的只有身体的某一侧出汗，都不是沿着卫气走行的部位出汗，为什么？岐伯说：这是由于在外受了风邪侵袭，在内又受了食物之热，腠理开了。皮毛受外邪所蒸，腠理开泄，卫气跑了，它肯定不沿着原本的通道走行。卫气勇急迅捷，见到开口便往外走行，所以不能沿着原本的通道走行，这称为漏泄。

【解读】

《灵枢悬解》注：营出于中焦，中焦受气取汁，变化而赤，是谓血也。决气语。卫出于下焦，阳根于下也。卫出下焦，而中焦受谷，泌糟粕，蒸津液，出其精微，上注于肺，化而为血，以奉生身，则营亦出于上焦也。其实营卫皆出于中焦，无非水谷之所化也。上焦出于胃之上口，并咽喉，以上贯胸膈而布胸中，此上焦之部，宗气之所在也。其旁行者，外走两腋，循手太阴肺经之分而行，还至手阳明经，上至于舌，下交足阳明经，常与营气俱行于阳二十五度，行于阴亦二十五度，此昼夜之一周也。故五十度毕，明旦寅时而复大会于手太阴矣。以营气者，宗气之行于经脉者也，宗气位居上焦，故与营气俱行也。

黄帝曰：愿闻中焦之所出。岐伯答曰：中焦亦并胃中，出上焦之后，此所受气者，泌糟粕，蒸津液，化其精微，上注于肺脉，乃化而为血，以奉生身，莫贵于此，故独得行于经隧，命曰营气。黄帝曰：夫血之与气，异名同类，何谓也？岐伯答曰：营卫者精气也，血者神气也，故血之与气，异名同类焉。故夺血者无汗，夺汗者无血，故人生有两死而无两生。

【语译】

黄帝说：我想知道中焦的气是从哪里来的。岐伯回答说：中焦的气也出自胃，排在上焦之后。中焦所受的水谷之气，滤掉糟粕，蒸发津液，运化成为水谷精微，向上输注到肺后生成血来奉养全身，全身最宝贵的物质莫过于此，能够独自通行于十二经脉之中，称为营气。黄帝问：血和气，名字不同却是同类的东西，怎么理解？岐伯回答说：营卫之气都是水谷的精气，血是神的气，所以血和气，名字不同，但确实是同类。因此失血的人不能发汗，脱汗的人不能放血。如果既脱汗又失血，人就会死，如果只出现一种情况，人还有生机。

【解读】

《灵枢悬解》注：中焦亦并胃中，出于上焦之后。后，下也。此中焦之部，中脘之分也。此所受于中宫之气者，泌其糟粕。泌，分也，泌糟粕者，犹酒既酿熟，与糟粕分别之也，蒸为津液。出其精微，上注于肺脉，化而为血，以奉生身，莫贵乎此，所谓中焦受气取汁，变化而赤，是谓血也，故独得行于经隧之中，命曰营气。营化于谷精，卫化于谷气，营卫者，人之精气也。血藏魂，魂生神，神者，血中温气所化也。温气西行，肺金收之，温变为凉，化成肺气。气盛于肺，而究其根本，实原于血，是血者，人之神气所由来也。故血温而升则化气，气清而降则化血，血之与气，其名虽异，其类本同。汗者，卫气之蒸泄，而亦营气所酝酿，是以夺血者无发其汗，夺汗者无出其血。汗脱亦死，血脱亦死，人生有两死而无两生也。

黄帝曰：愿闻下焦之所出。岐伯答曰：下焦者，别回肠，注于膀胱而渗入焉。故水谷者，常并居于胃中，成糟粕，而俱下于大肠，而成下焦，渗而俱下，济泌别汁，循下焦而渗入膀胱焉。黄帝曰：人饮酒，酒亦入胃，谷未熟而小便独先下，何也？岐伯答曰：酒者熟谷之液也，其气悍以清，故后谷而入，先谷而液出焉。黄帝曰：善。余闻上焦如雾，中焦如沤，下焦如渎，此之谓也。

【语译】

黄帝说：我想知道下焦的气是从哪里来的。岐伯回答说：下焦的气是在回肠的地方分别的，是要往下注入膀胱的，是渗入进去的。饮食水谷，一般都在胃中，腐熟成糟粕之后一起进入大肠，然后成了下焦，一边外渗水液一边下行，分别清浊，水液沿着下焦渗入膀胱。黄帝说：人喝酒，酒也一起进入胃里，食物并未腐熟，但是小便自己先下来了，为什么呢？岐伯回答说：酒是腐熟的谷物的津液，它的气强劲又清透，即使在食物之后进入人体，也比谷物先从人体出来。黄帝说：好啊！我明白了上焦的经气像雾一样布散全身，中焦的经气像水中浮泡，下焦的作用像沟渠一样。

【解读】

《灵枢悬解》注：下焦者，州都之会，水别回肠，注于膀胱，而渗入焉。此下焦之部，州都之会所也，故水谷者，常并居于胃中，既成糟粕，俱下于小肠，而成下焦。水谷齐下，谷滓传于大肠，水滓别于大肠，渗而俱下，济泌别汁。济，齐，泌分也，言水谷自此齐分而别汁也。循下焦而渗入膀胱焉。酒者，熟谷之津液也，其气悍以清，较之谷尤为易化，故后谷而入，先谷而出也。风性疏泄，外伤于风，内开腠理，毛蒸理泄，卫气因而走之。此气慓悍滑疾，见其窍开，顺流而出，故不得从其隧道，命曰漏泄。上焦如雾，气盛于上也。下焦如渎，水盛于下也。中焦如沤，气水之交，水欲化气，气欲化水，泡波起灭，象如水沤也。

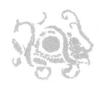

四时气篇第十九

　　本篇主要讲述四时针刺的原则，以及针刺治疗温疟、风痹、飧泄、转筋、徒㽲、着痹、疠风等不同疾病的具体方法。其中，针对徒㽲，提到了针刺放水的治疗手法，为中医外科的发展提供了研究资料。另外，本篇还讨论了如何通过望诊和切诊对疾病状况进行判断与预后。

　　黄帝问于岐伯曰：夫四时之气，各不同形，百病之起，皆有所生，灸刺之道，何者为定？岐伯答曰：四时之气，各有所在，灸别之道，得气穴为定。故春取经、血脉、分肉之间，甚者深刺之，间者浅刺之。夏取盛经孙络，取分间绝皮肤。秋取经腧，邪在腑，取之合。冬取井荥，必深以留之。

【语译】

　　黄帝问岐伯：四时气候的变化，各有不同的性质，各种疾病的发生，都有不同的原因，针灸的原则，根据什么来定？岐伯回答说：四时的邪气各有它停留的部位，针灸的方法应依四时气候与经穴的关系而定。因此，春季取经脉、血脉和分肉之间的间隙，病重的深刺，病轻的刺浅；夏季取气盛的经脉或孙络的穴位，或用只达到分肉之间的透皮浅刺法；秋季取"经穴"和"输穴"，如果邪在六腑，就取"合穴"；冬季取"井穴"和"荥穴"，一定要深刺并留针。

【解读】

本篇名为《四时气》，这里的气指四季气候的变化。我们在前文中讲到过，阴阳之气随着四季的变迁而消长，四季的主气各不相同。春天是风，夏天是暑（火），长夏是湿，秋天是燥，冬天是寒。风、寒、暑、湿、燥、火，这就是"六气"。六气如果太过或不及，或者不当季而有，侵犯人体而产生疾病，就叫作"六淫"。人体本身也会随着季节的不同而产生一些变化，比如说，春天人的脉会弦一些，摸起来"如按琴弦"，夏天人的脉要洪大一些，这些都是天人相感的表现。因此，不同季节易患的疾病受这两方面的影响，治疗的手段也要相应变化。

本段简述了针灸疗法在不同季节的不同。这些不同本质上也是"法于阴阳，和于术数"的表现。春季，阳气不断充盈，整个季节都有生发、向外、向上的力量，病气多为阳邪，更容易侵袭阳位，也就是体表、上半身，即便病气客居于人体，也容易向外发散，所以这时针刺的位置应在人的中层，比如大经脉或血脉和分肉之间。分肉之间指肌肉与肌肉之间或肌肉与经脉血管之间的空隙。到了夏天，阳气已经发展到极盛，人体相对不容易受到病气侵扰，这个时候病气也最容易排出，所以应该针刺人体的浅层和气血特别旺盛的位置。秋天，阳气开始衰落，阴气渐渐旺盛，天地间出现了内收的力量，这个时候一定要防止病气从外向内侵袭人体，所以应该针刺相对中间位置的"经穴"和"输穴"，以防止病气沿经络向内侵犯人体。在这种情况下，如果病气在六腑，因为六腑本身属于脏腑中的阳，并且有泻的功能，所以刺激经络的合穴来帮助病气排出体外就足够了。同理，冬天阴气极盛，阳气内藏，病气也更容易进入人体的深层，所以要深刺治疗，并且要留针刺激气血的运行。这种根据季节不同而变化的针刺方法，也体现了中医"因时制宜"的治疗原则。

温疟汗不出，为五十九痏，风㾛肤胀，为五十七痏，取皮肤之血者，尽取之。飧泄，补三阴之上，补阴陵泉，皆久留之，热行乃止。转筋于阳治其阳，转筋于阴治其阴，皆卒刺之。

【语译】

得了温疟病而不出汗的人，可以针刺治疗热病的五十九个穴位。得了风㾛病而皮肤浮肿的人，可以针刺治疗水病的五十七个穴位，而且要排出皮下的瘀血，要排尽。有飧泄病的人，可以针刺三阴交、阴陵泉穴，用补法，并且都要长时间留针，一定要等到患者觉得针下有热感为止。如果四肢外侧转筋，就治阳经，如果四肢内侧转筋，就治阴经，都用火针刺。

【解读】

本段简述了温疟、风痧、飧泄、转筋的治疗方法。其中，"五十九痏"和"五十七痏"的位置见《灵枢·热病》。

"温疟"是一种先热后寒的疟疾，根据《素问·疟论》，它的病机是冬天感受了寒邪，寒邪当时没有发作，而是潜伏在体内，到了夏天，寒邪感受了暑热而被诱发。

"风痧"是一种水肿病，张志聪说"因汗出遇风，风水之邪留于皮肤而为肿胀也"，就是说，风痧这种病，是因为汗出之时卫表感受了风邪，导致腠理闭塞不通，汗液不能外泄，邪气稽留而发为肿胀。

"飧泄"是一种完谷不化的泄泻，治疗它需要取用三阴交、阴陵泉这两个穴位。为什么取用三阴交、阴陵泉这两个穴位呢？因为这两个穴位都属于足太阴脾经，阴陵泉又是脾经的合穴，用补法针刺这两个穴位，可以起到温补脾阳、驱散寒邪的作用。三阴交还是肝、脾、肾三条阴经的交会穴，我们知道，不仅脾阳虚可以导致泄泻，肾阳虚不能温化水饮、温煦脾经，也会导致泄泻。肾阳虚有一个典型症状就是"五更泻"，即在早上三点到五点，人就会拉肚子，所以针刺三阴交，还可以温肾阳。

"转筋"指的是肌肉抽搐拘挛，也就是抽筋。

徒疢，先取环谷下三寸，以铍针针之，已刺而筒之，而内之，入而复之，以尽其疢，必坚，来缓则烦悗，来急则安静，间日一刺之，疢尽乃止。饮闭药，方刺之时徒饮之，方饮无食，方食无饮，无食他食，百三十五日。著痹不去，久寒不已，卒取其三里。骨为干，肠中不便，取三里，盛泻之，虚补之。疠风者，素刺其肿上，已刺，以锐针针其处，按出其恶气，肿尽乃止，常食方食，无食他食。

【语译】

单纯的水肿，可取脐下三寸的关元穴，用铍针来扎，扎过以后用竹筒样中间空的针插进针孔放水，多扎几次，将水放尽，之后必须坚实地束住患者的身体，

张其成全解黄帝内经·灵枢

束得松，患者会觉得胸中烦闷，束得紧，患者会比较安静，要隔一天刺一次，直到水肿退尽为止，并且可以内服通闭利水的药物，在初刺时只能喝药，刚喝了药不能进食，刚进了食不能喝药，禁食对水肿病不利的食物一百三十五天。罹患着痹，经久不愈，寒冷不解，可用火针刺足三里穴。大小肠功能失常，取足三里穴，实证用泻法，虚证用补法。麻风病可针刺肿起的部位，刺后再用锐利的针刺其患处，用手按压，出其恶气或瘀血，直到肿消为止。要吃对疾病恢复有好处的食物，不可吃其他不利于调理疾病的食物。

【解读】

本段讨论了徒㾓、着痹、疬风的治疗方法。可以把这里的"徒㾓"与前面的"风㾓"对比来看。风㾓水肿主要是外邪壅遏肌肤、水液蓄停所致，病位在肌腠分肉之间。徒㾓这种没有风邪在内的单纯水肿就不同了，《素问·汤液醪醴论》提出："其有不从毫毛而生，五脏阳以竭也。"毫毛而生，即发病在肌腠，风㾓属于这一类型。徒㾓"不从毫毛而生"，它的病机为脏腑阳气虚衰，因此水饮聚停，不能气化与排出，发为水肿。关于它的治疗，原文提到的"环谷下三寸"究竟在什么位置，是存在争议的。环谷这个穴位并不存在，马元台认为可能是足少阳胆经环跳穴下三寸的风市穴，杨上善认为环谷指的应该是脐中，其下三寸是关元穴，关元穴是元阴元阳交关之处，具有补益下焦之气、通利小便的作用。根据文中描述的放水方法和治疗后紧束的处理，我们认为关元穴的说法比较合理。

针刺放水类似于现代医学的抽腹水。现代医学的抽腹水有一个重要原则，就是不能一次抽太多，抽太多会导致腹压骤降，之前因腹水的压力而压缩的血管就会急剧充盈，导致心、脑的血流量减少，血压降低，这是非常危险的。而几千年前的古人是怎样解决这个问题的呢？本段提到，在放掉水肿之水后，要紧紧地束缚住患者的腹部，这就实现了对患者腹部的人工增压。放掉腹水之后，还要配合利水的药物来进一步利水消肿。

腹中常鸣，气上冲胸，喘不能久立，邪在大肠，刺肓之原、巨虚上廉、三里。小腹控睾，引腰脊，上冲心，邪在小肠者，连睾系，属于脊，贯肝肺，络心系。气盛则厥逆，上冲肠胃，熏肝，散于肓，结于脐，故取之肓原以散之，刺太阴以予之，取厥阴以下之，取巨虚下廉以去之，按其所过之经以调之。

【语译】

腹内常鸣响，气上冲到胸部，气喘而不能久站，这是病邪在大肠的表现，可针刺气海、上巨虚、足三里穴。小腹部牵引睾丸，痛感连及腰脊，向上冲到心的位置，这是病邪在小肠的表现。小肠连及睾丸的系脉，向后附属于脊椎，其经脉穿过肝肺，绕络于心系。如果小肠病气盛，就会厥气上逆，上冲肠胃，熏灼肝脏，散于肓膜，结于肚脐，所以应取气海穴来散所结之气，再刺手太阴肺经的穴位来补气，刺足厥阴肝经的穴位来散邪气，取下巨虚穴以去小肠的病邪，同时还要按压出现症状的经脉，选择穴位进行调治。

【解读】

本段叙述了邪气在大小肠的疾病表现和治疗方法，这两种病症的共同点是都有邪气上逆。经络就像人体的河道，气机像水流一样在其中运转，正常情况下，水流的方向是一定的，但假如邪气过盛，它就会逆着经脉上行，形成气逆。不同的经络在人体运行的路线不同，所以大肠和小肠的气逆症状也不同。根据《灵枢·经脉》篇，手阳明大肠经"络肺，下膈，属大肠"，气逆则从大肠上冲到胸，影响到肺脏的生理功能。手太阳小肠经"络心，循咽，下膈，抵胃，属小肠"，气逆则会冲击胃、肝。

善呕，呕有苦，长太息，心中憺憺，恐人将捕之，邪在胆，逆在胃，胆液泄则口苦，胃气逆则呕苦，故曰呕胆。取三里以下胃气逆，则刺少阳血络以闭胆逆，却调其虚实，以去其邪。饮食不下，膈塞不通，邪在胃脘。在上脘，则刺抑而下之，在下脘，则散而去之。小腹痛肿，不得小便，邪在三焦约，取之太阳大络，视其络脉与厥阴小络结而血者，肿上及胃脘，取三里。

【语译】

患者时常呕吐，呕出苦水，叹长气，心中恐惧不安，像害怕有人来捉他的样子，这是病邪在胆，而后气逆于胃。胆汁外泄就会口苦，胃气上逆就会呕出苦水，所以叫呕胆，应取足三里穴针刺以降胃之逆气，并刺足少阳胆经的血络来阻止胆气上逆，再根据患者病症的虚实来调理以祛除病邪。如果饮食不往下行，膈间气塞不通，这是邪在胃脘。若是上脘不通，可用针刺以抑制上逆之气；若是下脘不通，可用针刺以疏散气结、积滞。小腹肿痛，小便难解，是邪在三焦，约束而不通，可取足太阳膀胱经的委阳穴，看它的络脉与厥阴经的小络，如果有瘀血结聚就放其瘀血，若是肿胀上至胃脘部，就针刺足三里穴。

【解读】

本段叙述了呕苦、嗌噎的病位、病机、表现与治疗原则。文中说到有口苦病的时候，患者会恐惧不安，这一点值得注意。《素问·灵兰秘典论》说："胆者，中正之官，决断出焉。"胆主中正，主决断、勇怯，当病气客居于胆的时候，心中便会惊惶不安定。

平素情志的不和也会伤及相关的脏腑。在临床上，肝脾疾病常通过情志来协助定位，就是因为思虑太过容易伤脾，而易怒或忧愁容易伤肝。

文中提到如果小便难解，就是邪气客居于三焦，也就是三焦被邪气约束住了。三焦通调水道，《灵枢·本输》说"三焦者，中渎之腑也，水道出焉，属膀胱"，它如果被约束了，水道就会不通畅。后世对三焦的功能做了延展发挥，认为它还是一身之气上下运行的通道，有赖于它的存在，元气、宗气等人体之气才能布散于五脏六腑，到达全身。

睹其色，察其目，知其散复者，视其目色，以知病之存亡也。一其形，听其动静者，持气口人迎以视其脉，坚且盛且滑者病日进，脉软者病将下，诸经实者病三日已。气口候阴，人迎候阳也。

【语译】

观察病人的面色，看他眼睛有神与否，可以知道正气的消散或者恢复的情况；观察他的眼睛和面色，可以知道病邪的存留与亡失的情况。医者要全神贯注，体察病人的脉象动静如何，切诊气口与人迎的脉象，脉象坚实盛大且滑利，表示病情会日渐加重，脉象软弱且不坚实，表示病情将要好转，所有经脉都搏动有力是正气充足的表现，表示病情大概三天就会痊愈。气口属脏脉，可以候察人体阴气；人迎属腑脉，可以候察人体阳气。

【解读】

本段提出了通过观察面色、眼睛，以及脉诊，来判断疾病的状况与预后的方法。面部的色泽反映着人体气血的变化，能够很直观地表现脏腑的健康状况。从颜色来说，面色分为五种：青、赤、黄、白、黑。当五脏患病时，相应的五种病色就会浮现。但要注意，并不是只要出现了这五种色泽就是病态的，《素问·脉要精微论》里说"夫精明五色者，气之华也，赤欲如白裹朱，不欲如赭；白欲如鹅羽，不欲如盐；青欲如苍璧之泽，不欲如蓝；黄欲如罗裹雄黄，不欲如黄土；黑欲如重漆色，不欲如地苍"，意思是如果五色是有光泽的，而不是枯槁无华，那就是健康的，判断的重点，在于有神与否。

对于疾病的判断，除了有神与否，还有有"根"与否。这里的"根"指的是胃气。在切脉的时候，要判断一个人身体怎样，预后是否良好，要看他的脉是不是有"根"，如果有"根"，那么病情就不太危险。

总之，本篇首先提出了四时针刺的原则，然后讨论了八种杂病与五种邪在腑的表现，以及它们的针刺方法，更具象地说明了因时制宜的原则。

可于皮肤浅表刺血络放血治疗的，有风疹肤胀、呕苦、小便不利等疾病。治疗风疹所取的五十七个腧穴大部分位于督脉、足太阳膀胱经、足阳明胃经，治疗呕苦取足少阳胆经，治疗小便不利取足太阳膀胱经之大络，这些疗法皆符合"夏取盛经孙络，取分间绝皮肤"的原则。

选用足三里、阴陵泉等合穴治疗的，有飧泄、肠中不便、邪在大小肠等疾病。胃肠皆为阳腑，其治疗符合首段秋季"邪在腑，取之合"的原则。

中医讲究天人感应，它的诊断和治疗一定要遵循天道的变化，对应四时气候的转变，这是中医的核心思想之一，也是经过临床检验的、行之有效的基本原则。

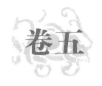

卷五

五邪篇第二十

本篇主要阐述病邪侵袭五脏所产生的一系列症状及相应的驱邪外出的针刺手法。

邪在肺，则病皮肤痛，寒热，上气喘，汗出，咳动肩背。取之膺中外腧，背三节五脏之傍，以手疾按之，快然，乃刺之，取之缺盆中以越之。

【语译】

病邪侵袭肺脏就会皮肤疼痛，恶寒发热，气上逆而喘，出汗，咳嗽剧烈并牵引到肩背作痛。治疗时可取侧胸上部的中府穴、云门穴，以及背部第三胸椎旁的肺俞穴。针刺时，先以手快速地按压所取的穴位，等病人有舒快感了再进针。同时，还可以取两缺盆正中间的天突穴，以散解病人肺中的邪气。

【解读】

本段阐述了病邪侵袭肺脏所产生的一系列症状及相应的驱邪外出的针刺手法。

邪在肝，则两胁中痛，寒中，恶血在内，行善掣，节时脚肿，取之行间以引胁下，补三里以温胃中，取血脉以散恶血，取耳间青脉，以去其掣。

【语译】

病邪侵袭肝脏就会两胁间痛，寒邪滞留在中，瘀血滞留在内，走路时经常关节牵引作痛，并且时有小腿肿的症状。治疗时可取行间穴以引胁肋间的郁结之气下行，并取足三里穴以温养脾胃，同时对有瘀血的络脉，可用刺法以散瘀血，再取耳轮后青络上的瘈脉穴，以缓解牵引痛。

【解读】

本段阐述了病邪侵袭肝脏所产生的一系列症状及相应的化瘀散结止痛的针刺手法。

邪在脾胃，则病肌肉痛。阳气有余，阴气不足，则热中善饥；阳气不足，阴气有余，则寒中肠鸣腹痛。阴阳俱有余，若俱不足，则有寒有热，皆调于三里。

【语译】

病邪侵袭脾胃便会肌肉疼痛。如果阳气有余、阴气不足，就会内热、消谷善饥；如果阳气不足、阴气有余，就会内寒、肠鸣、腹痛；如果阴阳均有余或不足，就会兼有内寒与内热。这些病症都可通过针刺足三里穴来进行调治。

【解读】

本段阐述了病邪侵袭脾胃所产生的一系列症状及相应的取穴治疗方法。

邪在肾，则病骨痛阴痹。阴痹者，按之而不得，腹胀腰痛，大便难，肩背颈项痛，时眩。取之涌泉、昆仑，视有血者尽取之。

【语译】

病邪侵袭肾脏就会骨痛，这是一种阴痹。所谓阴痹，就是痛无定处，用手按压时却找不到具体位置。病邪侵袭肾脏的症状还有腹胀、腰痛、大便困难，肩、背、颈、项等处僵硬疼痛，经常感到头晕目眩。治疗时可取涌泉穴、昆仑穴，凡有瘀血的现象，都可针刺放血。

【解读】

本段阐述了病邪侵袭肾脏所产生的一系列症状及相应的取穴治疗方法。

张其成全解黄帝内经·灵枢

邪在心，则病心痛喜悲，时眩仆。视有余不足而调之其输也。

【语译】

病邪侵袭心脏就会心区疼痛，容易悲伤，经常晕眩跌倒。治疗时要先分析病症的虚实，然后取治于本经的输穴。

【解读】

本段阐述了病邪侵袭心脏所产生的一系列症状及相应的取穴治疗方法。

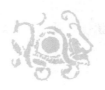

寒热病篇第二十一

本篇论述了皮肤寒热、肌寒热、骨寒热等寒热病的症候、治疗方法和预后，讨论了天牖五部的部位和主治，并对热厥、寒厥的症候表现、治疗方法等做了详细的介绍。

皮寒热者，不可附席，毛发焦，鼻槁腊，不得汗。取三阳之络，以补手太阴。肌寒热者，肌痛，毛发焦而唇槁腊，不得汗。取三阳于下以去其血者，补足太阴以出其汗。骨寒热者，病无所安，汗注不休。齿未槁，取其少阴于阴股之络；齿已槁，死不治。骨厥亦然。骨痹，举节不用而痛，汗注烦心。取三阴之经，补之。身有所伤血出多，及中风寒，若有所堕坠；四支懈惰不收，名曰体惰。取其小腹脐下三结交。三结交者，阳明、太阴也，脐下三寸关元也。厥痹者，厥气上及腹。取阴阳之络，视主病也，泻阳补阴经也。

【语译】

皮肤寒热病具体表现为皮肤感到非常疼痛甚至不能挨着席子、毛发焦黄、鼻腔干燥、汗出不来。针刺治疗时，应该泻足太阳膀胱经的络脉之热，并补手太阴肺经。肌寒热病具体表现为肌肉疼痛、毛发干枯、口唇因无津液滋润而干裂、身上没有汗。治疗时，应该针刺足太阳膀胱经以祛除存留的瘀血，再补足太阴脾经的正气以使病人出汗，出汗代表着痊愈的可能性很大。骨寒热病具体表现为焦虑不安、不停地出汗。治疗时，要检查牙齿，如果牙齿还未枯槁，说明还有阴气存在，可针刺足少阴肾经的络脉。如果牙齿已经枯槁，就是不治之症。骨厥病也是这样来诊治的。骨痹病具体表现为关节活动不畅且伴随着疼痛、汗出不止、心烦意乱。治疗骨痹病，应补三阴经。当身体有伤出血多，且又受了风寒外邪，心中就会有种高处坠落的眩晕感，四肢也感到无力，这种病叫作体惰。治疗时，要针刺病人小腹之下的三结交处，也就是肚脐下三寸处的关元穴。厥痹是因为厥逆之气逆行至腹部所致。治疗时，应针刺阴经或者阳经的络脉，根据主要的病症来泻阳或补阴。

【解读】

本段详述了皮肤寒热、肌寒热、骨寒热、骨痹、体惰、厥痹等的症候及其治疗方法。络穴在治疗上面提到的疾病的时候起到了非常重要的作用。络穴的功能就是恢复气血的正常运行。寒热病在表皮肌肤的时候，症状类似风寒引起的感冒，鼻子发干，身上不出汗，皮肤很干。这个时候病位比较浅，要泻足太阳膀胱经之热并补手太阴肺经，因为肺主皮毛。更进一步，寒热病由皮入肌，肌肉疼痛，嘴唇干燥，身体不出汗，这时候针刺泻足太阳膀胱经之阳可以补足太阴脾经之阴，以达到汗出而愈的目的。再进一步，寒热病入骨了，肾主骨，这时候人就会疼痛不安，同时会不停地出汗，如果牙齿还未枯槁，说明阴气还有存留，治疗上应取腿内侧的足少阴肾经。如果牙齿枯槁了，就很难治愈了。体惰表现为四肢乏力、不愿意活动，这是出血过多已经内虚，再加上外面受风寒导致的，治疗上应取肚脐下三寸的关元穴。因为关元穴是阳明、太阴和任脉交会的地方，所以叫三结交。厥痹病是由气返逆到腹部引发的，治疗时要根据主病来采取补或泻的方法。

颈侧之动脉人迎。人迎，足阳明也，在婴筋之前。婴筋之后，手阳明也，名曰扶突。次脉，手少阳脉也，名曰天牖。次脉，足太阳也，名曰天柱。腋下动脉，臂太阴也，名曰天府。阳迎头痛，胸满不得息，取之人迎。暴喑气鞕，取扶突与舌本出血。暴聋气蒙，耳目不明，取天牖。暴挛痫眩，足不任身，取天柱。暴瘅内逆，肝肺相搏，血溢鼻口，取天府。此为天牖五部。

【语译】

　　颈侧的动脉上有一个穴位称作人迎穴，它是足阳明胃经经过的地方，在婴筋部位之前。在婴筋后方的是属于手阳明大肠经的扶突穴。在手阳明大肠经之后的是手少阴心经，有一个穴位称作天牖穴。在手少阴心经之后的是足太阳膀胱经，有一个穴位称作天柱穴。腋窝下方的动脉属于手太阴肺经，有一个穴位称作天府穴。当邪气上冲于阳经的时候，人会出现头痛、胸中满闷、呼吸不通畅的症状，针刺治疗时应取人迎穴。突发的失音、喉舌僵硬，针刺治疗时应取扶突穴并点刺舌根处放血。突发的耳聋、经气蒙蔽、耳不聪目不明，针刺治疗时应取天牖穴。突发的拘挛、癫痫、眩晕、腿软不能站立，针刺治疗时应取天柱穴。突然的热渴、口鼻出血、胸腹处的气机上冲，针刺治疗时应取天府穴。以上所取的五个穴位，天牖穴居于中间位置，其他四穴围绕在它的四周，故称作天牖五部。

【解读】

　　本段提出了"天牖五部"的概念、部位以及可以治疗的疾病。"天"指头，"牖"指窗户，"天牖五部"指集中在人头面部的五个穴位，包括人迎、扶突、天牖、天府和天柱。除了天府穴外，其他四个穴位均位于人的头面部。头在中医学里又称作六阳之会，也就是人体的阳经聚集的地方，阳气自此顺着经脉向下走。取穴天牖五部主要是为了降气。阳气升到这个位置就到头了，再上升人就会感到不舒服，像晕厥、癫痫、聋哑的病机都属于气逆，所以需要针刺相应的穴位把上升的多余的阳气降下来。

　　臂阳明有入頄遍齿者，名曰大迎，下齿龋取之。臂恶寒补之，不恶寒泻之。足太阳有入頄遍齿者，名曰角孙，上齿龋取之，在鼻与頄前。方病之时其脉盛，盛则泻之，虚则补之。一曰取之出鼻外。足阳明有挟鼻入于面者，名曰悬颅，属口，对入系目本，视有过者取之，损有余，益不足，反者益甚。足太阳有通项入于脑者，正属目本，名曰眼系，头目苦痛取之，在项中两筋间，入脑乃别阴蹻、阳蹻，阴阳相交，阳入阴，阴出阳，交于目锐眦，阳气盛则瞋目，阴气盛则瞑目。热厥取足太阴、少阳，皆留之；寒厥取足阳明、少阴于足，皆留之。舌纵涎下，烦悗，取足少阴。振寒洒洒，鼓颔，不得汗出，腹胀烦悗，取手太阴。刺虚者，刺其去也；刺实者，刺其来也。

【语译】

手阳明大肠经进入颧骨下方而遍布齿根，有一个穴位叫作大迎穴，当下齿龋痛时，应取手阳明大肠经的大迎穴进行针刺治疗。臂部恶寒的病可以用补法治疗，臂部不恶寒的病可以用泻法治疗。足太阳膀胱经进入颧骨上方而遍布齿根，有一个穴位叫作角孙穴，当上齿龋痛时，应取足太阳膀胱经的角孙穴进行针刺治疗，也可以取位于鼻与颧骨之间的穴位进行针刺治疗。刚发病时往往脉盛，气盛用泻法，气虚用补法。上齿痛还可以针刺鼻孔外侧的禾髎、迎香这两个穴位。足阳明胃经循行于鼻两侧进入面部，有一个穴位叫作悬颅穴，经脉下行连接着口的部位，上行的部分进入对侧的目本，当诊视观察到该处有病变时，可针刺悬颅穴来治疗，实则泻之，虚则补之，否则会加重病情。足太阳膀胱经循行脖项之后深入脑内，然后与眼睛深处相连接，称为目系。如果头痛、目痛，可以针刺项中两筋之间的玉枕穴来治疗。这条经脉在进入脑后还会进入阳跷和阴跷的经脉，路线是阴阳相交的，即阳入于阴，阴出于阳，并交会于内眼角。若阳气过盛，双目就会瞋张，若阴气过盛，双目就会闭合。治疗热厥证，可以针刺足太阴脾经与足少阳胆经的腧穴，而且都要留针一段时间。治疗寒厥证，可以针刺足阳明胃经与足少阴肾经的腧穴，而且都要留针一段时间。若舌头纵滞于唇外而不收、口涎流出、心中烦闷，要取足少阴肾经的腧穴进行针刺治疗。怕冷、鼓腮、没有汗、腹胀、心中烦闷，要取手太阴肺经的腧穴进行针刺治疗。刺虚证用补法，刺在气流失的出口；刺实证用泻法，刺在气来的地方。

【解读】

本段描述了头面位置相关经络的走行路线及相关疾病的治疗方法，同时还描述了热厥证、寒厥证的治疗方法，以及针刺实虚时的原则。手足阳明经和足太阳膀胱经都与人的口和牙齿关系密切，并且连于口和牙齿，足太阳膀胱经还入脑，跟眼睛有关联，所以针刺这两条经脉可以治疗面部、口部、脑部的疾病。

春取络脉，夏取分腠，秋取气口，冬取经输，凡此四时，各以时为齐。络脉治皮肤，分腠治肌肉，气口治筋脉，经输治骨髓、五脏。

身有五部：伏兔一；腓二，腓者腨也；背三；五脏之腧四；项五。此五部有痈疽者死。

病始手臂者，先取手阳明、太阴而汗出；病始头首者，先取项太阳而汗出；病始足胫者，先取足阳明而汗出。臂太阴可汗出，足阳明可汗出。故取阴而汗出甚者，止之于阳；取阳而汗出甚者，止之于阴。凡刺之害，中而不去则精泄，不中而去则致气；精泄则病甚而恇，致气则生为痈疽也。

四季针刺的规律是春季取络脉间的穴位；夏季取腠理间的穴位；秋季取气口部的穴位；冬季取经穴。四季的针刺各以每个季节的时令来确定取穴位置。取络脉的穴位可以治疗皮肤的病症，取腠理的穴位可以治疗肌肉的病症，取气口的穴位可以治疗筋脉的病症，而针刺经穴则能治疗骨髓和五脏的疾病。

身体有五个重要部位：一是大腿前方的伏兔部；二是小腿肚部；三是背部的督脉部；四是背部的五脏腧穴所居的部位；五是颈项间的督脉部。发生在这些地方的痈疽会使人没有生机。

疾病始于手臂处的，针刺手阳明大肠经与手太阴肺经可以发汗散邪；疾病始于头面处的，针刺脖子后部太阳经的穴位可以发汗；疾病始于腿脚处的，针刺足阳明胃经的穴位可以发汗。针刺手太阴肺经和足阳明胃经的穴位都可以发汗，针刺阴经的穴位而出汗过多时，可以针刺对应阳经的穴位来止汗。针刺阳经的穴位而出汗过多时，可以针刺对应阴经的穴位来止汗。误用刺法的危害有：已刺中病而不拔针，会使精气耗散外泄；尚未刺中病就迅速地出针，会使邪气积聚不散。精气耗散外泄会加重病情并使病人惶恐不安，邪气积聚不散会生痈疽。

【解读】

这几段简述了应对不同季节、病位时针刺的原则，与之前《灵枢·四时气》所提到的原则一致。此外，本段还介绍了皮、肌、骨寒热证以及骨痹、热痹等寒热证的症状与治疗方法，同时描述了人体关键的五个部位，这五个部位是人体经脉聚集和循行的地方，一旦患上痈疽，就无法简单地采取手术的方法切除，所以很难治愈，必须引起重视。本段还提出了在针刺治疗时应该注意的重要法则——"取阴而汗出甚者，止之于阳；取阳而汗出甚者，止之于阴"，这是临床上常用的治疗法则。"刺之害"明确地指出了"中病"在中医治疗中的重要性，过与不及均不合乎中和的原则，故都是有危害的。

本篇着重于邪气在皮、骨和肌肤的寒热证的论治，在皮肤的寒热证取足太阳膀胱经与手太阴肺经以排热；肌寒热证需要刺血排热，然后补足太阴脾经；骨寒热证需要刺大腿内侧的足少阴肾经的络穴。本篇还指出了天牖五部对气厥证的影响。

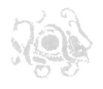

癫狂篇第二十二

"癫"与"狂"是两种神志异常的疾病。本篇论述癫狂的发病原因、症状及其针刺、艾灸治疗的方法，某些癫狂疾病的预后也有所涉及。此外，本篇对风逆、厥逆的症治也做了简要的叙述。本篇着重围绕癫狂的有关问题进行论述，故名为《癫狂》。

目眦外决于面者，为锐眦；在内近鼻者为内眦；上为外眦，下为内眦。癫疾始生，先不乐，头重痛，视举目赤，甚作极已，而烦心，候之于颜，取手太阳、阳明、太阴，血变而止。癫疾始作，而引口啼呼喘悸者，候之手阳明、太阳，左强者攻其右，右强者攻其左，血变而止。癫疾始作先反僵，因而脊痛，候之足太阳、阳明、太阴、手太阳，血变而止。治癫疾者，常与之居，察其所当取之处。病至，视之有过者泻之，置其血于瓠壶之中，至其发时，血独动矣。不动，灸穷骨二十壮。穷骨者，骶骨也。

【语译】

眼角向外开裂于面颊的一侧叫作锐眦，靠近鼻子的一侧叫作内眦；眼睛上半部分对应锐眦，下半部分对应内眦。癫病开始发作的时候，病人先是闷闷不乐，头部沉重疼痛，眼直上视，两眼全发红，当进一步加重时，会心中烦乱不宁。诊断的时候，可以通过天庭——额头的色泽来预知癫病的发作。治疗这一类型的癫病时应针刺手太阳小肠经、手阳明大肠经和手太阴肺经的穴位，放掉病人的恶血，等到血色转为正常以后止针。癫病开始发作的时候，病人口角由于牵引而歪斜，嘴里发出啼叫的声音，并有喘促、心悸症状，应当选取手阳明大肠经、手太阳小肠经的穴位来治疗，左侧僵硬的，针刺右侧的穴位放血，右侧僵硬的，针刺左侧的穴位放血，等到血色转为正常以后止针。癫病开始发作的时候病人会角弓反张，因而脊柱疼痛，治疗时应选取足太阳膀胱经、足阳明胃经、足太阴脾经、手太阳小肠经的穴位来放血治疗，等到血色变得正常之后才能止针。治疗癫病时，医生应当常与病人住在一处，观察病人的病情变化并决定应当取什么穴位来治疗。癫病发作时，如果病人有实邪，就用针刺放血的方法，将放出的血放在葫芦内，等到再复发时，这部分血会动；如果不动，可灸穷骨二十壮。所谓"穷骨"，就是骶骨（长强穴）。

【解读】

"癫"与"狂"是两种神志异常的疾病。对于癫、狂、痫三者，《内经》中并未做明显的区分，直到金元时期，各类医典中才逐渐做了区分。本篇所说的"癫疾"指"癫痫"。

本段详细论述了癫疾不同发病时期的主要特点和治疗方法，可见古代医家对这一疾病病情观察之细致。

骨癫疾者，顑齿诸腧分肉皆满，而骨居，汗出烦悗。呕多沃沫，气下泄，不治。筋癫疾者，身倦挛急大，刺项大经之大杼脉。呕多沃沫，气下泄，不治。脉癫疾者，暴仆，四肢之脉皆胀而纵。脉满，尽刺之出血；不满，灸之挟项太阳，灸带脉于腰相去三寸，诸分肉本输。呕多沃沫，气下泄，不治。癫疾者，疾发如狂者，死不治。

【语译】

病已深入到骨的骨癫病，病人腮、齿部的腧穴及分肉之间都感到胀满，而且病人骨骼僵直，出很多汗，胸中烦闷。如果病人呕吐出很多白沫，并且气泄于下，就是不治之症。病已深入到筋的筋癫病，病人因筋肉拘挛而身体蜷缩，筋脉拘急，脉大，治疗时应针刺颈项后面足太阳膀胱经的大杼穴。如果病人已经呕吐出很多白沫，而又气泄于下，就是不治之症。病已深入到脉的脉癫病，病人会突然跌倒，四肢的脉都胀满而纵缓。当经脉胀满时，要针刺放血；如果经脉不满，可以灸颈项两侧的足太阳膀胱经，并灸带脉上距腰三寸的部位，这两个部位经脉上的分肉和腧穴，都是可以酌情取用的。如果病人已经呕吐出很多白沫，而又气泄于下，就是不治之症。各种癫疾，如果发作时像狂证一样，就是不治之症。

【解读】

本段论及癫疾日久，反复发作，厥逆之气便深入筋脉骨骼，而有骨癫疾、筋癫疾、脉癫疾和癫发如狂四种类型，这四种癫疾预后均较差。《灵枢经集注》便说："病入骨髓，虽良医无所用其力，故不列救治之法。"《类经·针刺类》亦说："今以癫疾而如狂者，阳邪盛极而阴之竭也，故死不治。"

狂始生，先自悲也，喜忘苦怒善恐者，得之忧饥，治之取手太阴、阳明，血变而止，及取足太阴、阳明。狂始发，少卧不饥，自高贤也，自辩智也，自尊贵也，善骂詈，日夜不休，治之取手阳明、太阳、太阴、舌下少阴，视之盛者，皆取之，不盛，释之也。狂言、惊、善笑、好歌乐、妄行不休者，得之大恐，治之取手阳明、太阳、太阴。狂，目妄见、耳妄闻、善呼者，少气之所生也，治之取手太阳、太阴、阳明、足太阴、头、两顑。狂者多食，善见鬼神，善笑而不发于外者，得之有所大喜，治之取足太阴、太阳、阳明，后取手太阴、太阳、阳明。狂而新发，未应如此者，先取曲泉左右动脉，及盛者见血，有顷已，不已，以法取之，灸骨骶二十壮。

【语译】

狂证开始发生的时候，患者先悲伤、健忘、容易发怒、时常恐惧，这是由于过度忧愁与饥饿所致。治疗时应先针刺手太阴肺经、手阳明大肠经的腧穴放血，等到患者血色转为正常以后止针，然后取足太阴脾经、足阳明胃经的腧穴针治。狂证开始发作的时候，患者不想睡觉，不知饥饿，自认为是最贤德、最聪明、最尊贵的人，好骂人，日夜不休。治疗时可针刺手阳明大肠经、手太阳小肠经、手太阴肺经的腧穴及手少阴心经舌下的穴位。针刺前要观察这些经脉，凡是气血充盛的都可以针刺，不充盛的不可针刺。患者语言狂妄、易惊、常发笑、喜欢唱歌、到处乱走而不停止，这是由于大恐所致，治疗时可针刺手阳明大肠经、手太阳小肠经、手太阴肺经的腧穴。狂证发作时，患者有幻视幻听、好喊叫的症状，这是由于神气衰少所致，治疗时可针刺手太阳小肠经、手太阴肺经、手阳明大肠经、足太阴脾经及头和两腮部的腧穴。发狂的人，特别能吃，时常看到鬼神，常笑但是不发出声音，这是由于喜乐过度所致，治疗时可先针刺足太阴脾经、足太阳膀胱经、足阳明胃经的腧穴，后针刺手太阴肺经、手太阳小肠经、手阳明大肠经的腧穴。狂证初起时，如果还没有见到上述症状，可先针刺左右曲泉穴的动脉，血脉盛的用针放血，不久就可以痊愈了。如果仍然没有治愈，可再用上述治法，并灸骶骨二十壮。

【解读】

狂证是一种神志异常的病症，临床表现为神志狂乱、动作狂越、躁扰不宁，甚至毁物打人，相当于现在的躁狂抑郁性精神病。

本段描述了狂证的分类、病症特点、治疗方法等。

风逆暴四肢肿，身漯漯，唏然时寒，饥则烦，饱则善变，取手太阴表里，足少阴、阳明之经，肉清取荥，骨清取井、经也。

厥逆为病也，足暴清，胸若将裂，肠若将以刀切之，烦而不能食，脉大小皆涩，暖取足少阴，清取足阳明，清则补之，温则泻之。厥逆腹胀满，肠鸣，胸满不得息，取之下胸二胁咳而动手者，与背腧以手按之立快者是也。内闭不得溲，刺足少阴、太阳与骶上以长针，气逆则取其太阴、阳明、厥阴，甚取少阴、阳明动者之经也。少气，身漯漯也，言吸吸也，骨酸体重，懈惰不能动，补足少阴。短气，息短不属，动作气索，补足少阴，去血络也。

【语译】

风逆病是因外受风邪而厥气内逆导致的疾病，症状见四肢突然肿胀，身体像被水淋了一样发冷、战栗并发出唏嘘声，饥饿时心中就烦乱，吃饱后又多动且不安。治疗的时候应该针刺手太阴肺经和与之相对应的手阳明大肠经及足少阴肾经和足阳明胃经的腧穴。如果病人感到肌肉清冷，可针刺上述各经的荥穴；如果病人感到骨中寒冷，应针刺上述各经的井穴。

厥逆病的症状是两足突然清冷，胸中痛得像要裂开一样，肠中痛得如刀切一样，心中烦乱而不能进食，脉无论大小都兼涩象。治疗时，身体温暖的可针刺足少阴肾经的腧穴，身体清冷的可针刺足阳明胃经的腧穴。身体清冷的当用补法，身体温暖的当用泻法。厥逆病，症状见腹胀、肠鸣、胸中闷满而呼吸不利的，治疗时应针刺胸下左右两胁部、咳嗽应手处的穴位（章门、期门），再针刺背部的穴位——用手按压觉得舒快的穴位就是应刺的穴位。如果患者内闭而且小便不通，治疗时可取足少阴肾经与足太阳膀胱经，用长针刺两经骶骨上的穴位。如果气逆，就针刺足太阴脾经、足阳明胃经的腧穴。病情严重的，应针刺足少阴肾经与足阳明胃经以及发生病变对应经络的穴位。如果病人正气衰少、全身战栗，说话时还发出唏嘘的声音，骨节酸、身体沉重、四肢乏力不愿活动，治疗时应施针补足少阴肾经之气。如果病人气短、呼吸急迫短促且不能连续，身体只要有动作就会上气不接下气，治疗时应施针补足少阴肾经之气，有血络瘀阻的，还要针刺放掉瘀血。

【解读】

这两段介绍了风逆、厥逆的症状与治疗方法。

本篇分别介绍了癫、狂、风逆与厥逆的病症与疗法，虽然它们都表现出了精神状态的不稳定，但本篇的重点在于让我们认识到它们是不同的，只有认识清楚疾病，才能对其采取正确的治疗方法。

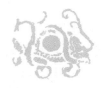

热病篇第二十三

本篇论述偏枯、痱和各种热病的症状及其治疗方法和预后等，尤其关注热病，故篇名为《热病》。本篇还讲述治疗热病的五十九刺，即在五十九个穴位上进行针刺。

偏枯，身偏不用而痛，言不变，志不乱，病在分腠之间，巨针取之，益其不足，损其有余，乃可复也。痱之为病也，身无痛者，四肢不收，智乱不甚，其言微知，可治；甚则不能言，不可治也。病先起于阳，后入于阴者，先取其阳，后取其阴，浮而取之。

【语译】

偏枯病的症状是身体的一侧不能随意运动而且疼痛，但是言语如常，神志清楚。这是病邪在分肉腠理之间的表现，用大针刺治，补益不足的正气，祛除有余的邪气，就能恢复正常。痱的症状是全身并无疼痛，但是四肢弛缓不收，神志虽乱但不严重，如果讲话声音微弱但可辨析，尚可治疗，如果病重而不能讲话，就无法治愈了。这种病如果是起始于阳分而后转入阴分的，应当先治阳分而后再治阴分，用浅刺的方法。

【解读】

本段描述了偏枯和痱两种肢体行动能力下降或丧失的疾病的症状与治法。

偏枯，也叫半身不遂。造成半身不遂的原因很多，中医认为偏枯是邪气客居于行动受限一侧的身体造成的。

痱，其表现为全身的肌肉没有力量，并且伴有神志上的问题。这从一个侧面说明痱比偏枯严重，因为对于人来说最重要的是"神"，如果"神"也受到了影响，就会出现无法治愈的情况。

热病三日，而气口静，人迎躁者，取之诸阳，五十九刺，以泻其热而出其汗，实其阴以补其不足者。身热甚，阴阳皆静者，勿刺也；其可刺者，急取之，不汗出则泄。所谓勿刺者，有死征也。热病七日八日，脉口动喘而短者，急刺之，汗且自出，浅刺手大指间。热病七日八日，脉微小，病者溲血，口中干，一日半而死；脉代者，一日死。热病已得汗出，而脉尚躁，喘且复热，勿刺肤，喘甚者死。热病七日八日，脉不躁，躁不散数，后三日中有汗；三日不汗，四日死。未曾汗者，勿腠刺之。

【语译】

热病已经三天了，患者气口的脉象平静而人迎的脉象躁动，应当针刺其各阳经的穴位，从治热病的五十九个穴位中选穴，泻热邪、发汗，并针刺充实其阴经，以补阴分的不足。患者如果发热很严重，但人迎、气口的脉象都很平静，这种情况不可用针刺。对于可用针刺的患者，应立即施治，即使他不出汗，也会使其热邪外泄。之所以说有"不可针刺"的情况，是因为有死亡的征象。热病已经七八天了，患者脉象躁动，呼吸短促，应立即针刺他大指间的少商穴，使汗自然地透出，必须用浅刺法。热病已经七八天了，患者脉象微小，小便出血，口中作干，一天半就可能死亡；如果见到代脉，一天内就会死亡。热病已出汗，而患者脉象仍然躁动，气喘，又见发热势起，不要再针刺，如果气喘剧烈，他很快就会死亡。热病已经七八天了，患者脉象并不躁动，或者即使躁动但无"散"象或"数"象，三天之内可能有汗；如果三天未出汗，到第四天就会死亡。未曾出汗的患者，不可再刺腠理。

【解读】

本段论述了根据热病患者寸口和人迎脉的不同指征进行针刺的方法。

热病先肤痛，窒鼻，充面，取之皮，以第一针，五十九；苛轸鼻，索皮于肺，不得索之火，火者心也。热病先身涩，倚而热，烦悗，干唇口嗌，取之皮，以第一针，五十九，肤胀口干，寒汗出，索脉于心，不得索之水，水者肾也。热病嗌干多饮，善惊，卧不能起，取之肤肉，以第六针，五十九；目眦青，索肉于脾，不得索之木，木者肝也。热病面青脑痛，手足躁，取之筋间，以第四针，于四逆；筋躄目浸，索筋于肝，不得索之金，金者肺也。热病数惊，瘈疭而狂，取之脉，以第四针，急泻有余者；癫疾毛发去，索血于心，不得索之水，水者肾也。热病身重骨痛，耳聋而好瞑，取之骨，以第四针，五十九刺；骨病不食，啮齿耳青，索骨于肾，不得索之土，土者脾也。热病不知所痛，耳聋不能自收，口干，阳热甚，阴颇有寒者，热在髓，死不可治。热病头痛，颞颥目瘈脉痛，善衄，厥热病也，取之以第三针，视有余不足。寒热痔。热病体重，肠中热，取之以第四针，于其腧及下诸指间，索气于胃络，得气也。热病挟脐急痛，胸胁满，取之涌泉与阴陵泉，取以第四针，针嗌里。热病而汗且出，及脉顺可汗者，取之鱼际、太渊、大都、太白，泻之则热去，补之则汗出，汗出太甚，取内踝上横脉以止之。热病已得汗而脉尚躁盛，此阴脉之极也，死；其得汗而脉静者，生。热病者，脉尚盛躁而不得汗者，此阳脉之极也，死；脉盛躁得汗静者，生。

【语译】

热病先见皮肤疼痛、鼻孔阻塞、面部浮肿，应当浅刺皮肤，用九针中的第一针，在五十九个穴位中选取穴位进行针刺。如果鼻部有小疹，因肺气连接皮毛，应当浅刺取治于肺，不可取治于心，因为心属火，是能够克金的。热病先见皮肤粗涩、身体无力而热、烦闷、口唇咽喉干燥，应当取治于肺，用九针中的第一针，在五十九个穴位中选取穴位进行针刺。如果肌肤作胀、口干、出冷汗，应当取治于心，不可取治于肾，因为肾属水，是能够克火的。热病见咽喉干、饮水多、容易受惊、躺着无法起身，应当取治于肌肉，用九针中的第六针，在五十九个穴位中选取穴位进行针刺。如果眼角发青，应当取治于脾，不可取治于肝，因为肝属木，是能够克土的。热病见面色青、脑部疼痛、手足躁动不安，应当取治于筋间，用九针中的第四针，在四肢不利的地方施针。如果跛足不能行、目中生翳看不清，应当取治于肝，不可取治于肺，因为肺属金，是能够克木的。热病见屡发惊痫、抽搐而发狂，应当取治于脉，用九针中的第四针，急泄其热邪。如果有癫疾症状，毛发脱落，应当取治于心，不可取治于肾，因为肾属水，是能够克火的。热病见身体沉重、骨节疼痛、耳聋、常想闭目不开，应当取治于骨，用九针中的第四针，在五十九个穴位中选取穴位进行针刺。如果患者不思饮食、咬牙、耳色青，应当取治于肾，不可取治于脾，因为脾属土，是能够克水的。热病如果不觉得哪里疼痛，只是耳聋失聪、四肢懈惰不能自主运动、口干、阳分热势很重而阴分有寒意，这是热在骨髓的征象，为不治之症。热病见头痛、头部两侧靠近耳朵上方疼痛并连及眼睛有牵拉抽痛、鼻易出血，这是厥热病，应当用九针中的第三针，根据病症的虚实进行补泻。这种病容易生痔疮。热病见身体沉重、肠中灼热，应当用九针中的第四针刺胃经的腧穴及诸手指、足趾间的穴位，并可针刺胃经的络穴，以得气为度。热病见夹脐两侧拘急疼痛、胸胁满闷不舒，应当针刺涌泉穴与阴陵泉穴，并用九针中的第四针，刺咽喉部的廉泉穴。热病见汗出以后脉象平静、可以继续用针发汗时，应当取鱼际、太渊、大都、太白穴，用泻法则热邪可去，用补法则能使汗出。如果出汗太多，可针刺内踝上横纹处的三阴交穴来止汗。热病如果已出汗而脉象仍然躁动，这是阴脉衰极了的征象，为死症。如果出汗后脉象平静，则有生机。热病如果脉象躁动而不出汗，这是阳脉亢盛极了的征象，为死症。如果脉象躁动，但出汗后脉象平静，则有生机。

【解读】

本段描述了热入五脏的症候、针刺部位与调治方法，以及特殊症型及危重症候的表现与治疗方法。

热病不可刺者有九：一曰，汗不出，大颧发赤哕者死；二曰，泄而腹满甚者死；三曰，目不明，热不已者死；四曰，老人婴儿热而腹满者死；五曰，汗不出，呕下血者死；六曰，舌本烂，热不已者死；七曰，咳而衄，汗不出，出不至足者死；八曰，髓热者死；九曰，热而痉者死。腰折，瘛疭，齿噤齘也。凡此九者，不可刺也。

【语译】

热病有九种死症，不可用针刺治疗：一是汗不得出、两颧骨部色红而呕吐的，是死症；二是泄泻而腹中胀满仍很厉害的，是死症；三是目视不明、发热不退的，是死症；四是老年人和婴儿发热而腹中胀满的，是死症；五是汗不得出、呕血便血的，是死症；六是舌根腐烂、发热不退的，是死症；七是咳嗽而鼻出血且汗不得出，或虽有汗而出不到足部的，是死症；八是热邪已深入骨髓的，是死症；九是发热很严重而出现痉病的，是死症。痉指腰脊反张、手足抽搐、口噤咬牙等。凡遇到这九种征象，都不宜妄用针刺治疗。

【解读】

本段论述了热病禁刺的九种情形。

所谓五十九刺者，两手外内侧各三，凡十二痏；五指间各一，凡八痏，足亦如是，头入发，一寸傍三分各三，凡六痏；更入发三寸边五，凡十痏；耳前后口下者各一，项中一，凡六痏；巅上一，囟会一，发际一，廉泉一，风池二，天柱二。

【语译】

治疗热病的五十九个穴位，两手外侧与内侧各有三个，共计十二个；手五指间各一个，共计八个，足五趾间也是这样；头部入发际一寸，中行旁开有三处，每侧各三个，左右共计六个；再从入发际的中行向后三寸，每侧各五个，左右共计十个；耳前后各一个，口下一个，项中一个，共计六个；巅顶上一个，囟会一个，前发际一个，后发际一个，廉泉一个，左右风池共两个，左右天柱共两个。

【解读】

本段介绍了"五十九刺"。"五十九刺"又叫"五十九痏"，在本篇及《素问·刺热》《灵枢·四时气》中多次被提及，本段详细阐明了供临床使用的具体是哪五十九个穴位。这五十九个穴位大多位于经脉肢端，其余多在头项部位，明显的共同点就是都在人的阳位。头项之于人体处于上为阳，肢端之于人体处于外为阳。这些位于阳位的穴位，结合之前的篇目以及本篇的内容可以知道，针刺它们是祛除阳邪，如热、厥、逆的重要手段。

气满胸中喘息，取足太阴大指之端，去爪甲如薤叶，寒则留之，热则疾之，气下乃止。心疝暴痛，取足太阴、厥阴，尽刺去其血络。喉痹舌卷，口中干，烦心，心痛，臂内廉痛，不可及头，取手小指次指爪甲下，去端如韭叶。目中赤痛，从内眦始，取之阴跷。风痉身反折，先取足太阳及腘中及血络出血；中有寒，取三里。癃，取之阴跷及三毛上及血络出血。男子如蛊，女子如怚，身体腰脊如解，不欲饮食，先取涌泉见血，视跗上盛者，尽见血也。

【语译】

胸中气满胀闷、喘息急促，治疗时可取足太阴脾经在足大趾端距离爪甲约薤叶宽处的隐白穴，寒证要留针，热证出针要快，待上逆之气下降、喘息平定为止。心疝病，突然疼痛，治疗时可取足太阴脾经、足厥阴肝经，针刺放尽络脉中的瘀血。咽喉疼痛、吞咽困难的喉痹，舌卷曲不伸、口干、心烦、心痛、手臂内侧疼痛且不能上举至头，治疗时可取无名指指端距离爪甲如韭菜叶宽处的关冲穴。眼红疼痛，从内眼角开始的，治疗时可取阴跷脉的照海穴。因风而致痉挛，角弓反张，治疗时可先取足太阳膀胱经及委中穴，并在浮浅的络脉上刺出其血，如中焦有寒，治疗时可取足三里穴。小便不通，治疗时可取阴跷脉的照海穴和足大趾三毛处的大敦穴，以及浮浅的络脉，刺出其血。男子患了像疝瘕的病，女子患了如怀胎恶阻之病，身体腰脊松懈无力，不想吃东西，治疗时可先刺涌泉穴出血，再看足背上有瘀血的络脉，略微刺出其血。

【解读】

本段简述了心疝、喉痹、风痉、癃等几种特殊热病的针刺方法。

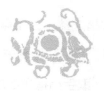

厥病篇第二十四

张其成全解黄帝内经·灵枢

厥，指阴阳二气不相顺接，经气上逆。厥病，指经气上逆引起的疾病。本篇主要介绍了因经气上逆而引起的头痛、心痛等病的表现、治疗方法和预后情况等，故名《厥病》。

厥头痛，面若肿起而烦心，取之足阳明、太阴。厥头痛，头脉痛，心悲，善泣，视头动脉反盛者，刺尽去血，后调足厥阴。厥头痛，贞贞头重而痛，泻头上五行，行五，先取手少阴，后取足少阴。厥头痛，意善忘，按之不得，取头面左右动脉，后取足太阴。厥头痛，项先痛，腰脊为应，先取天柱，后取足太阳。厥头痛，头痛甚，耳前后脉涌有热，泻出其血，后取足少阳。

【语译】

厥头痛，面部浮肿，心中烦躁，取足阳明胃经与足太阴脾经的腧穴进行调治。厥头痛，头部脉络疼痛，心中悲伤，好哭泣，诊察患者头部见络脉搏动明显，有实邪，可以先微微刺出瘀血，然后取足厥阴肝经的腧穴进行调治。厥头痛，眩晕并有沉重感，痛得厉害，应用泻法，取头部中行督脉与两旁的足太阳膀胱经、足少阳胆经，共计五条经脉，每条经脉取五个穴位，然后先取手少阴心经、后取足少阴肾经的腧穴进行调治。厥头痛，常叹气，健忘，按摸不到痛点所在，可先取头面部左右的足阳明胃经、后取足太阴脾经的腧穴进行调治。厥头痛，如果从项部先痛，而后腰脊部也相应疼痛，可先取天柱穴、后取足太阳膀胱经的腧穴进行调治。厥头痛，如果痛得很剧烈，耳前耳后的脉络涌盛而发热，应先针刺放血，而后取足少阳胆经的腧穴进行调治。

【解读】

本段辨析了不同的厥头痛并介绍了各自的治疗方法。《说文解字》："厥，发石也。"其本义是迅速、突然与猛烈。厥头痛指突然发生的猛烈的头痛。

真头痛，头痛甚，脑尽痛，手足寒至节，死不治。头痛不可取于腧者，有所击堕，恶血在于内，若肉伤，痛未已，可则刺，不可远取也。头痛不可刺者，大痹为恶，日作者，可令少愈，不可已。头半寒痛，先取手少阳、阳明，后取足少阳、阳明。

【语译】

真头痛，痛得很剧烈，如果整个头部都痛，手足发冷至肘膝关节，便没有生机。有一种不可取固定腧穴进行针刺治疗的头痛，是被击伤或从高处跌落后引起的，有瘀血留阻于内或肌肉受伤而痛势不止，只可在受伤的局部斜刺，不可针刺远距离的腧穴。又有一种不可用针刺治疗的头痛，是由严重的痹证引起的，每天发作，用针刺治疗只能使痛势轻减一些，但无法根治。头一侧发冷的偏头痛，可先取手少阳三焦经、手阳明大肠经的腧穴，后取足少阳胆经、足阳明胃经的腧穴进行针刺治疗。

【解读】

本段描述了真头痛的特点与治疗方法，并说明了不可刺的头痛类型。真头痛描述了一种专注于某一部位持续稳定的疼痛，并且病情严重，如外伤性质的头痛等。将本段与上一段对比不难看出，真头痛与厥头痛有差异，厥头痛是气机上逆冲到头上引起的头痛，比较轻，而真头痛是邪气汇聚到头上引起的头痛，比较剧烈，可能具有器质性的病变。

厥心痛，与背相控，善瘈，如从后触其心，伛偻者，肾心痛也，先取京骨、昆仑，发狂不已，取然谷。厥心痛，腹胀胸满，心尤痛甚，胃心痛也，取之大都、太白。厥心痛，痛如以锥针刺其心，心痛甚者，脾心痛也，取之然谷、太溪。厥心痛，色苍苍如死状，终日不得太息，肝心痛也，取之行间、太冲。厥心痛，卧若徒居，心痛间，动作痛益甚，色不变，肺心痛也，取之鱼际、大渊。真心痛，手足清至节，心痛甚，旦发夕死，夕发旦死。

【语译】

厥心痛，疼痛牵引至背部，容易痉挛，似从背后触动心脏一样，以致背屈腰弯，这是肾邪厥逆引起的心痛，治疗时应当先针刺京骨穴、昆仑穴，针刺后可以立即止痛。如果疼痛不止，可再针刺然谷穴。厥心痛，胸腹胀满，心口疼痛剧烈，这是胃邪厥逆引起的心痛，治疗时应当针刺大都穴、太白穴。厥心痛，痛如锥针刺心一样，心口疼痛剧烈，这是脾气厥逆引起的心痛，治疗时应当针刺然谷穴、太溪穴。厥心痛，面色青如死灰一样，整天不能深呼吸，这是肝气厥逆引起的心痛，治疗时应当针刺行间穴、太冲穴。厥心痛，当安卧或休息时，疼痛比较轻，而活动时疼痛就加重，但面色不变，这是肺气厥逆引起的心痛，治疗时应当针刺鱼际穴、太渊穴。真心痛，手足冷至肘膝关节，心部痛势剧烈，早上发作的到晚上就会死亡，晚上发作的到次日早上就会死亡。

【解读】

本段描述了厥心痛与真心痛的症状与治法。厥，王冰注："厥，谓气逆上也。"厥心痛为厥气上逆引起的心痛。五脏的气都会上逆，都可以引起心痛，不同的厥气上逆引起的心痛，治疗方法也有所不同。本段最后将厥心痛与真心痛进行了比较，真心痛在古代为一种"死症"。"旦发夕死，夕发旦死"描述的是真心痛病情之危重。

心痛不可刺者，中有盛聚，不可取于腧。肠中有虫瘕及蛟蛕，皆不可取以小针。心肠痛，恢作痛，肿聚，往来上下行，痛有休止，腹热喜渴涎出者，是蛟蛕也。以手聚按而坚持之，无令得移，以大针刺之，久持之，虫不动，乃出针也。

恙腹憹痛，形中上者。

【语译】

心痛，有的症状之所以不可用刺法治疗，是因为内有积聚的实邪或瘀血，这种有形的实邪，不可以取穴治疗。肠内有寄生虫都不可用小针治疗。脘腹疼痛，发作时痛苦难忍，有肿块上下游走不定，时痛时止，腹部热，经常口渴流涎，这是有蛔虫的征象。针刺时要用手按紧肿块，不让它移动，然后用大针刺，手仍按住，等虫不动才可以出针。只要出现脘腹疼痛、烦闷不舒并有结块上冲的，就是有寄生虫的征象。

【解读】

本段对"心痛不可刺"进行了描述，简述了寄生虫引起疼痛时的治疗原则。

耳聋无闻，取耳中；耳鸣，取耳前动脉；耳痛不可刺者，耳中有脓，若有干耵聍，耳无闻也。耳聋，取手小指次指爪甲上与肉交者，先取手，后取足。耳鸣取手中指爪甲上，左取右，右取左，先取手，后取足。足髀不可举，侧而取之，在枢合中，以员利针，大针不可刺。病注下血，取曲泉。风痹淫泺，病不可已者，足如履冰，时如入汤中，股胫淫泺，烦心头痛，时呕时悗，眩已汗出，久则目眩，悲以喜恐，短气，不乐，不出三年，死也。

【语译】

耳聋听不见声音，治疗时可针刺耳中的听宫穴等。耳鸣，治疗时可针刺耳前动脉上的穴位。有些耳痛不能用针刺方法来治疗，因为如果耳中有脓水，或者有干的耳垢，耳朵也听不到声音（但不能用针刺方法来治疗）。治疗耳聋，应针刺手和脚的小指（趾）无名指（趾）的指（趾）甲上与肉连接的地方，先针刺手上的关冲穴，再针刺脚上的窍阴穴。治疗耳鸣，应针刺手中指爪甲上端的中冲穴，左侧耳鸣针刺右侧穴，右侧耳鸣针刺左侧穴，先针刺手上的腧穴，再针刺足部的大敦穴。足部、大腿不能抬起的，可以侧卧取髀枢中的环跳穴，用员利针刺，不可用大针刺。下血如注的病，可针刺曲泉穴。风痹证，邪气浸淫，病日益重不愈，两足忽冷忽热，有时像踩在冰上，有时像把脚放进热汤中，大小腿因邪气浸淫而酸痛，心烦不安，头痛，时作呕吐或憋闷，眩晕才定就出虚汗，出汗时间长又发生目眩，悲伤刚过去就感觉恐惧，呼吸短促，闷闷不乐，出现这些症状，三年内可能死亡。

【解读】

本段描述了耳聋相关的针刺疗法与禁忌，以及下肢活动不利、下血、风痹的表现与治疗方法。这些症状的本质没有脱离"厥气上逆"，故统称为"厥病"。

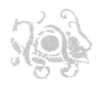

病本篇第二十五

本篇围绕七种先病和后病的情况，说明了治疗疾病的根本。先病者为本，后病者为标。一般情况下，要先治疗本病，再治疗标病，但遇到中满和大小便不利这种紧急情况时，要先治疗中满和大小便不利。

先病而后逆者，治其本。先逆而后病者，治其本。先寒而后生病者，治其本。先病而后生寒者，治其本。先热而后生病者，治其本。先泄而后生他病者，治其本，必且调之，乃治其他病。先病而后中满者，治其标。先病后泄者，治其本。先中满而后烦心者，治其本。

【语译】

先有某一种疾病而后出现气血逆行的，应先治疗原来的疾病；先有气血逆行而后出现其他病变的，应先治疗气血逆行；先有寒病而后出现其他疾病的，应先治疗寒病；先有某种疾病而后发生寒病的，应先治疗原来的疾病；先有热病而后发生其他疾病的，应先治疗热病；先有泄泻而后发生其他疾病的，应先治疗泄泻，一定要先把泄泻治好，再治疗其他疾病；先有某种疾病而后出现中满的，应先治疗中满；先有某种疾病而后发生泄泻的，应先治疗原来的疾病；先出现中满而后发生心烦的，应先治疗中满。

"病本"指治疗疾病的根本。俗话说治病必求于本，在这篇经文当中，"本病"指先发生的疾病，"标病"指后发生的疾病。一般情况下，治病的原则是先治"本病"，后治"标病"，也就是先治先得的病，后治后得的病。但对于一些较急的症状，无论它们是不是最开始出现的，都要首先加以治疗，不然对生命就会产生威胁。本篇列举了七种先病和后病的情况，通过其治标和治本的先后不同顺序，说明了治疗疾病"标""本"的原则。

以上七种情况，有六种是先治"本病"，后治"标病"，也就是先治先得的病，后治后得的病，只有一种情况是先治"标病"，后治"本病"，那就是患有"中满"——腹中胀满。为什么？因为腹中胀满属于紧急症状。腹中胀满的原因在于胃，胃是脏腑的根本，胃中胀满，影响脾胃对食物和药物的消化吸收，药食之气就不能被通畅地吸收到人体，五脏六腑也会受到影响，所以即使中满不是本病，不是先发生的疾病，也要首先治疗。

从明代嘉靖年间一直传到今天并被列入国家级非物质文化遗产的"张一帖"疗法，就是这种脾胃优先的治法。一般来说，除了急症，无论遇到其他什么病症，都应首先从脾胃中土考虑，先把脾胃调理好，然后再考虑其他问题。

有客气，有同气。大小便不利，治其标；大小便利，治其本。病发而有余，本而标之，先治其本，后治其标；病发而不足，标而本之，先治其标，后治其本。谨详察间甚，以意调之，间者并行，甚为独行。先小大便不利而后生他病者，治其本也。

【语译】

导致人体生病的原因有客气，也有同气。在患病时，只要出现大小便不利的情况，就要先治疗大小便不利这个标病；如果大小便通利的话，应先治疗其本病。疾病发作而表现为有余的实证现象，说明邪气有余为本，病症是标，治疗时应先治疗邪气，后治疗病症；疾病发作而表现为正气不足的虚证现象，说明正气不足是标，病症是本，治疗时应先扶正气，后治疗病症。应谨慎周密地观察病情轻重的变化，根据客观的情况调整治疗的顺序，病轻的可标本同治，病重的要抓住主要矛盾，先单治本病或者单治标病。先有大小便不利的症状而后发生其他病症的，应先治疗大小便不利。

【解读】

本段提到了两个新的概念："客气"与"同气"。"客气"指二病之气互不相同，彼此传递；"同气"指二病之气相类相同，相互传递。无论是"客气"还是"同气"，都会损伤人体的正气。在治疗疾病时，如果疾病表现为实证，说明邪气亢盛为本，以本到标，影响到人体其他部分，当以祛除邪气为主要治疗目标，热证用寒凉药治疗，寒证用温热药治疗。如果疾病表现出正气不足，说明正气不足为标，因正气不足，无法抵御邪气，标而及本，使原本的病症更加严重，这时候应该先补足正气。

间者并行，甚为独行："间者"指病轻，"甚"指病重。如果病情轻微，邪气还没有过深地侵扰正气，邪气的性质也比较单纯，就可以标本兼治；如果病情已经深重，邪气大盛，问题繁多，就要选择一个突破口进行治疗，就像面对一块铁板，需要以尖锐的锥子，在一个点进行透钻一样。

中满症状紧急，需要首先治疗，为什么大小便不利也要首先治疗呢？大小便将尿液、粪便这些饮食代谢的糟粕排出体外，同时也可以将病邪排出体外。例如，通利小便可以利水消肿，治疗水肿病。又如，上火的时候，或者患热病的时候，服用一些清热的药物，部分热邪也可以通过小便排出。如果大小便不通畅，代谢的废物及毒素就不能排出，病邪之气就会郁闭在体内，进一步加剧病情，因此，出现大小便不利的情况时，不论标本，都要先通利二便。

治疗疾病的顺序，按常规来说，应该先治疗本病，再治疗标病，但当出现中满和大小便不利的症状时，无论其是标是本，都要首先解决。我们说"急则治其标，缓则治其本"，如果标病紧急，甚至到了危害人体生命安全的地步，就必须先治疗标病。

杂病篇第二十六

本篇讲述厥病、喉痹、牙痛、耳聋、鼻出血不止、腰痛、易怒少食、下巴疼痛、项部疼痛、腹部胀满、心痛、腮痛、气逆上冲、腹中疼痛、瘘厥、呃逆等各类杂病的临床表现与取穴规律。

厥挟脊而痛者至顶，头沉沉然，目眈眈然，腰脊强，取足太阳腘中血络。厥，胸满面肿，唇漯漯然，暴言难，甚则不能言，取足阳明。厥气走喉而不能言，手足清，大便不利，取足少阴。厥而腹向向然，多寒气，腹中谷谷，便溲难，取足太阴。

嗌干，口中热如胶，取足少阴。膝中痛，取犊鼻，以员利针，发而间之。针大如氂，刺膝无疑。

【语译】

厥病，脊柱两旁作痛上至头顶，头昏沉重，双眼视物不清，腰脊部强直，可以取足太阳膀胱经循行到腘窝上的委中穴处的络脉点刺放血来治疗。经气厥逆，胸中满闷，面部浮肿，口唇发肿并伴随流涎，突然说话困难，甚至无法说话，可以取足阳明胃经上的腧穴来治疗。经气厥逆，循行到喉部以致无法说话，手足发冷，大便不利，可以取足少阴肾经的腧穴来治疗。经气厥逆，弹压腹部有声响，是因为寒气滞留导致的，所以腹中有水声，大小便不利索，可以取足太阴脾经的腧穴来治疗。

咽喉干燥，口里感觉热而且唾液黏腻，可以取足少阴肾经的腧穴来治疗。膝关节疼痛，可以取犊鼻穴来治疗，用员利针刺，出针后过一会儿还可再刺。这种大如牛尾长毛的针，用来针刺膝部无疑是最适宜的。

【解读】

本部分描述了厥病的病症及相关治法。《素问·阴阳应象大论》王冰注："厥，谓气逆。"《灵枢悬解》注："足太阳腘中血络，委中穴也。唇漯漯然，纵缓不收也。腹向向然，多寒气。腹中毂毂，中寒土湿，水谷不消，滞气郁勃也。"

喉痹，不能言，取足阳明；能言，取手阳明。疟，不渴，间日而作，取足阳明；渴而日作，取手阳明。

齿痛，不恶清饮，取足阳明；恶清饮，取手阳明。

聋而不痛者，取足少阳；聋而痛者，取手阳明。

衄而不止，衃血流，取足太阳；衃血，取手太阳；不已，刺宛骨下，不已，刺腘中出血。

【语译】

喉痹，如果不能说话，可以取足阳明胃经的腧穴来治疗；如果还能说话，可以取手阳明大肠经的腧穴来治疗。疟疾，如果口不渴且隔一天发作一次，可以取足阳明胃经的腧穴来治疗；如果口渴且每日发作，可以取手阳明大肠经的腧穴来治疗。

牙痛，如果不怕喝冷饮，可以取足阳明胃经的腧穴来治疗；如果讨厌喝冷饮，可以取手阳明大肠经的腧穴来治疗。

耳聋，如果不疼痛，可以取足少阳胆经的腧穴来治疗；如果疼痛，可以取手阳明大肠经的腧穴来治疗。

鼻出血不止，如果伴有黑色瘀血流出，可以取足太阳膀胱经的腧穴来治疗；如果出血不多但是有瘀血，可以取手太阳小肠经的腧穴来治疗。如果没有治愈，可针刺腕骨下的穴位；再不愈，可针刺膝窝中的穴位，使其出血。

【解读】

本文描述了喉痹、牙痛、耳聋、鼻出血不止的表现及其治疗方法。

喉痹，《素问·痹论》中提到："风寒湿三气杂至，合而为痹也。"痹是邪气凝聚时形成的疾病。张志聪曰："喉痹者，邪闭于喉而肿痛也。足阳明之脉，循喉咙，挟于结喉之旁。""手阳明之脉，在喉旁之次。"因此，喉痹可以选择手足阳明经进行治疗。

牙痛，手足阳明经都循行至齿，因此，治疗牙痛同样可以选取手足阳明经，并应根据胃中是否有热，分别选取手或足阳明经进行治疗。

耳聋，根据疼痛与否，分别选取手阳明或足少阳经进行治疗。

鼻出血不止，丹波元简："《甲乙》'下衃血'上有'大衄'二字，似是。"本处讲出鼻血时如果出血较多并有血块，就取足太阳经进行治疗，如果出血不多但有血块，就取手太阳经进行治疗。若针刺后病情仍旧没有得到缓解，就取腕骨下的穴位进行治疗。

腰痛，痛上寒，取足太阳、阳明；痛上热，取足厥阴；不可以俯仰，取足少阳；中热而喘，取足少阴，腘中血络。

喜怒而不欲食，言益小，刺足太阴；怒而多言，刺足少阳。

颅痛，刺手阳明与颅之盛脉出血。

项痛不可俯仰，刺足太阳；不可以顾，刺手太阳也。

【语译】

腰痛伴随痛处发冷，可以取足太阳膀胱经、足阳明胃经的腧穴来治疗；腰痛伴随痛处发热，可以取足厥阴肝经的腧穴来治疗；腰痛不能俯仰，可以取足少阳胆经的腧穴来治疗；腰痛伴随内里有热而且气喘，可以取足少阴肾经的腧穴来治疗，并取腘中处络脉刺血。

易怒少食而且话特别少的，可以针刺足太阴脾经的腧穴；易怒少食而且话特别多的，可以针刺足少阳胆经的腧穴。

下巴疼痛，可以针刺手阳明大肠经的腧穴，并刺足阳明胃经血盛处泄血。

项部疼痛，不能抬头和低头的，可以针刺足太阳膀胱经的腧穴；不能左右转侧的，可以针刺手太阳小肠经的腧穴。

【解读】

本文描述了腰痛、易怒少食、下巴疼痛、项部疼痛的表现及其治法。

腰疼：张志聪曰："足太阳、阳明、少阳、厥阴之脉，皆循腰脊而上行。"因此，对于腰痛，不同的病症应选择不同的经脉来治疗。

易怒少食："喜怒而不欲食，言益小"为脾胃气虚，《金匮要略》说"见肝之病，知肝传脾，当先实脾"，故刺足太阴；"怒而多言"有火化外达之象，故刺足少阳。

下巴疼痛：应针刺手足阳明经的循行路线，又因其多气多血，故泄血治疗。

项部疼痛：足太阳行项，故"不可俯仰"取之；手太阳行项左右，故"不可以顾"取之。

小腹满大，上走胃，至心，渐渐身时寒热，小便不利，取足厥阴。腹满，大便不利，腹大，亦上走胸嗌，喘息喝喝然，取足少阴。腹满食不化，腹向向然，不能大便，取足太阴。

【语译】

小腹部胀满膨大，胀满向上延展到胃脘及心胸，恶寒战栗并时常有寒热交替，伴有小便不利索，可以取足厥阴肝经的腧穴来治疗。腹部胀满，大便不利索，腹胀满的情况向上感觉传递到胸部与喉咙，气喘有声，可以取足少阴肾经的腧穴来治疗。腹中胀满，食物不消化，腹部里面有鸣响声，伴有大便不通，可以取足太阴脾经的腧穴来治疗。

【解读】

本文描述了各种腹部胀满的表现及其治法。

张志聪曰："足厥阴肝脉，抵小腹挟胃，上贯膈，厥阴之经脉厥逆，故小腹满大，厥气上逆，则走胃至心。"

《灵枢·经脉》："肾足少阴之脉……其直者，从肾上贯肝膈，入肺中。""腹满""走胸嗌""喘息喝喝然"是因为肾不纳气，所以取足少阴肾经的腧穴来治疗。

脾主运化，故腹满运化不及者，取足太阴脾经的腧穴来治疗。

心痛引腰脊，欲呕，取足少阴。心痛，腹胀。啬啬然，大便不利，取足太阴。心痛引背，不得息，刺足少阴；不已，刺手少阳。心痛引小腹满，上下无常处，便溲难，刺足厥阴。心痛，但短气不足以息，刺手太阴。心痛，当九节刺之，按已，刺按之，立已；不已，上下求之，得之立已。

【语译】

心痛牵引腰脊痛，想呕吐，可以取足少阴肾经的腧穴来治疗。心痛、腹胀、排便不痛快，可以取足太阴脾经的腧穴来治疗。心痛牵引后背，导致喘息不利，可以针刺足少阴肾经的腧穴来治疗，如果还不痊愈，可以针刺手少阳三焦经的腧穴来治疗。心痛牵引少腹并且腹胀，疼痛上下移动没有确定的位置，大小便困难，可以针刺足厥阴肝经的腧穴来治疗。心痛，仅气息短促无法呼吸，可以针刺手太阴肺经的腧穴来治疗。心痛，应当针刺第九椎下的筋缩穴，如果不痊愈，就在针刺之后按压穴位，一般可以立即止痛。如果还不痊愈，就在穴位附近找，找到正确的位置并按压立马就会好。

【解读】

本段描述了各种心痛的表现及其治法。

《灵枢·经脉》曰："肾足少阴之脉……其支者，从肺出络心，注胸中。"腰为肾之腑，肾者胃之关，故心痛牵引腰脊痛，想呕吐，可以取足少阴肾经的腧穴来治疗。如果心痛牵扯背痛在这样的治疗之后没有好转，可以刺手少阳三焦经。《难经》："脐下肾间动气者，人之生命也，故曰原。……三焦者，原气之别使也，主通行三气。"

《灵枢·经脉》曰："脾足太阴之脉……其支者，复从胃别上膈，注心中。"脾主运化，心痛腹胀大便不利者，是足太阴脾经厥气上逆，故刺足太阴脾经以治疗。

足厥阴肝经行腹部，肝主疏泄，气逆不通、游移不定，是气滞疏泄不及，故刺足厥阴肝经以治疗。

心肺同属上焦，主宗气，宗气司呼吸，心肺宗气不足，则心痛气短，故刺手太阴肺经以治疗。

本文后又指出，筋缩穴对于治疗心痛有显著的疗效。

颇痛，刺足阳明曲周动脉见血，立已；不已，按人迎于经，立已。

气逆上，刺膺中陷者与下胸动脉。

腹痛，刺脐左右动脉，已刺按之，立已；不已，刺气街，已刺按之，立已。

痿厥为四末束悗，乃疾解之，日二，不仁者，十日而知，无休，病已止。

哕，以草刺鼻，嚏，嚏而已；无息，而疾迎引之，立已；大惊之，亦可已。

【语译】

　　腮痛，针刺足阳明胃经在曲周部的颊车穴处出血，可以立即止痛。如果痛仍不止，再按压人迎穴，可以立即止痛。

　　气逆上冲，针刺胸部膺中凹陷处的膺窗穴及胸前下方的经脉。

　　腹中疼痛，针刺脐部左右动脉处的天枢穴，刺后再按压该处，可以立即止痛。如果痛仍不止，再刺气街穴，刺后再按压该处，可立即止痛。

　　痿厥，可将病人四肢束缚起来，待病人觉得烦闷就立即解开，每天两次。如果病人没有感觉，治疗十天就可恢复感觉，但仍不可中止，须继续这样治疗，直至病愈为止。

　　呃逆，可以用草刺激呃逆者的鼻孔，使他打喷嚏，打了喷嚏后呃逆即止；又可以让呃逆者闭口停住呼吸，很快地迎其上逆之气引而下行，呃逆即止；还可以使呃逆者突然受惊，呃逆即止。

【解读】

　　本文讲了腮痛、气逆上冲、腹中疼痛、痿厥、呃逆的治疗方法。

　　腮痛，《灵枢·经脉》曰："胃足阳明之脉……挟口环唇……却循颐后下廉，出大迎，循颊车。"阳明经多气多血，故腮痛刺血阳明经有奇效。

　　气逆上冲，膺窗穴为经验用穴。马莳曰："下胸前之动脉，当是任脉经之膻中穴也。"膻中为气会，主调胸中大气。

　　腹部疼痛，《灵枢·经脉》曰："胃足阳明之脉……其支者，起于胃口，下循腹里，下至气街中而合。"《灵枢·卫气》曰："请言气街……气在腹者，止之背腧，与冲脉于脐左右之动脉者……所治者，头痛眩仆，腹痛中满暴胀，及有新积。"故腹痛刺气街，即天枢穴。

　　本篇最后简述了痿厥与呃逆这两种杂病的民间治疗方法。

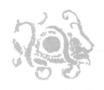

周痹篇第二十七

本篇先将众痹与周痹做对比，接着阐述众痹的起病特点和针刺治疗的关键，提出在治疗痹痛的同时应防止本病复发的观点，然后阐述周痹的起病特点、病因病机、诊察要点和治疗手段，以及九针的广泛应用。

黄帝问于岐伯曰：周痹之在身也，上下移徙，随脉其上下，左右相应，间不容空，愿闻此痛，在血脉之中邪？将在分肉之间乎？何以致是？其痛之移也，间不及下针，其慉痛之时，不及定治，而痛已止矣。何道使然？愿闻其故。岐伯答曰：此众痹也，非周痹也。

【语译】

黄帝问岐伯：周身痹痛，邪气随着经脉在身体里上下游移，这种疼痛左右相应，遍布全身，几乎无处不在，那这种邪气引起的疼痛是存在于血脉之中呢，还是存在于肌肉之间？致病的机制又是什么？疼痛游移的速度太快，都来不及下针治疗。当疼痛聚集在一处时，还没等到定位治疗，疼痛就消失了，这又是什么道理呢？请你说说这其中的道理吧。岐伯答道：这是众痹，不是周痹。

【解读】

本段阐述了"众痹"的临床表现和特点，并且假托岐伯之口开始了众痹与周痹的对比。

憺，音触，痛也。

黄帝曰：愿闻众痹。岐伯对曰：此各在其处，更发更止，更居更起，以右应左，以左应右，非能周也，更发更休也。黄帝曰：善。刺之奈何？岐伯对曰：刺此者，痛虽已止，必刺其处，勿令复起。

【语译】

黄帝说：请你讲解一下众痹吧。岐伯答道：众痹的痛点各自局限于一处，可随时快速地或起或止，症状左右先后相应，左侧和右侧会相互影响，但不周及全身，疼痛起伏变化迅速。黄帝说：对。那该如何针刺治疗呢？岐伯答道：针刺治疗此种病症，即使疼痛已止，也还要刺其病处，防止邪气流窜，疼痛复发。

【解读】

本段阐述了众痹的起病特点和针刺治疗的关键，提出在治疗痹痛的同时应防止本病复发的观点。根据岐伯的描述，众痹的邪气并不是分散周身的，而是分散在某个区域，并且身体两侧均会有症状。针对这种病，即便痛止，仍应根据痛时的痛处继续治疗。

帝曰：善。愿闻周痹何如？岐伯对曰：周痹者，在于血脉之中，随脉以上，随脉以下，不能左右，各当其所。黄帝曰：刺之奈何？岐伯对曰：痛从上下者，先刺其下以过（一作遏，下同）之，后刺其上以脱之。痛从下上者，先刺其上以过之，后刺其下以脱之。

【语译】

黄帝说：你说得对。周痹又是怎么回事呢？岐伯答道：周痹的病邪存在于血脉里面，可以随经脉上下游移，但是不会像众痹的疼痛那样左右对称发作，痛点固定。黄帝问道：那如何进行针刺治疗呢？岐伯答道：如果疼痛是由上而下传递的，先针刺下部的穴位来遏制病邪进一步传递，再针刺上部的穴位来根除疾病。反过来，如果疼痛是由下而上传递的，先针刺上部的穴位来遏制病邪进一步传递，再针刺下部的穴位来根除疾病。

【解读】

本段阐述了"周痹"疼痛的特点，即其痛点随着血脉而移动，并且疼痛不会在身体两侧对应地出现，哪儿痛哪儿即病邪所在之处。治疗时，应根据病邪传递的方向，先针刺遏制住病邪的传递，紧接着从病邪来的方向刺出病血，以根除病邪。

《灵枢悬解》注：遏，止其流也；脱，拔其本也。

黄帝曰：善。此痛安生？何因而有名？岐伯对曰：风寒湿气，客于外分肉之间，迫切而为沫，沫得寒则聚，聚则排分肉而分裂也，分裂则痛，痛则神归之，神归之则热，热则痛解，痛解则厥，厥则他痹发，发则如是。帝曰：善。余已得其意矣。

【语译】

黄帝说：你说得对。这种疼痛是如何形成的呢？又是根据什么来命名的呢？岐伯答道：风、寒、湿三种邪气，侵袭体表肌肉腠理之间，迫使该处津液化为痰涎，痰涎与寒邪结聚不散，挤压分裂了周围的肌肉，于是产生了疼痛。疼痛时心神卫气灌注该处，阳气聚而发热，此病因寒而聚，所以遇热则疼痛得到缓解。此处痛势暂时得到缓解，但津液气血逆乱却依然存在，于是邪气流窜他处，从而引发他处痹痛发作，发作时也如此。黄帝说：好。我明白其中的道理了。

【解读】

本段阐述了周痹的病因病机，以及疼痛游离变化的理论依据。《素问·痹论》中讲到痹证是由风、寒、湿三邪客居体内而形成的，但是痹证的痛从何而来呢？本段有详细的叙述，核心就是疼痛来源于痰涎对周边组织造成的影响。治疗周痹的核心就是将风、寒、湿与痰涎排出，单纯地温热痛处是不行的。

此内不在脏，而外未发于皮，独居分肉之间，真气不能周，故命曰周痹。故刺痹者，必先切循其下之六经，视其虚实，及大络之血结而不通，及虚而脉陷空者而调之，熨而通之，其瘈坚，转引而行之。

黄帝曰：善。余已得其意矣，亦得其事也。九者，经巽之理，十二经脉阴阳之病也。

【语译】

岐伯说：这种病邪不在脏腑，也不在表皮毛窍，而仅滞留于肌肉腠理之间，使气不能循行周身，所以名为周痹。运用针刺治疗这种痹证，必须先诊察病位在足六经的哪一经，分析病症的虚实，以及大络之间有无瘀血凝结不通，或是否有脉道空虚下陷的情况，从而进行调治。可用熨灸法疏通经络，疼痛拘急坚硬转筋的，当用针刺以使气运行。

黄帝说：你说得对。我明白了疾病的原因，也知晓了治疗的法门。九针的应用，在医经中早已阐明，十二经脉阴阳病变的论治，无不涵盖其中。

【解读】

本段阐述了周痹的病位、诊察要点、治疗手段，以及九针的广泛应用。

瘛坚：《灵枢悬解》注：瘛，筋急也；坚，筋硬也。

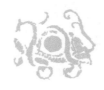

口问篇第二十八

　　本篇介绍的主要是一些一过性的无痛苦的生活常见病症，它们在古籍上几乎没有什么介绍，都是在岐伯与先师的问答中，从先师口授而来的，所以本篇名为《口问》。全篇可以分为三个板块，第一板块介绍不在经之论的口传，第二板块介绍十二种病症的病机，第三板块介绍奇邪走空窍的病机。本篇的重点内容为第二板块的内容。

　　黄帝闲居，辟左右而问于岐伯曰：余已闻九针之经，论阴阳逆顺六经已毕，愿得口问。岐伯避席再拜曰：善乎哉问也，此先师之所口传也。黄帝曰：愿闻口传。岐伯答曰：夫百病之始生也，皆生于风雨寒暑，阴阳喜怒，饮食居处，大惊卒恐，则血气分离，阴阳破败，经络厥绝，脉道不通，阴阳相逆，卫气稽留，经脉虚空，血气不次，乃失其常。论不在经者，请道其方。

【语译】

　　黄帝在闲暇时，屏退左右后对岐伯说：我已经学习了九针在针经上所论述的阴阳顺逆以及六经等各种知识，我还想学习一些你从别人口中所了解到的知识。岐伯听完后连忙离开座位，又行过拜叩礼后说：你问得好极了！有些确实是我的老师口述给我的呀！黄帝说：我很想听一下你老师口述传授的内容。岐伯回答说：各种疾病的发生，大多由于风雨寒暑侵袭于外、喜怒无常、饮食失调、起居无常、突然受到惊吓等，造成体内气血分离、阴阳失衡、经络之气逆乱而闭塞、脉道壅塞不通、阴阳逆乱不顺、卫气滞留而不能向外散布，使得经脉空虚、气血循行紊乱，体内的一切生命活动失去了平衡。关于不在经典上记载的内容，接下来让我说明它们的道理吧。

【解读】

本段是本篇的开篇段落，介绍了篇名之所以为《口问》的原因。本篇记载的病症，既非六淫外感之病，又非七情内伤之病，只能通过口授来传播，鲜在经典中记载，因此是不在经之论的"口问"篇。

黄帝曰：人之欠者，何气使然？岐伯答曰：卫气昼日行于阳，夜半则行于阴。阴者主夜，夜者卧。阳者主上，阴者主下。故阴气积于下，阳气未尽，阳引而上，阴引而下，阴阳相引，故数欠。阳气尽，阴气盛，则目瞑；阴气尽而阳气盛，则寤矣。泻足少阴，补足太阳。

黄帝曰：人之哕者，何气使然？岐伯曰：谷入于胃，胃气上注于肺。今有故寒气与新谷气，俱还入于胃，新故相乱，真邪相攻，气并相逆，复出于胃，故为哕。补手太阴，泻足少阴。

黄帝曰：人之唏者，何气使然？岐伯曰：此阴气盛而阳气虚，阴气疾而阳气徐，阴气盛而阳气绝，故为唏。补足太阳，泻足少阴。

【语译】

黄帝问：人打呵欠是什么气造成的？岐伯回答说：卫气在白天运行于人体的阳分，夜晚则运行于人体的阴分，阴气主夜间，夜间人的主要生命活动为睡觉。阳气主升发向上，阴气主沉降向下，因此人准备睡觉前，阴气往下面聚积，逐渐进入阴分，但阳气还没有退尽，因而阳气引阴气上升，阴气引阳气下降，阴阳相互引动，人就会频频打呵欠。等到阳气退尽，阴气旺盛了，人就会进入睡眠状态。天亮后，阴气逐渐退去，阳气旺盛，人就清醒了。针治这样的疾病，应该泻足少阴肾经的穴位以抑其阴气，而补足太阳膀胱经上的穴位以助其阳气。

黄帝问：人患呃逆，是什么原因呢？岐伯说：食物进入胃，经过胃的消化，在脾的升清作用下，上输于肺脏，然后运布全身。如果胃中本来就有寒气，食物进入胃中，新生的水谷精微之气与素有的寒气相搏结，正邪相攻，合并上逆，从胃中逆行而出，就形成了呃逆。治疗这样的病症，应该针刺补手太阴肺经而泻足少阴肾经。

黄帝问：人经常会唏嘘抽咽，是什么原因呢？岐伯回答说：这是由于阴气盛而阳气虚，阴气运行速度快而阳气运行速度慢，甚至阴气旺盛而阳气衰微造成的。治疗这样的病症，应该针刺补足太阳膀胱经而泻足少阴肾经。

【解读】

这三段介绍了本篇十二种病症中的前三种即呵欠、呃逆、唏嘘的成因及其针刺治疗方法。

呵欠是疲倦欲睡或乍醒时张口舒气的一种生理现象。一般情况下，这是正常的生理现象，但是如果不拘时间，在不困倦的时候也频频打呵欠，则属于病理现象。呵欠在古代医籍中名"欠"，《灵枢·九针论》谓"肾主欠"，《金匮要略·腹满寒疝宿食病脉证并治》谓"中寒家喜欠"。在临床上，如果一个人频频打呵欠，代表这个人中焦虚寒或者肾阳不足，治疗时应该予以温热的药物。

呃逆是气从咽部冲出并发出短促的冲击声，是一种胃气上逆、失于和降的表现，既可见于健康人，也可见于病人。呃逆还有很多名称。《医林改错》中讲："呃逆，俗称打咯忒。"呃逆在《黄帝内经》《伤寒论》《金匮要略》《诸病源候论》《千金翼方》等书中均称为"哕"。到了金元时期，"哕"与呕吐便混合到了一起，这在《兰亭秘藏》中可以看出。而《丹溪心法》又将它们分开了："凡有声有物，谓之呕吐；有声无物，谓之哕。"金元以后，"哕"即干呕的意思。呃逆对于健康人而言，一般发生于饮食或饮水过快的时候，或者发生于饮酒刺激、突然吸入冷空气、大笑等情况，这都属于正常的生理现象，均可以自行缓解与停止。若呃逆在疾病中发生，可根据呃声高低和间歇时间来判断呃逆的寒热虚实情况及其预后。若呃逆病程较短、连续，呃声高亢有力，则为实热性或实寒性的。若呃逆病程较长，呃声低弱无力，良久一声，持续不断，则多见于脾胃气衰或阳虚证。若呃逆在久病形瘦骨立之时出现，则为胃气衰竭之兆。此外，情志抑郁的人也可发生连续的呃逆，但这种呃逆在入睡后便可以自行停止。呃逆在临床上也多见于西医胃肠神经官能症、膈肌痉挛及危重症的严重阶段。

唏嘘，悲泣时哽咽抽泣之声。从文中可以知道，唏嘘的病机是阴气盛而阳气虚，治疗时应该注意补足太阳膀胱经而泻足少阴肾经。《太素》中也对此病症的治疗做出了讲解："以腑膀胱太阳气绝，故须补之。肾脏少阴气盛，故须泻之。"其疗法与《灵枢》一致。

黄帝曰：人之振寒者，何气使然？岐伯曰：寒气客于皮肤，阴气盛，阳气虚，故为振寒寒栗。补诸阳。

黄帝曰：人之噫者，何气使然？岐伯曰：寒气客于胃，厥逆从下上散，复出于胃，故为噫。补足太阴、阳明。一曰补眉本也。

黄帝曰：人之嚏者，何气使然？岐伯曰：阳气和利，满于心，出于鼻，故为嚏。补足太阳荣、眉本。一曰眉上也。

【语译】

黄帝问：人有时会振寒，是怎么形成的呢？岐伯回答说：阴寒之气滞留于皮肤，阴气盛而阳气虚，因而会振寒、颤抖。治疗时应温补各阳经。

黄帝问：人有时会有嗳气，是怎么形成的呢？岐伯回答说：寒气侵入胃中，从下向上扩散，从胃复出，形成嗳气。治疗时应补足太阴脾经和足阳明胃经。

黄帝问：人有时会打喷嚏，是怎么形成的呢？岐伯回答说：阳气舒畅和利，布满心中，并向上出于鼻，所以会打喷嚏。治疗时应针刺足太阳膀胱经的荣穴通谷穴以及眉根部的攒竹穴。

【解读】

这三段介绍了振寒、嗳气、喷嚏三种病症。

振寒的临床表现与寒战相似，都是发抖。区别是：寒战是从内而外发出的。如果仅仅表现为形体耸动则为振寒。振寒的发生多由于阳虚不能卫外，临床上除了表现为发抖以外，还伴有四肢沉重、腹痛泄泻、小便不利等症状。振寒的病位在少阴，治疗时宜用扶阳的方法。

嗳气即本文所讲的"噫"。《伤寒论》称"噫"为"噫气"。《景岳全书·杂证谟》中讲："噫者，饱食之息，即嗳气也。"因此，"噫"即为"嗳气"。嗳气指胃中气体上冲，出于咽喉并发出声音，属于胃气上逆的一种临床表现。正常人饮食后，偶尔会有嗳气，这属于正常的生理表现。如果嗳气酸腐，脘腹胀痛，则属于食滞胃脘的症状。生活中常见有人嗳气频频发生，并且与情绪的变化联系紧密，这是典型的肝气犯胃的症状。如果嗳气声音低微，无酸腐气味，并伴随食欲减退，多属于脾胃气虚。本篇前文讲了"哕"，"噫"与"哕"均为胃气上逆、胃中有寒所致，那么它们之间有什么区别呢？《类经》第十八卷在噫病条下注："按此节与上文之哕，皆以寒气在胃而然。但彼云故寒气者，以久寒在胃，言其深也；此云寒客于胃者，如客之寄，言其浅也。"由此可见，"噫"较"哕"而言，寒气轻浅。从症状上来看，"哕"声音短小，"噫"声音长大。"哕"也可以见于危重病人，人们常说："病深者，其声哕。"

喷嚏俗称"打喷嚏"，《素问玄机原病式》说："嚏，鼻中因痒而气喷作于声也。"喷嚏指肺气上冲于鼻并发出声音，是人体阳气振奋抗邪的一种表现。如果鼻腔受到特殊气体的刺激而打喷嚏，这属于正常的生理表现。但如果喷嚏频作，并且伴有其他不适，则为疾病。比如感冒的时候，若是风寒感冒，则多见打喷嚏加流清涕；风热感冒则多见打喷嚏伴咽喉疼痛而干。若喷嚏连续不断，反复发作，则多见于卫表不固的患者，或者体质过敏的人。春天花开之时，有人对花粉过敏，就会连连打喷嚏。对于外感病日久不愈的患者来说，如果突然打喷嚏，这是阳气来复、邪正相争的征兆，意味着疾病向愈。从现代医学来分析打喷嚏，主要有四个原因：感冒时打喷嚏，帮助清理鼻部；患有过敏性鼻炎与花粉症时打喷嚏，帮助排出过敏物；患有血管收缩性鼻炎的人常打喷嚏，这是因为这种疾病使得鼻部血管对温度与湿度更加敏感，甚至对辣味的食物过敏；患有非过敏性鼻炎的人常打喷嚏，非过敏性鼻炎有慢性鼻炎的症状，但对各种过敏原的反应都非阳性。一次偶然地打喷嚏不必担忧，感冒时打喷嚏也可随着感冒的痊愈而消失，然而长时间打喷嚏或伴有其他过敏症状如流泪、鼻塞、咽痛等，则必须重视并就医。

黄帝曰：人之亸者，何气使然？岐伯曰：胃不实则诸脉虚，诸脉虚则筋脉懈惰，筋脉懈惰则行阴用力，气不能复，故为亸。因其所在，补分肉间。

黄帝曰：人之哀而泣涕出者，何气使然？岐伯曰：心者，五脏六腑之主也；目者，宗脉之所聚也，上液之道也；口鼻者，气之门户也。故悲哀愁忧则心动，心动则五脏六腑皆摇，摇则宗脉感，宗脉感则液道开，液道开故泣涕出焉。液者，所以灌精濡空窍者也，故上液之道开则泣，泣不止则液竭，液竭则精不灌，精不灌则目无所见矣；故命曰夺精。补天柱经侠颈。

黄帝曰：人之太息者，何气使然？岐伯曰：忧思则心系急，心系急则气道约，约则不利，故太息以伸出之。补手少阴、心主、足少阳留之也。

【语译】

黄帝问：人有时会全身无力、疲困懈惰，是什么原因呢？岐伯回答说：胃气虚，全身经脉气血不足，就会导致筋骨肌肉失于荣养，人就会懈惰无力。在这种情况下，如果再强行房事，伤及元气，则气不能马上恢复，就会发为軃病。针治时，应根据发生病变具体的部位，在分肉间用补的手法治疗。

黄帝问：人在悲哀的时候鼻涕和眼泪都会流出，是什么原因呢？岐伯回答说：心是五脏六腑的主宰，眼睛是许多经脉聚集的地方，同时也是鼻涕眼泪外泄的通道，嘴巴和鼻子是气出入的门户，所以悲伤、哀怨、愁苦、忧伤会使心神不安。心神不安则五脏六腑都会受到影响，继而波及各经脉，使得各条排泄液体的通道开放，鼻涕眼泪就会同时涌出。人体内的液体有灌注精微物质以濡养各个孔窍的作用，所以当上部的通道开放后，眼泪便会不停地流出。眼泪不停地流出就会损伤人体内的精液。精液耗尽就不能向上运输精气，眼睛会失明，这种病名为"夺精"。治疗时，应该补足太阳膀胱经挟颈部的天柱穴。

黄帝问：人时常叹气，是什么原因呢？岐伯回答说：过于忧愁会造成心脏的络脉拘急，络脉拘急会使气道受到约束，气道受到约束会使气行不畅，所以要做深长的呼吸才能使气机舒缓。治疗时，应该补手少阴心经、手厥阴心包经、足少阳胆经，并且行针时要留针。

【解读】

这三段介绍了軃、泣涕、太息三种病症。其中，"軃"指头部垂下或肢体萎靡不振。《诸病源候论》中记载："肢体弛缓不收摄也。人以胃气养于肌肉经络也，胃若衰损，其气不实，经脉虚则筋肉懈惰，故风邪搏于筋而使軃曳也。"

本篇提出"目者宗脉之所聚也""耳者宗脉之所聚也"。"宗"即总的意思，指的是诸经脉汇总集聚。张介宾提出"凡五脏六腑之精气，皆上注于目而为之精，故目为宗脉之所聚"，"手足三阴三阳之脉皆入耳中，故耳亦宗脉之所聚也"。这是从经络的循行路线来说的。根据《内经》中的记载，凡心、肝、膀胱、胆、胃、小肠、三焦、任、督、阴跷脉系于目，心肝脾肺之络、心包、胃、大肠别络、小肠、膀胱、三焦、胆经系于耳中或耳的前后部。因此，耳目的生理功能和病理变化与全身的五脏六腑密切相关，五脏六腑的变化也可以从耳目得到反映与体现，这样便可以通过耳目来观测内脏的健康状况。

　　黄帝曰：人之涎下者，何气使然？岐伯曰：饮食者皆入于胃，胃中有热则虫动，虫动则胃缓，胃缓则廉泉开，故涎下。补足少阴。

　　黄帝曰：人之耳中鸣者，何气使然？岐伯曰：耳者宗脉之所聚也，故胃中空则宗脉虚，虚则下溜，脉有所竭者，故耳鸣。补客主人，手大指爪甲上与肉交者也。

　　黄帝曰：人之自啮舌者，何气使然？岐伯曰：此厥逆走上，脉气辈至也。少阴气至则啮舌，少阳气至则啮颊，阳明气至则啮唇矣。视主病者则补之。

【语译】

　　黄帝问：人有时会口角涎下，是什么造成的呢？岐伯回答说：食物水谷进入胃中，如果胃中有热，那么胃中的寄生虫受到热就会蠕动，导致胃气弛缓，从而引起舌下廉泉穴张开，口涎流出。治疗时，应该针刺足少阴肾经。

　　黄帝问：人有时会耳鸣，是什么造成的呢？岐伯回答说：耳朵是人体许多经脉聚集的地方。如果胃中空虚，水谷精微生化不足，经脉就会因得不到滋养而变得虚弱，经脉虚弱就会使精微物质无法上呈，致使到耳内的血脉不能为耳朵提供滋养，出现耳鸣。治疗时，应该补足少阳胆经的客主人穴及手大指爪甲角的手太阴肺经的少商穴。

　　黄帝问：人有时会咬自己的舌头，是什么造成的呢？岐伯回答说：这是厥逆之气上行影响到了各个经脉，使各个经脉的脉气也上逆导致的。如果是少阴经的脉气上逆，因为少阴经通过舌的根部，所以就会自咬其舌；如果是少阳经的脉气上逆，因为少阳经行于两颊部位，所以就会自咬其颊；如果是阳明经的脉气上逆，因为阳明经环绕口唇，所以就会自咬其唇。治疗时，应该根据所咬的部位确定病位所在的经脉，再施以补法治疗。

【解读】

　　这三段介绍了十二种病症中的最后三种病症涎下、耳鸣、咬唇舌的病因与治疗方法。

　　口角流涎在《内经》中称"涎下"，在《伤寒论》《金匮要略》中称"口吐涎"。生活中常见的是小儿流口水，称为"滞颐"，《诸病源候论》对此有所记载："滞颐之病，是小儿多涎唾流出，渍于颐下，此由脾冷液多故也。"常见的小儿流涎是脾虚不能摄津导致的，本篇说到的胃热虫积也是一方面的原因。对于成人而言，流涎多发生于睡梦之中，如果再有口中黏腻的感觉，就多为脾胃湿热或宿食内停所致。

耳鸣在生活中也是极其常见的病症。耳鸣，顾名思义即自觉耳内鸣响。它是一种妨碍听觉的病症。耳鸣在本篇中讲的是由于胃气不足、宗脉虚竭、阳气不升造成的。实际在临床上，不仅有虚性的耳鸣，也有实性的耳鸣。一般来说，凡是突发的自觉声音巨大且按之不减轻的为实证，实证主要为肝胆火旺、上扰清窍所致。凡是自觉声音较小，如蝉鸣，且按之会减轻的，为虚证。引起虚证的原因大致有三种：一是肝肾阴虚，肝阳上亢；二是肾精亏虚，髓海不足；三是脾虚气陷。

咬唇舌即啮舌、啮颊、啮唇。民间流传着一句话："瘦咬舌头，胖咬腮。"在生活中，如果吃饭时不小心咬到了舌头，就以为是瘦了；如果咬到了腮，就以为是胖了。本篇从医学角度给出了解释："此厥逆走上，脉气辈至也。少阴气至则啮舌，少阳气至则啮颊，阳明气至则啮唇矣。"之所以出现这些现象，是因为厥逆之气上行。少阴经脉气上逆就会咬到舌头，少阳经脉气上逆就会咬到颊，阳明经脉气上逆就会咬到唇。这些被咬的部位都是由经脉的循行路线来决定的。

凡此十二邪者，皆奇邪之走空窍者也。故邪之所在，皆为不足。故上气不足，脑为之不满，耳为之苦鸣，头为之苦倾，目为之眩；中气不足，溲便为之变，肠为之苦鸣；下气不足，则乃为痿厥心悗。补足外踝下留之。

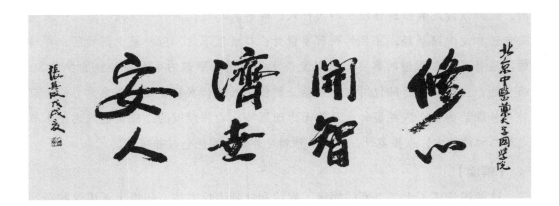

黄帝曰：治之奈何？岐伯曰：肾主为欠，取足少阴。肺主为哕，取手太阴、足少阴。唏者，阴与阳绝，故补足太阳，泻足少阴。振寒者，补诸阳。噫者，补足太阴、阳明。嚏者，补足太阳、眉本。弹，因其所在，补分肉间。泣出，补天柱经侠颈，侠颈者，头中分也。太息，补手少阴、心主、足少阳留之。涎下，补足少阴。耳鸣，补客主人、手大指爪甲上与肉交者。自啮舌，视主病者则补之。目眩头倾，补足外踝下留之。痿厥心悗，刺足大指间上二寸留之；一曰足外踝下留之。

以上提到的十二种病邪，都是异常邪气侵入孔窍所致。而邪气之所以能侵入这些孔窍，是因为正气不足。上部正气不足就会出现脑髓不充、耳鸣、头部无力支撑而低垂、双目晕眩等症状；中部正气不足就会出现二便不调、肠中鸣响的症状；下部正气不足就会出现两脚微弱无力而厥冷、心中烦闷的症状。治疗时，应该用留针补益的方法针刺足太阳膀胱经上位于足外踝后部的昆仑穴。

黄帝问：对于上述各病，该如何治疗呢？岐伯说：在上述各种病症中，因肾气不足而引起的是呵欠，应补足少阴肾经的穴位；因肺气不足而引起的是呃逆，应补手太阴肺经、足少阴肾经的穴位；因阴气过盛、阳气衰微而引起的是唏嘘，应补足太阳膀胱经，泻少阴肾经；身体发冷的振寒，应温补各条阳经；有嗳气的，应补足太阴脾经和足阳明胃经；经常打喷嚏的，应补足太阳膀胱经上的攒竹穴；弹病，应根据其所在经脉的不同而各取其经的分肉间用补法治疗；经常泣涕的，应补颈后足太阳膀胱经上的天柱穴；时常太息的，应补手少阴心经、手厥阴心包经和足少阳胆经，并且针刺时要留针；口角涎下的，应补足少阴肾经；耳鸣的，应补足少阳胆经的客主人穴以及位于手拇指爪甲部的手太阴肺经的少商穴；啮舌的，应根据发病部位所在的经脉分别使用补法；双目昏眩、头重无力的，应补足外踝后的昆仑穴并留针；足软无力而厥冷、心胸烦闷的，应针刺足大趾本节之后二寸的地方，也要留针，也可以针刺足外踝后的昆仑穴并留针。

【解读】

这两段论述了十二奇邪的病机、症状和针刺治疗方法，还指出了患这些奇邪的核心原因。因为这些疾病是非常规传入人体的，病症表现及治疗方法亦有所不同，所以称为奇邪。本篇认为"邪之所在，皆为不足"。这种观点具有普遍的临床意义。《素问·评热病论》中讲"邪之所凑，其气必虚"，指出了正气不足实则一切疾病的内在因素，因此中医学在治疗任何疾病时都十分重视顾护人体的正气，强调扶正培本。

《内经》中除了载有奇邪外，还载有奇病。奇病主要包括息积、伏梁、癫证、痫证、水证、喑、疝等。奇病的死亡与四时之间并无关联，但是人们可以通过四季养生来降低奇病的发生率。那么奇病与奇邪怎么来区分呢？奇病之奇，主要体现在它既可以出现在病情常规变化之中，又可以出现在病情非常规变化之中，因其病症少见而称奇。奇邪之奇，主要体现在它是非常规的变化。奇邪在针刺治疗时多用缪刺法，但奇病所涉及的范围要大，包括了奇邪的某些内容，所以在治疗上，除了用缪刺法以外，还有诸多疗法。

本篇一开始便提出了外感、七情、生活不规律等这些常见的病因，然后分别介绍了欠（呵欠）、哕（呃逆）、唏（唏嘘）、振寒、噫（嗳气）、嚏（喷嚏）、亸、泣涕、太息、涎下、耳鸣、啮舌（咬唇舌）等常见病症的产生机制和治疗方法，最后介绍了上气、中气和下气不足的症状表现，以及以上十二种疾病的针刺穴位。由于这些病症大都是日常生活中常见的，在医书中很少提到，是由老师口授的，所以本篇名为《口问》。

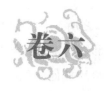

卷六

师传篇第二十九

"师传"即从老师那里传授下来的宝贵知识。本篇有很多富有哲理的金句，即使在今天也有重要的指导作用，其核心是"顺"，顺应自然规律，顺应人心、人性，不失天道亦不失人情，这既是治病救人的大法，也是治国理家的基本原则。此外，本篇还讲了从外在征象测候五脏六腑情况的方法，可作为诊治的辅助手段。

黄帝曰：余闻先师，有所心藏，弗著于方。余愿闻而藏之，则而行之，上以治民，下以治身，使百姓无病，上下和亲，德泽下流，子孙无忧，传于后世，无有终时。可得闻乎？岐伯曰：远乎哉问也！夫治民与自治，治彼与治此，治小与治大，治国与治家，末有逆而能治之也，夫惟顺而已矣。顺者，非独阴阳脉论气之逆顺也，百姓人民皆欲顺其志也。

【语译】

黄帝说：我听说先师有许多心得秘密，没有在书籍里写出来。我希望能够听取并收藏这些心得秘密，我要把它们作为法则加以奉行，对上用来治理人民，对下用来保养自身，让百姓没有疾病困扰，上下和睦亲善，让这些美德造福于百姓，让子子孙孙没有疾患忧虑，而且要永远流传下去。可以听你说一说吗？岐伯说：

你的问题太深远了！治理人民和修治自身，治理彼与治理此，治理小事和治理大事，治理国与治理家，从来就没有违背了天道规律而能够治理好的，唯有顺应天道规律罢了。顺应，不仅指顺应阴阳经脉气血的运行，也包括顺应百姓人民的意志意愿。

【解读】

《内经》主要的表述形式是师生之间的问答，那些对话生动地反映了当时医者授业的情况。由于医学为人命所关，医学知识和技术得来不易，以及限于先秦时期的生产生活条件和社会环境，授业的主要方式为以耳口相传，因此不光黄帝闻先师有所心藏，岐伯也多次说过"此先师之秘也，虽伯高犹不能明之也""此上帝所秘，先师传之也"之类的话。

从本篇黄帝与岐伯的问答中可以看出，一个高明的医者，上能治国、治民，下能治身、治病，即所谓上医医国，中医医人，下医医病。了不起的是岐伯提出了无论是治国还是治民，治人还是治病，治彼还是治此，治小还是治大，其道理都是一样的，都是相通的，岐伯精确地将这个道理概括为一个字——"顺"："夫惟顺而已矣。"

吴懋先曰："师传者，先知觉后知，先觉觉后觉，即夫子所谓明德新民之意。上以治国，下以治民。治大治小治国治家，乃修身齐家治国平天下之道。顺，和也。"西汉刘向也说"论病以及国，原诊以知政"，上和下的道理是相通的。不光要顺应客观的自然规律，还要懂得顺应人心，这是一个高远而又根植于现实生活的哲学命题。掌握了"顺"，既可当良医，又可当良相。所以北宋名相范仲淹才说出了"不为良相，便为良医"的名言。

生活之中，明明有很多道理，我们知道却做不到，或者用不上，不能用这些道理去修正自己、劝诫他人，其中一个很重要的原因就是我们只知道尊重客观规律，而没有学会顺应人心。

黄帝曰：顺之奈何？岐伯曰：入国问俗，入家问讳，上堂问礼，临病人问所便。

【语译】

黄帝问：怎么样顺应其理呢？岐伯说：到一个国家时要问明当地的风俗习惯，去别人家里时要问明别人家的忌讳，登入大堂时要问明礼节，临症看病时要问清患者的喜好及所宜。

【解读】

这个"四问"非常重要，如果把最后一句的病人改为"人"，即"临人问所便"，那就是对所有人为人处事的基本要求，也是所有人想要成功的基本做法，否则就会四处碰壁。

张志聪认为：入国问俗是由于"五方风寒有殊，崇尚有异"，应该因其所宜而治之；入家问讳是由于人情有好恶，用词要避讳长辈的名字等，不要冲犯了一般的礼貌；上堂问礼是因为"失之者取轻，取轻则道不重"；问患者所便，包括居处之宜否，动静之宜否，阴阳之宜否，寒热之宜否，情性之宜否，味气之宜否。不失其宜，治病才能准确。这些皆是取顺之道。

吴懋先认为，本篇所讲的入国问俗、入家问讳、上堂问礼、临病人问所便等内容，即治国齐家治民之要。由于愿望是人心之所向，而骄恣纵欲、恶死乐生是人的天性，因此，欲治其身，必先正其心、诚其意，这也是上医医国之道。

黄帝曰：便病人奈何？岐伯曰：夫中热消瘅则便寒，寒中之属则便热。胃中热，则消谷，令人悬心善饥，脐以上皮热；肠中热，则出黄如糜，脐以下皮寒。胃中寒，则腹胀；肠中寒，则肠鸣飧泄。胃中寒，肠中热，则胀而且泄；胃中热，肠中寒，则疾饥，小腹痛胀。

【语译】

黄帝问：怎样知道患者适合什么呢？岐伯说：如果是内热导致消渴病的，就适宜用寒凉的治疗方法，如果是体内有寒的，则适宜用温热的治疗方法。如果胃中

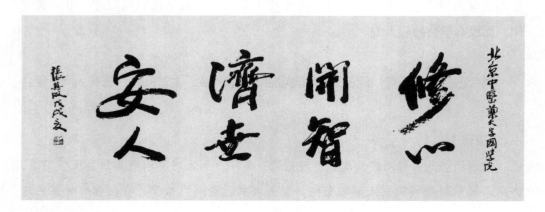

张其成全解黄帝内经·灵枢

有热，谷物很快就会被消化掉，让人胸口空落落的，心像悬着一样，容易饥饿，同时肚脐以上的皮肤发热。如果肠道中有热，就会拉稀粥一样的黄色粪便，同时肚脐以下的皮肤发冷。如果胃中有寒，就会肚子胀，如果肠道里有寒，就会肠子咕咕叫，大便清稀，食物不消化。如果胃中有寒而肠中有热，就会肚子胀又泄泻，如果胃中有热而肠中有寒，就会非常容易感到饥饿，小腹疼痛且胀满。

【解读】

"悬心"描述的是胸口空落落、心好像被悬挂起来的感觉。这是一种比较特殊的描述，但实际上，这是一种常见的症状。很多人误以为它是一种正常的身体反应，而并不知道这是身体受到伤害的警报。

人在晚间喝酒或暴饮暴食之后，第二天晨起常常会有比平时更"饿"的感觉。这时候的"饿"其实就是《内经》描述的"悬心"。很多人这个时候会通过多吃食物来缓解"饿"。殊不知，此"饿"非彼饿。这时候的"饿"提示我们应该少量进食易消化的食物来养胃，而非再次暴饮暴食对胃肠造成二次伤害。

"胃者仓廪之官"，主管受纳和腐熟水谷；"小肠者受盛之官"，主管传导和消化食糜；"大肠者传导之官"，主管吸收食物残渣中多余的水液，并将其传导至魄门。三者都是六腑之一，并且相互连接，以畅通为功用。寒热不调，胃肠道就会出现症状，通过学习我们知道，观察大便的颜色、性状等可以判断胃肠的寒热。食欲旺盛时通常是胃中有热，因此喜欢喝凉的，这对胃也有好处，喝凉的并不一定就伤脾胃，但要注意把握量，不能过度。

黄帝曰：胃欲寒饮，肠欲热饮，两者相逆，便之奈何？且夫王公大人，血食之君，骄恣从欲轻人，而无能禁之，禁之则逆其志，顺之则加其病，便之奈何？治之何先？岐伯曰：人之情，莫不恶死而乐生，告之以其败，语之以其善，导之以其所便，开之以其所苦，虽有无道之人，恶有不听者乎？

【语译】

黄帝说：胃喜欢冷饮，肠道喜欢热饮，两者相互矛盾，该如何治疗才能做到顺应病情呢？况且王公大人们都是吃肉的贵族，骄横放纵、随心所欲、轻视别人，然而却没有办法阻止他们这样，阻止就会违背他们的意愿，顺从又加重他们的病情，像这种情况，又应当如何处理呢？岐伯说：人之常情，莫不是怕死而想要活着。如果医生把这样做的危害告诉他们，把改变这样做的好处告诉他们，再以适宜的方式引导他们，把引起他们身体痛苦的原因开解掉，这样做了，即使有不太懂道理的人，又怎么会不听劝告呢？

【解读】

"骄恣从欲"："从"通"纵"，意思是放纵。春秋战国时期是封建制，只有王公大人和军队才有资格享受医疗，普通百姓是没有医生可看的，只能靠平时生活积累的经验来防病治病。而现在教育普及，信息开放，很多人自以为学了一点知识，就"骄恣从欲"，不遵从医生的嘱咐，甚至要求医生给自己开什么方子，这也是病态的。因此，作为医生，不仅要"精"——把握现代科技的进展，更要"诚"——真诚相劝，引导患者。而作为患者，应该选择一位好医生，并与医生全力合作。妄自医治，大多是不可取的。

"告之以其败，语之以其善，导之以其所便，开之以其所苦"，岐伯从四个角度列举了顺应人心的方法，即从对方的根本利益出发，威之以害、诱之以利，用爱心去宽容对方并理解对方的痛苦，这是《黄帝内经》十分重视的情志疏导的方法，和"情志相胜法""移精变气法""祝由疗法"一样，不仅在治疗上具有重大的意义，也为我们在与患者及他人沟通方面提供了指导。尤其是"导之以其所便"，这是告诉我们，在引导的时候要注意患者或他人的主体性，避免把自己的意志强加在患者或他人身上。

黄帝曰：治之奈何？岐伯曰：春夏先治其标，后治其本；秋冬先治其本，后治其标。黄帝曰：便其相逆者奈何？岐伯曰：便此者，食饮衣服，亦欲适寒温。寒无凄怆，暑无出汗。食饮者，热无灼灼，寒无沧沧。寒温中适，故气将持，乃不致邪僻也。

【语译】

黄帝问：怎么治疗呢？岐伯说：春夏先治疗外在的标病，然后治疗体内的本病；秋冬先治疗体内的本病，然后治疗外在的标病。黄帝问：对那些病情和性情相反的患者应该怎么办呢？岐伯说：对于这样的情况，在饮食、穿衣上也要适宜于寒冷和暑热的变化。寒冷时不能让他再着凉，暑热时不能让他再出汗。也就是说，天冷时不能再吃寒冷的东西，不能减少衣物；天热时不能再吃大热的东西，不能增加衣物。在吃喝方面，热的不要太烫，冷的不要太冰。这样冷热适中，正气就能保持，邪气就不至于来犯了。

【解读】

《素问》第二篇《四气调神大论》专门论述要按照春夏秋冬的规律来调养，这与中国人"天人合一"的思想是分不开的。春夏为阳，是温热的，人体气血向外走；秋冬为阴，是凉寒的，人体气血向内收。因此，春夏养生要注重守护阳气，秋冬养生要注重提升阳气。本篇告诉我们，春夏治病要先治外在的标病，因为春夏阳气在外，病亦在外；秋冬治病要先治内在的本病，因为秋冬阳气在内，病亦在内。

关于治标治本，马莳注解道："春夏阳气在外，病亦在外，故先治其后病之标，而后治其先病之本。秋冬阳气在内，病亦在内，故先治其先病之本，而后治其后病之标。此治之者必有所先，不得以顺其志而可舍法以徇之也。"治疗时，即使患者有不合理的要求，也要好言相劝，遵从自然规律来安排疾病标本的顺序。

黄帝在这里提到的"相逆者"，张志聪注解为"谓于不可顺之中，而复有不得不委曲，以便其情者也"，指的是具有造成人体阴阳失衡可能性的外在因素，其中最常见的就是饮食和寒温。在自然界，有的动物在觉醒的时间里几乎都在进食，有的动物则要相隔好几天才大吃一顿。面对季节的转换，有的动物选择冬眠来应对寒冷，有的动物则长出新的绒毛来抵御严寒。但是，人类的疾病相对动物来说，要多得多、复杂得多，这是由人类的社会性和心理作用决定的。换一句话说，人类的许多疾病由心而生，这些"相逆者"可能会启动我们在意识或潜意识中设定的某个程序，从而引起气血的变化。例如，吃太冷的食物，可能会令人联想到寒冷的、不好的、害怕的事物，从而使人的气血收引，导致腹痛。因此，对于平常大众来说，饮食和穿衣都要注意适宜。减少外来的刺激，使心神处在相对平和的状态，人就会少生些病。

黄帝曰：本脏以身形支节䐃肉，候五脏六腑之小大焉。今夫王公大人，临朝即位之君而问焉，谁可扪循之而后答乎？岐伯曰：身形支节者，脏腑之盖也，非面部之阅也。

黄帝曰：五脏之气，阅于面者，余已知之矣。以肢节知而阅之奈何？岐伯曰：五脏六腑者，肺为之盖，巨肩陷咽，候见其外。黄帝曰：善。岐伯曰：五脏六腑，心为之主，缺盆为之道，骺骨有余，以候髑骬。黄帝曰：善。岐伯曰：肝者主为将，使之候外，欲知坚固，视目小大。黄帝曰：善。岐伯曰：脾者主为卫，使之迎粮，视唇舌好恶，以知吉凶。黄帝曰：善。岐伯曰：肾者主为外，使之远听，视耳好恶，以知其性。黄帝曰：善。愿闻六腑之候。

岐伯曰：六腑者，胃为之海，广骸、大颈、张胸、五谷乃容；鼻隧以长，以候大肠；唇厚、人中长，以候小肠；目下果大，其胆乃横；鼻孔在外，膀胱漏泄；鼻柱中央起，三焦乃约。此所以候六腑者也。上下三等，脏安且良矣。

【语译】

黄帝说：在《本脏》中提到，通过观察形体、四肢和肌肉，可以诊察五脏六腑的大小。但如果王公大人或站在朝野之巅的君主问起来，谁可以按摸其身体，然后回答这个问题呢？岐伯说：身形肢节内合于脏腑，与直接观察面部不同。

黄帝说：五脏精气盛衰可以从面部观察，我已经知道了，那如何通过身体四肢来观察脏腑的情况呢？岐伯说：五脏六腑之中，肺处于最高位置，像伞盖一样，根据肩膀的高度和咽喉凹陷的情况，就可以从外部揣测肺的状况。黄帝说：好。

岐伯说：五脏六腑之中，心是主宰，以缺盆部位作为通路，肩骨两端距离的远近配合观察胸骨剑突的长短，就可以测知心脏的状态。黄帝说：好。

岐伯说：肝为将军之官，开窍于目，要了解它的健康状况，就要观察眼睛的明暗。黄帝说：好。

岐伯说：脾是主管保卫的，接受水谷精微并输送到身体各处，因此观察嘴唇与舌头的状况，就可以知道脾的吉凶。黄帝说：好。

岐伯说：肾的功能表现在外就是人的听觉，因此根据耳朵听力的强弱，就可判断肾的虚实。黄帝说：好。我还想听听从外测候六腑的方法。

岐伯说：六腑之中，胃像大海一样，一个人如果脸颊宽阔、脖子粗壮、胸部舒张，就能知道他的胃容纳谷物的功能比较好；鼻道深长，可以测知他的大肠功能正常；嘴唇厚、人中长，可以揣度他的小肠功能正常；眼睛下方的眼袋大，可以测知他的胆气壮；鼻孔外翻，可以测知他的膀胱容易泄漏；鼻柱中间凸起，说明他的三焦正常。这些就是用来测候六腑的方法。总之，如果一个人的面部上、中、下三部分相等，那么他的内脏就很安定并且功能良好。

【解读】

本篇所说的五官五体和五脏六腑的对应，与其他篇五体和五脏的对应不完全相同。一般来说，五体筋、脉、肉、皮、骨分别对应肝、心、脾、肺、肾，而本篇的对应比较特殊，值得研究。

本篇的五体即皮、肉、筋、骨、脉，分别是五脏的外部对应。这里所说的五体指中医的五体、功能的五体。成语"五体投地"所说的五体指两手、两膝和头，与本篇的概念不同。脏腑相互表里，而五脏之气见于色，脏腑之体应乎形。所谓望而知之，就是通过望面色而知五脏之气，望身形而知脏腑之形，两者相合，能够得到很多信息。

根据肩膀的高度和咽喉凹陷的情况测候肺的状况，从缺盆的大小看心的状况，这些讲的都是通过脏器所在的空间来判断它的形态和功能。三焦是元气和水液运行的通道，心肺处于上焦，脾胃处于中焦，肝肾处于下焦，上焦的形态特点之一就是有众多骨骼支撑，随着人的生长发育逐渐定型，诸如佝偻病者、鸡胸者，其心肺的功能就要受到影响。另外，现在许多青少年坐姿不良，不端正，慢慢地就造成了脊柱侧弯。不要小看坐姿不良这个毛病，空间上的不对称将造成气血运行速度的失衡。就像北京的三环路，本来应该畅通，但是一个地方变窄了，车流就变慢，另一个地方变宽了，车流就变快，但最终还是可能导致塞车的。血液流速减慢，代谢变差，会导致血管内形成血栓，在年轻时气血充足显现不出来，但是到了一定的年纪就会逐步凸显出来。因此人们说，三岁看大，七岁看老，很多事情在童年就已经奠定了基础，包括性格，也包括将来得病的倾向。人的很多习惯在童年时基本定型，而在少年时逐渐固化，因此，从小养成良好的习惯将会受益终身。

面部五官与五脏相对应的情况，张志聪解释说，肝是将军之官，因此主管将军的事务；脾是转运之官，因此主管保卫的事务；肾开窍于耳，所以主管外在，能听到远处的声音。

"坚固"指的是五脏的强弱，"吉凶"分别指的是五脏的安顺和疾病，"性"指的是五脏有或是端正或是偏倾的性质。

鼻是肺之窍，大肠是肺之腑，因此从鼻可以测候大肠的情况；口是脾之窍，小肠受盛脾胃的浊气，又向上连属于胃，因此从唇、人中可以测候小肠的情况；眼睛是肝之窍，因此从目下可以测候胆的情况；膀胱是津液之腑，气化所出的地方，鼻孔在外则说明膀胱漏泄，是因为"上窍通而下窍泄也"；三焦是决渎之官，是水和元气运行的通道，"气约则止，不约则遗"——鼻有吸气的功能，从中央而起，那么三焦就可以有约束，这是因为"上气吸入则下约，上气呼出则下通，上下开阖之相应也"。总之，张志聪认为，脏腑之形在头面有相应，是由气之所感而形成的。

《管子》中有一句话"形不正者，德不来；中不精者，心不治"，意思就是外表不端正的人，是因为德没有养成；内心不专一的人，是因为心没有修好。这其实就是中国哲学和中医哲学所说的天人合一、内外合一、形神合一。形是神的依托，神是形的主导，二者不能互离。五脏各有所藏的神，即心藏神，肺藏魄，肝藏魂，脾藏意，肾藏志，因此通过观察身形可以得知内脏的情况。

世界卫生组织提出来养生有"四大基石"——合理膳食、心理平衡、适量运动、戒烟限酒。这四大基石是西方人提出的，而中国人则归结为养生有三大法宝——养精、养气、养神。其实，精、气、神三方面的炼养不是分裂的，而是结合在一起。古人说形神合一、精神合一、神气合一、动静合一。在古代，凡是著名的养生专家都能达到这一点。比如，在晚唐、五代到宋代初年有一个人，在历史上非常有名，他就是希夷先生陈抟，后人称他睡仙，他一睡下去就可以睡几个月。实际上他是在练功，炼精、气、神，别看他睡在那里好像是一种消极的举动，实际上他是在炼精、气、神，只是普通人没看到而已。

陈抟老祖留下了睡功秘诀三十二个字："龙归元海，阳潜于阴。人曰蛰龙，我却蛰心。默藏其用，息之深深。白云上卧，世无知音。"就是说，睡的时候像龙一样盘曲环绕。俗话说："学道不学道，学个狗睡觉。"就是说，练睡功时，要侧着身体，好像狗一样蜷着。像龙像狗是一样的，要一只手屈臂枕头，另一只手直抚脐眼（丹田），一只脚伸展，另一只脚弯曲，这是炼形。练睡功要求先睡心，后睡眼，也就是先收心入静，然后闭目入睡。要使心神不外驰，就不能老想着外面的事情，这是炼神。呼吸要调匀、调细，气机要自然、安定、平和，这是炼气。精、气、神和合凝聚，结成内丹。

古代所有善于养生的人都能做到精、气、神三者结合，都能做到《素问·上古天真论》所说的"恬惔虚无，真气从之，精神内守""呼吸精气，独立守神"。很多人在养生时学了很多方法，各种各样的方法，有的是偏于炼形的，有的是偏于炼精的，有的是偏于炼气的，有的是偏于炼神的。只有把精、气、神或者形、气、神结合起来，才是真正尊重客观规律的体现，也才是最佳的养生之道。

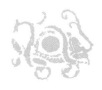

决气篇第三十

本篇首先讲述"一气"分为精、气、津、液、血、脉六气，并论述它们各自的有余和不足的分辨和主次贵贱，然后提出六气皆源自后天脾胃供给的观点。

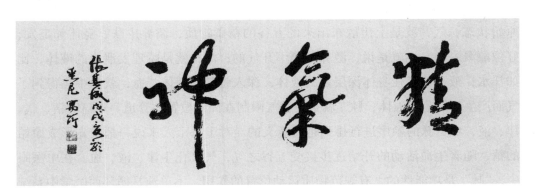

黄帝曰：余闻人有精、气、津、液、血、脉，余意以为一气耳，今乃辨为六名，余不知其所以然。岐伯曰：两神相搏，合而成形，常先身生，是谓精。何谓气？岐伯曰：上焦开发，宣五谷味，熏肤、充身、泽毛，若雾露之溉，是谓气。何谓津？岐伯曰：腠理发泄，汗出溱溱，是谓津。何谓液？岐伯曰：谷入气满，淖泽注于骨，骨属屈伸，泄泽，补益脑髓，皮肤润泽，是谓液。何谓血？岐伯曰：中焦受气取汁，变化而赤，是谓血。何谓脉？岐伯曰：壅遏营气，令无所避，是谓脉。

269

　　黄帝说：我听说人体内有精、气、津、液、血、脉，我认为它们是"一气"，为什么被分为六种类别呢？我不明白这是怎么回事。岐伯说：男女交媾之后会生成新的物质，在形体形成之前，称作"精"。黄帝问：什么叫气？岐伯说：食入的水谷变化为精微，通过上焦肺的功能来散布于皮肤，再输布于周身，像雾露一样滋养着万物，叫作"气"。黄帝问：什么叫津？岐伯说：肌肤腠理疏泄太过，流出来的汗，称作"津"。黄帝问：什么叫液？岐伯说：精气充溢到全身，流注到骨和关节部位，并且能上充于脑，益脑髓，润肌肤，称作"液"。黄帝问：什么叫血？岐伯说：中焦消化吸收后的精气所产生的红色液体，叫作"血"。黄帝问：什么叫脉？岐伯说：如同隧道般控制着营气循行路线的，叫作"脉"。

【解读】

　　黄帝在本篇中问出了所有人在学习中医时都会提出的问题——"既然精、气、血、津、液、脉都是一样的，为什么要用六种名字来区分它们？""决"的意思就是"分别"，"决气"就是对气进行辨别。岐伯说精是两"神"相搏而产生的，阴阳两种生命的力量一融合，就产生了"精"，它的出现是早于身体的。也就是说，"精"是构成生命最原始的物质基础，结合了阴阳两种生命的力量还没有生化时的原始状态；气，就是上焦散布出来的五谷的精微物质，濡养皮肤、身体和毛发，好像灌溉一样，也就是说，滋养是离不开气的；津，就是腠理发泄出的液体，比如汗水；液，就是往身体深层走的液体，深入骨髓的液体；血，就是中焦得到了气而产生的红色的液体；脉，就是把营气限制在固定位置的管道。本篇对精、气、津、液、血、脉的顺序进行排列是有意义的。对于每个人来说，都最先形成原始的精，随着生命活动的开始逐步接受五谷之气，气又化生津、液、血。在中医眼中，"脉"是功能性的，有规范物质运动位置的作用，不单纯是循环西医学中系统管道的概念。

　　黄帝曰：六气者，有余不足，气之多少，脑髓之虚实，血脉之清浊，何以知之？岐伯曰：精脱者，耳聋；气脱者，目不明；津脱者，腠理开，汗大泄；液脱者，骨属屈伸不利，色夭，脑髓消，胫酸，耳数鸣；血脱者，色白，夭然不泽，其脉空虚，此其候也。黄帝曰：六气者，贵贱何如？岐伯曰：六气者，各有部主也，其贵贱善恶，可为常主，然五谷与胃为大海也。

【语译】

黄帝问：怎样才能分辨六气的有余和不足？怎样才能分辨气的多少、脑髓的虚实以及血的清浊呢？岐伯说：精的大量耗损使人耳聋；气的大量耗损使人视觉不明；津的大量耗损使人腠理大开、汗液外泄；液的大量耗损使人关节伸展不畅、脑髓减少、腿部无力量、经常伴有耳鸣；血的大量耗损使人面色发白、枯槁无华，脉象无力。这就是六气不足的主要征候。黄帝问：那么对于这六气，有没有主次之分呢？岐伯说：六气各有所主，没有主次之分，只有功能的差别，六气的运作均源自脾胃后天水谷之气的供养。

【解读】

黄帝问岐伯这六种气的排名次序以及是否有贵贱之分，岐伯说它们六个各有各的归属，地位是平等的。具体来看，六气在它的本部是主人，到了其他五个部位就是客人了，但总的来说，脾胃所代表之海可以包容一切。中医最强调胃气，即后天之气、后天之本，认为治理脾胃可以治疗一切。岐伯还阐述了六气各自的病变特征，以及六气的产生——源于脾胃的健运和食物精微的化生。人身之精虽禀受于父母先天的给予，亦须后天脾胃之本的运化营养和填充；上焦产生和存储宗气；血则通过"中焦受气取汁"；营气的运行亦依赖于后天脾胃之气的供养。六气存在命名的差异，实则同出一源。

本段体现了一气分而为六，合则为一的观点，一方面将六气理论纳入脏腑系统中，另一方面则强调了脾胃化生水谷精微对于人体生命活动的必要性。

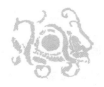

肠胃篇第三十一

本篇列述了肠胃的大小、长短和容量等，包括自口唇起至直肠止的整个消化道。这些记录从侧面反映出，中医理论并没有脱离人体解剖学的基础。

黄帝问于伯高曰：余愿闻六腑传谷者，肠胃之小大长短，受谷之多少奈何？伯高曰：请尽言之。谷所从出入浅深远近长短之度：唇至齿长九分，口广二寸半。齿以后至会厌，深三寸半，大容五合。舌重十两，长七寸，广二寸半。咽门重十两，广一寸半，至胃长一尺六寸。胃纡曲屈，伸之，长二尺六寸，大一尺五寸，径五寸，大容三斗五升。小肠后附脊，左环回周迭积，其注于回肠者，外附于脐上，回运环十六曲，大二寸半，径八分分之少半，长三丈二尺。回肠当脐，左环回周叶积而下，回运环反十六曲，大四寸，径一寸寸之少半，长二丈一尺。广肠傅脊，以受回肠，左环叶脊，上下辟，大八寸，径二寸寸之大半，长二尺八寸。肠胃所入至所出，长六丈四寸四分，回曲环反，三十二曲也。

【语译】

黄帝向伯高询问：我希望了解六腑之中输送食物的消化器官肠胃的情况，它们的大小、长短、容纳食物的多少，都是怎样的呢？伯高说：请让我来详尽地说一说。食物出入消化器官的浅深、远近、长短的限度是：从口唇到牙齿的距离是九分，口宽是二寸半。从牙齿后边到会咽部的距离是三寸半，口腔能容纳食物五合。舌头重十两，长七寸，宽二寸半。咽门重十两，宽一寸半，从咽门到胃的距离是一尺六寸。胃的形态迂回曲折，伸直了长二尺六寸，周长一尺五寸，直径五寸，能容纳食物三斗五升。小肠位于腹腔，后侧系附于脊柱，向左环绕，一圈圈在腹内重叠，小肠灌注到回肠的部位，向外附着于肚脐以上的位置，小肠环绕重叠，共有十六个弯曲，周长二寸半，直径八又三分之一分，总长三丈二尺。回肠在肚脐处向左回环，重叠堆积并向下延伸，也有十六个弯曲，周长四寸，直径一又三分之一寸，总长二丈一尺。广肠附于脊前，与回肠相接，向左回环堆叠在脊椎之前，由上向下逐渐变宽，最宽处周长八寸，直径二又三分之二寸，长二尺八寸。肠胃从入口的口唇到出口的直肠，总长六丈零四寸四分，共有三十二个回环弯曲。

【解读】

根据现代科学研究，小肠的长度是 5 到 7 米，大肠的长度是 1.5 米，两者相加为 6.5 米到 8.5 米。这里要注意，本书中的"尺""寸"不同于现在的尺寸，应经过换算，因为古代的尺寸要比现代的尺寸短很多。根据学界的研究，本篇所述的消化道各个器官的大小、长度，与现代解剖学基本相符。可以看出，古人并不是不讲人体解剖，他们对人体做过细致的研究，只是由于思维方式与认识方法与西医不同，在之后的医学发展中没有将其作为重点，从而形成了不同的趋向。此外，《难经·四十二难》中也有与本篇类似的描述，可以互为参考。

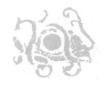

平人绝谷篇第三十二

本篇重点论述健康人不进饮食导致死亡的时间极限和原理，说明汲取营养是维持人体生命的关键，并论述了胃肠尺寸、可容纳水谷的最大容量。最后得出人的生命靠水谷滋养、不饮不食必"七日而死"的结论。

黄帝曰：愿闻人之不食，七日而死，何也？伯高曰：臣请言其故。胃大一尺五寸，径五寸，长二尺六寸，横屈受水谷三斗五升，其中之谷，常留二斗，水一斗五升而满，上焦泄气，出其精微，慓悍滑疾，下焦下溉诸肠。小肠大二寸半，径八分分之少半，长三丈二尺，受谷二斗四升，水六升三合合之大半。回肠大四寸，径一寸寸之少半，长二丈一尺，受谷一斗，水七升半。广肠大八寸，径二寸寸之大半，长二尺八寸，受谷九升三合八分合之一。肠胃之长，凡五丈八尺四寸，受水谷九斗二升一合合之大半，此肠胃所受水谷之数也。

【语译】

黄帝问：想听你说说，人如果一直不吃东西，七天之后就会死，这是为什么？伯高说：请让我来解释其中的缘故。胃的周长有一尺五寸，直径五寸，长大约二尺六寸，形态横向而弯曲，可以容纳水谷大约三斗五升。通常状态下胃内存有谷物二斗、水一斗五升。通过上焦宣发肃降的作用，把水谷所化生的精微物质输送到全身，其中包括剽悍滑疾的阳气，余下之物由下焦泄于小肠，起到清涤的作用。小肠周长二寸半，直径为八又三分之一分，能容纳食物二斗四升，水液六升三又三分之一合。回肠周长四寸，直径为一又三分之一寸，长二丈一尺，能容纳食物一斗，水液七升半。广肠周长八寸，直径是两寸又三分之二，长二尺八寸。胃肠的总长度有五丈八尺四寸，能容纳水谷九斗二升一又三分之二合，这便是胃肠可以容纳水谷的总量。

【解读】

平人，即正常人，在这里指健康、没有生病的人，绝谷就是不吃不喝。本篇首先讲解了健康人的消化道从胃到大小肠等消化器官在解剖学上的大概数值。人的生命活动之所以能持续，依靠的是胃肠消化食物和水，吸收其中的精华以供养机体，体现了《黄帝内经》非常重视脾胃后天之本和注重饮食调理的特点。

这一篇叫"平人绝谷"，绝谷就是辟谷，即不吃五谷，具体分两种：一种是半辟谷，就是不吃五谷粮食，但可以吃蔬菜、水果；另一种是全辟谷，就是什么也不吃，连蔬菜、水果都不吃，辟谷原本是道家的一种重要的养生方法。

平人则不然，胃满则肠虚，肠满则胃虚，更虚更满，故气得上下，五脏安定，血脉和利，精神乃居，故神者，水谷之精气也。故肠胃之中，当留谷二斗，水一斗五升；故平人日再后，后二升半，一日中五升，七日五七三斗五升，而留水谷尽矣；故平人不食饮七日而死者，水谷精气津液皆尽故也。

【语译】

然而健康人胃肠的实际容量并没有那么多，当胃里充满食物的时候，肠中一般都是空的；当肠中充满了来自胃中的食物时，胃便空了，正因为胃肠保持着这种此消彼长的状态，人体内的气机才能上下通畅，五脏才能安定，血脉才能调和通畅，精神才能内守。所以说，人的神气主要是由水谷精微化生而来的。胃肠中通常会存留食物二斗，水液一斗五升；所以健康的人每日排便两次，每次排二升半，一共排便五升，七天共排便三斗五升。这样一来，胃肠中原本储留的食物水液就都排尽了。所以说健康的人七日不吃不喝就会死，是因为储留在体内的水谷津液全部被消耗完了。

【解读】

本段从饮食的日常消耗层面解释了为什么人不饮不食七天便会死亡。这种情况和道家养生方法的辟谷不完全是一回事，辟谷只是不进食，但是要喝水。只要喝水，生存的时间就可以远远超过七天，有的人甚至可以辟谷七七四十九天或更长。辟谷如果不喝水还是会死的。

健康的人不吃不喝可以存活七天，超过七天就会有生命危险，这是基于什么原理呢？根本原因就在于"水谷精气津液皆尽"。人虽然不吃不喝，但还是要排泄的，经过七天，人体内储藏的水谷精气就全部消耗完了。

我们每天饮食，借助水和食物转化成的精气来维持机体运转，身体一旦失去了这些精气就会衰竭。胃主受纳和腐熟水谷，为水谷之海、精气化生之源。水谷入于胃中，胃中气血化生不断，脏腑形体就能得到长养，生理功能就能正常发挥，人体就会生机勃勃；反之，人绝水谷日久，胃中精气衰竭，气血化生无源，形体失于滋养，生理功能就会失常，生命就会终结。因此，每日正常饮食、摄取营养，是维持生命的必要条件。

一般来说，如果方法得当，人是可以辟谷的，当然，辟谷也不是人人都能适应的，患有严重心脑血管疾病、糖尿病的人不要轻易尝试，健康的人则需要学些采气的方法来进行辟谷。辟谷的好处有三条，一是排毒，排除人体内的毒素，如多余的脂肪、尿酸、瘀血、乳酸等物质，排除干净自然会觉得身轻如燕。第二是补气，就是增强正气，增强人体的自我修复能力。第三是益智，就是提高大脑运转思考的能力。但辟谷要有专人指导，要懂得采气、练功，自己不要随便尝试。

本篇揭示出一个道理：只要人的胃气未绝，就能受纳腐熟水谷，生命就能够存续，这也是本篇的主旨。因此，顾护胃气、饮食有节、补充营养、保证化源，这既是维持生命的关键，也是治病养生时时刻刻都必须遵循的基本准则。

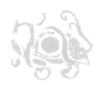

海论篇第三十三

本篇以自然界的河海取象比类，说明人体的胃、冲脉、膻中、脑这四个部位在生命活动中的重要性，并分别讲述其生理特征、机能、常见病症及治疗原则，所以篇名为"海论"。换言之，本篇论述的是人体四大"海"的功用。

黄帝问于岐伯曰：余闻刺法于夫子，夫子之所言，不离于营卫血气。夫十二经脉者，内属于腑脏，外络于肢节，夫子乃合之于四海乎？岐伯答曰：人亦有四海，十二经水。经水者，皆注于海，海有东西南北，命曰四海。黄帝曰：以人应之奈何？岐伯曰：人有髓海，有血海，有气海，有水谷之海，凡此四者，以应四海也。

【语译】

黄帝问岐伯：我听夫子你讲授针刺之法，所讲的内容都没有离开营卫血气的概念。人体十二经脉的流注，在人体内部连接着五脏六腑，在人体外部维系着四肢百节，你又是如何将它们归纳起来，与四海相对应的呢？岐伯回答说：人的体内本来也有四海与十二经水。自然界的水流最终都要汇注于大海，海又有东、西、南、北的分别，所以叫四海。黄帝说：那人体的部位又是怎样与自然界——对应的呢？岐伯说：人体内有髓海、血海、气海、水谷之海，以此来与自然界的四海相对应。

【解读】

《黄帝内经》在分析人体结构时往往采用取象比类的方法，比如把人的十二经络比作十二条河流。既然有河流，就一定有大海，因为河流总是要归入大海。那么人体内有几个大海，又分别是指什么呢？在本篇中，黄帝就问了岐伯这个问题。岐伯回答说，人有髓海（脑）、血海（冲脉）、气海（膻中）、水谷之海（胃），以此对应自然界的四海。

"海"是地球上的河流最终汇聚之所，又是自然界万物的生命之源。《黄帝内经》采用取象比类的方法，以自然界之海为比喻，来说明脑、冲脉、膻中、胃这四个部位在人体生命活动中的重要作用。

黄帝曰：远乎哉，夫子之合人天地四海也，愿闻应之奈何？岐伯答曰：必先明知阴阳表里荥输所在，四海定矣。黄帝曰：定之奈何？岐伯曰：胃者水谷之海，其输上在气街，下至三里。冲脉者，为十二经之海，其输上在于大杼，下出于巨虚之上下廉。膻中者为气之海，其输上在于柱骨之上下，前在于人迎。脑为髓之海，其输上在于其盖，下在风府。

【语译】

黄帝说：这种见解多么深远啊！既然你能将人体四海与自然界的四海相联系，请问它们是如何对应的呢？岐伯回答说：一定要先了解经脉的阴阳、表里和流注转输的部位，才能将四海确定下来。黄帝说：四海究竟是怎样确定的呢？岐伯说：胃是水谷之海，它的主要输注部位，上至气冲穴，下至足三里穴。冲脉是十二经之海，它的主要输注部位，上至足太阳经的大杼穴，下至足阳明经的上下巨虚穴。膻中是气之海，它的主要输注部位，上至天柱骨上部的哑门穴和下部的大椎穴，前部在人迎穴。脑为髓之海，它的主要输注部位，上至脑盖骨处的百会穴，下在风府穴。

【解读】

本段介绍了人体四海流注转输的起始点和终点。胃为水谷之海，冲脉为血海，膻中为气之海，脑为髓之海。人体有四海、十二经水，与大自然的海洋、河流相对应，体现了人与自然"同声相应、同气相求"的自然观。之所以这样命名，是因为水谷、血、气、髓的汇聚之处分别是胃、冲脉、膻中和脑，这四海在人体的生理活动中具有特别重要的地位。胃是水谷之海，它的主要输注的部位，向上到达足阳明胃经的气冲穴（腹股沟稍上方），向下到达足阳明胃经的足三里穴。冲脉是十二经之海，能调节十二经的气血，与生殖机能密切相关，女子的冲脉和任脉旺盛，月经才能正常，所以又称血海。冲脉主要输注的部位，向上到达足太阳膀胱经的大杼穴（脊柱区第一胸椎下），向下到达足阳明胃经的上下巨虚穴（足三里下方）。膻中是气之海，是宗气汇聚的地方，所以膻中穴也叫气海。它的主要输注部位，向上到达天柱骨（第七颈椎）上面的哑门穴和下面的大椎穴，向前到达人迎穴（颈总动脉搏动处）。大脑是髓之海，它的主要输注部位，向上到达头盖骨处的百会穴，向下到达后颈部的风府穴。这里提到的四海输注的穴位很重要，平时可以按摩或者拍打它们，来改善气血运行的状况。比如宗气不足，可以用双手十指交叉捶打膻中穴，有助于增强宗气、延缓衰老。

黄帝曰：凡此四海者，何利何害？何生何败？岐伯曰：得顺者生，得逆者败；知调者利，不知调者害。

黄帝曰：四海之逆顺奈何？岐伯曰：气海有余者，气满胸中，悗息面赤；气海不足，则气少不足以言。血海有余，则常想其身大，怫然不知其所病；血海不足，亦常想其身小，狭然不知其所病。水谷之海有余，则腹满；水谷之海不足，则饥不受谷食。髓海有余，则轻劲多力，自过其度；髓海不足，则脑转耳鸣，胫酸眩冒，目无所见，懈怠安卧。黄帝曰：余已闻逆顺，调之奈何？岐伯曰：审守其输，而调其虚实，无犯其害。顺者得复，逆者必败。黄帝曰：善。

【语译】

黄帝说：以上所说的四海，怎样是对人有好处的，怎样又是对人有害的呢？怎样会让人生机旺盛，怎样又会让人虚弱衰败呢？岐伯说：四海运行正常就会让人生机旺盛，四海运行失常就会让人虚弱衰败。懂得调养四海就对身体有益，不懂调养四海便会对身体有害。

黄帝说：那么人体四海正常和反常的情况分别是怎样的？岐伯说：如果气海有余，就会感到胸满气闷，呼吸急促，颜面发红；如果气海不足，会造成气短，说话有气无力。如果血海有余，人就会感到身体膨胀，只是郁闷不舒服，却不知道生了什么病；如果血海不足，会感觉身体无力，却不知道生了什么病。如果水谷之海有余，就会感觉腹中胀满；如果水谷之海不足，就会感到饥饿却没有食欲。如果髓海有余，会感到身体轻健有力；如果髓海不足，就会晕眩耳鸣、腿酸眼花、疲惫嗜睡。黄帝说：我已经了解了四海正常与反常的情况，那么又该如何进行治疗呢？岐伯说：要仔细掌握上述四海的输注之处，来治疗四海偏虚或偏实的病症，不能犯虚实不分的禁忌。如果能依照这样的法则来治疗，病人就能恢复健康；如果违逆了这样的法则，一定会导致病情恶化。黄帝说：说得好。

【解读】

本段详细列出了四海有余和不足的症状，并提出以"调其虚实"作为治疗时总的指导原则。岐伯说人体内也有海，把经脉比喻成水，经脉汇聚之处比喻成海，这就是老子所说的"人法地"。人生活在地球上，身体的结构跟自然也是相对应的。在地球上，无论小溪、河流还是湖泊的水，最终都要汇流到大海。同理，人的十二条经脉也有其归属汇聚的海。首先，胃是水谷之海，它负责调节饮食消化。吃得太多，就会导致水谷之海负担太重，进而影响消化功能，尤其是晚餐，暴饮暴食会影响睡眠质量。冲脉即血海，是十二经的海，可以调节人体十二经的气血，对生殖机能和女子月经影响甚大。血海有余的人，总感觉很有劲，身体很膨胀、力气用不完，即使身体患病也不会察觉。血海不足的人就恰恰相反，会感觉到身体软绵无力。有余或不足都不对。那要怎么调理呢？刺相应的穴位，虚则补之，实则泻之，以此来保持阴阳平衡，或者通过拍打按摩相应的穴位来补充相应的气。

总之，本篇认为，四海以水谷之海化生为源，以气海和血海来推动全身经气的运行，并与各脏腑经络共司生理功能。保持四海气血的阴阳平衡很重要，不足或过量都会导致身体不适。本篇提出了人体四海的概念以及调治的原则，应根据虚实状况来补泻，针刺或按摩相应的穴位进行治疗。

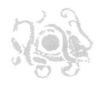

五乱篇第三十四

本篇主要阐述了五种气乱的概念、病变的部位以及相应的治疗方法。

黄帝曰：经脉十二者，别为五行，分为四时，何失而乱？何得而治？岐伯曰：五行有序，四时有分，相顺则治，相逆则乱。

黄帝曰：何谓相顺？岐伯曰：经脉十二者，以应十二月。十二月者，分为四时。四时者，春秋冬夏，其气各异，营卫相随，阴阳已和，清浊不相干，如是则顺之而治。黄帝曰：何谓逆而乱？岐伯曰：清气在阴，浊气在阳，营气顺脉，卫气逆行，清浊相干，乱于胸中，是谓大悗。故气乱于心，则烦心密嘿，俯首静伏；乱于肺，则俯仰喘喝，接手以呼；乱于肠胃，则为霍乱；乱于臂胫，则为四厥；乱于头，则为厥逆，头重眩仆。

【语译】

黄帝说：人身的十二经脉，其属性分别归属于五行，又与四季相对应，是什么失调会造成脉气运行逆乱？又是什么能让脉气正常运行呢？岐伯说：五行属性的生克有一定的次序，四季气候也各有分别，人体经脉气血的运行，顺应五行四季的规律就会正常，违背了规律就会失常紊乱。

黄帝说：怎样才叫顺应自然规律呢？岐伯说：十二经脉，分别与一年的十二个月相对应。十二个月分为四季，四季就是春、秋、冬、夏，气候各不相同，倘若人体的营气与卫气内外随和，阴阳协调，清气与浊气不会互相侵扰，那么就是顺应自然规律，经脉气血的运行就能正常。黄帝说：怎样才叫运行失常紊乱呢？岐伯说：清阳之气不能升散而居于下部和内部，浊气不能沉降，反居于上部和外部。营气顺脉而行，卫气反而逆向循行。清浊之气相互侵扰而乱于胸中的，叫大悗。所以气乱于心，就会导致心中烦扰，静默不言语，只想低头静卧；气乱于肺，就会导致俯仰不安，喘息时有响声，两手按着胸部呼吸；气乱于肠胃，则会导致霍乱；气乱于手臂与足胫，就会引发四肢厥证；气乱于头部，就会发生气逆上冲，头重眩晕，乃至仆倒在地。

【解读】

本段简述了气乱的概念，并举出气乱于人体的五个不同位置所导致的五种相应病变。

黄帝曰：五乱者，刺之有道乎？岐伯曰：有道以来，有道以去，审知其道，是谓身宝。黄帝曰：善。愿闻其道。岐伯曰：气在于心者，取之于少阴、心主之输。气在于肺者，取之手太阴荥、足少阴输。气在于肠胃者，取之足太阴、阳明；不下者，取之三里。气在于头者，取之天柱、大杼；不知，取足太阳荥输。气在于臂足，取之先去血脉，后取其阳明、少阳之荥输。

黄帝曰：补泻奈何？岐伯曰：徐入徐出，谓之导气，补泻无形，谓之同精，是非有余不足也，乱气之相逆也。黄帝曰：允乎哉道，明乎哉论，请著之玉版，命曰治乱也。

【语译】

黄帝说：对于这五种气乱所导致的疾病，针刺治疗时有一定的规律吗？岐伯说：疾病的发生发展是有规律的，它的治疗也有常规可循，审察并明确这套规律，进行治疗、养护，这就叫养生之宝。黄帝说：好。请讲讲治疗的规律吧。岐伯说：气乱于心，应针刺手少阴心经的神门穴与手厥阴心包经的大陵穴；气乱于肺，应针刺手太阴经的荥穴鱼际穴和足少阴经的输穴太溪穴；气乱于肠胃，应针刺足太阴、足阳明的穴位，如果治不好，可针刺足三里穴；气乱于头，应针刺天柱穴、大杼穴，如果治不好，再针刺足太阳经的荥穴通谷穴与输穴束骨穴；气乱于手臂与足胫，应先针刺疏通淤结的血脉，然后再针刺手足阳明经的荥穴与少阳经的输穴。

黄帝说：补泻的手法具体是怎样的呢？岐伯说：慢进针，慢出针，以导引逆乱的经气，使其恢复正常。这种补和泻手法轻巧无形，是为了使神聚集，调动正气到邪气致病的地方，因为五乱之病既不是有余的实证，也不是不足的虚证，只是气机混乱导致互相冲突，所以要用这种手法来导引。黄帝说：这是很恰当的道理，论证也很明白，请让我把它刻在玉版上，就命名为治乱吧。

【解读】

本段对不同位置的气乱的针刺穴位、治疗方法做了详细的描述。

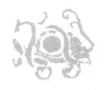

胀论篇第三十五

本篇先阐述了胀病的本质，即病邪在脏腑之外挤压胸胁与脏腑，使得皮肤胀满；接着分析了不同脏器受到病邪影响所产生的不同症状，以及邪气客居于营卫导致的胀病及其治法；接着阐述了胀病的治疗法则。

黄帝曰：脉之应于寸口，如何而胀？岐伯曰：其脉大坚以涩者，胀也。黄帝曰：何以知脏腑之胀也？岐伯曰：阴为脏，阳为腑。

【语译】
黄帝说：脉气会反映在寸口，那么出现什么样的脉象可以诊断为胀病呢？岐伯说：脉象大而坚劲又带涩滞的，就是胀病。黄帝说：如何鉴别胀病是发生在五脏还是六腑呢？岐伯说：病在阴脉，表示胀病发生在五脏，病在阳脉，表示胀病发生在六腑。

黄帝曰：夫气之令人胀也，在于血脉之中耶，脏腑之内乎？岐伯曰：三者皆存焉，然非胀之舍也。黄帝曰：愿闻胀之舍。岐伯曰：夫胀者，皆在于脏腑之外，排脏腑而郭胸胁，胀皮肤，故命曰胀。

【语译】

黄帝说：气运行不畅就会使人患上胀病，那么发病部位是在血脉里还是脏腑里？岐伯说：胀病与血脉、脏腑都有关系，但它们都不是胀病的发病部位。黄帝说：我想知道胀病的发病部位。岐伯说：大凡胀病，发病部位都是在脏腑之外的，向内挤压脏腑而向外扩张胸胁，导致皮肤胀满，所以叫"胀"。

【解读】

本段阐述了胀病的定义。胀病的本质是病邪发生在脏腑之外，挤压脏腑，扩张胸胁，使得皮肤出现胀满的症状。《灵枢悬解》注："阴为脏，胀在内也。阳为腑，胀在外也。"郭同廓，意为充满。"排脏腑而郭胸胁，胀皮肤"，言气在脏腑之外、胸胁之间、皮肤之内也。

黄帝曰：脏腑之在胸胁腹里之内也，若匣匮之藏禁器也，各有次舍，异名而同处，一域之中，其气各异，愿闻其故。黄帝曰：未解其意，再问。岐伯曰：夫胸腹者，脏腑之郭也；膻中者，心主之宫城也；胃者，太仓也；咽喉小肠者，传送也；胃之五窍者，闾里门户也；廉泉玉英者，津液之道也。故五脏六腑者，各有畔界，其病各有形状。营气循脉，卫气逆为脉胀，卫气并脉循分为肤胀。三里而泻，近者一下，远者三下，无问虚实，工在疾泻。

【语译】

黄帝说：五脏六腑位于胸胁和腹腔里，就像隐秘之物藏在匣柜里，它们各有一定的位置、不同的名称，却又放在一起。虽然都在一个区域之内，功能却又各不相同，想听你讲讲其中的道理。岐伯说：胸腹是五脏六腑的外郭；膻中是心脏的宫城；胃像仓库一样容纳食物；咽喉至小肠是传送饮食的通道；五窍是胃肠道的门户；廉泉至玉英是津液运行的通道。所以五脏六腑各有界限，发病后也各有不同的症状。营气原本循行于脉中，如果卫气逆行于脉中，则为脉胀；若卫气并入经脉中，行于肌肉之间，则为肤胀。治疗时可取手足三里为主穴，使用泻法。发病时间短的可治一次，发病时间长的可治三次，就能痊愈。不论虚证或实证，关键在于赶快使用泻法。

【解读】

前文提到，胀病的本质是脏腑之外的病邪挤压脏腑，因此先得明确每个脏腑的位置，才能知道"脏腑之外"的界限在哪里。本部分明确提出，五脏六腑各有界限，所以受到病邪影响的结果也不一样。这里提到了胃之五窍，各代的医家对此见解不一，大多认为此处的"胃"是一个广义的概念而非具体的器官，《类经》卷十六："胃之五窍为闾里门户者，非言胃有五窍，正以上自胃脘，下至小肠、大肠，皆属于胃，故曰闾里门户。如咽门、贲门、幽门、阑门、魄门，皆胃气之所行也。故总属胃，谓之五窍。"《灵枢悬解》注："一域之中，其气各异，言五脏六腑同处一域，而其病各异也。胃之五窍，咽门、贲门、幽门、阑门、魄门也，是皆水谷出入之道，故曰胃之五窍。闾里门户，闾里之门户也。廉泉、玉英，即玉堂。任脉二穴，适当咽喉之外，是津液之道路也。故五脏六腑各有畔界，其病各有形状，不相同也，营气循脉而行，不得逆也，卫行脉外，旁无界限，逆而妄行，阻其脉道，营气壅遏，则为脉胀。卫气并脉而行，循其所行之分而生壅满，则为肤胀，肤胀者，不及于脉也。胃为五脏六腑之海，针其三里而泻之，病近者一下，一次。病远者三下，无论虚实，工在泻之于早也。"

黄帝曰：愿闻胀形。岐伯曰：夫心胀者，烦心短气，卧不安；肺胀者，虚满而喘咳；肝胀者，胁下满而痛引小腹；脾胀者，善哕，四肢烦悗，体重不能胜衣，卧不安；肾胀者，腹满引背央央然，腰髀痛。六腑胀：胃胀者，腹满，胃脘痛，鼻闻焦臭，妨于食，大便难；大肠胀者，肠鸣而痛濯濯，冬日重感于寒，则飧泄不化；小肠胀者，少腹䐜胀，引腰而痛；膀胱胀者，少腹满而气癃；三焦胀者，气满于皮肤中，轻轻然而不坚；胆胀者，胁下痛胀，口中苦，善太息。凡此诸胀者，其道在一，明知逆顺，针数不失。泻虚补实，神去其室，致邪失正，真不可定，粗之所败，谓之夭命。补虚泻实，神归其室，久塞其空，谓之良工。

【语译】

黄帝说：我想知道胀病的症状。岐伯说：心胀的症状，表现为心中烦乱，呼吸短促，睡眠不安稳。肺胀的症状，表现为胸中气胀而虚满，气喘咳嗽。肝胀的症状，表现为胁下胀满，并且疼痛会牵引到小腹。脾胀的症状，表现为呃逆，四肢烦扰闷胀，身体沉重而且不想穿太多衣服，睡眠不安稳。肾胀的症状，表现为腹中胀满，牵引到背部，感到不舒服，腰髀的部位疼痛。六腑胀：胃胀的症状，表现为腹中胀满，胃脘疼痛，鼻子好像可以闻到焦味，食欲不振，大便困难。表现为大肠胀的症状，肠鸣疼痛，濯濯有声，如果在冬天又受寒，就会发生腹泻，而且大便伴随有未消化的食物。小肠胀的症状，表现为小腹撑胀，牵引腰部作痛。膀胱胀的症状，表现为小腹胀满而气机闭塞，小便不畅。三焦胀的症状，表现为气充满于皮肤之间，用手按皮肤的感觉虚浮而不实。胆胀的症状，表现为胁肋下胀痛，口中发苦，经常喘大气。上述各种胀病，其发病机理都是一样的。只要能够弄明白气血运行的顺逆，采用正确的针刺方式，就能治好。如果虚证反而用泻法，实证反而用补法，会使神气离其藏所，导致邪气入内，正气散失，真气无法安定，这就是庸医治不好病的原因。虚证用补法，实证用泻法，让神气回归心中，填补之前的空缺，这就可以称为良医了。

【解读】

本段阐述了胀病的发病位置不同所出现的不同症状，并且强调了胀病的核心就是气血运行不正常，所以需要根据气血虚实以及正常气机运行的方向，来指导针刺的治疗。《灵枢悬解》注："央央，不快之意，心主五臭，自入为焦臭，《难经》语：鼻闻焦臭，胃土不降，心火上炎也。轻轻，虚浮之意。凡此诸胀，其道在一，总因卫气之逆也。真不可定，定，住也。"

黄帝曰：胀者焉生？何因而有？岐伯曰：卫气之在身也，常然并脉循分肉，行有逆顺，阴阳相随，乃得天和，五脏更始，四时循序，五谷乃化。然后厥气在下，营卫留止，寒气逆上，真邪相攻，两气相搏，乃合为胀也。黄帝曰：善。何以解惑？岐伯曰：合之于真，三合而得。帝曰：善。

【语译】

黄帝说：胀病是怎么产生的？是由什么原因引起的呢？岐伯说：卫气在人体中运行，通常是随着经脉循走于肌肉之间，运行时有上下逆顺之分，营卫要阴阳相随，符合自然规律，才能保持正常，五脏之气更相交递，正如同四季循着一定次序推移转换，五谷才能化生精微。寒厥病气在下潜伏，导致营卫之气稽留，加之寒气上逆，正邪两气相攻、相搏结，合起来就会导致胀病。黄帝说：好。问题如何解决呢？岐伯说：要结合人体真气来考虑，将血脉、脏腑、营卫三者所反映的症状互相对照，便可知道问题出在哪了。黄帝说：好。

【解读】

本段阐述了胀病的成因，主要是寒厥引起的阴阳失调。《灵枢悬解》注："卫气之在身也，虽行脉外，常然并脉而行，循其分肉，行有逆顺，有顺营气者，有逆营气者，以营气原有逆顺也。阴阳相随，营阴卫阳，相随而行。乃得天和。营卫不乱，则五脏更始，更迭司令，周而复始。四时循序更迭不乱，而后五谷乃化，此卫气之顺者。若厥气在下，逆而上行，阻格气道，以致营卫留止，此皆中气之败也。土败水侮，寒气逆上，真邪相攻，两气相搏，结而不散，乃合为胀，此卫气之逆者也。解惑，解其病之所在，而不惑也。合之于真，合诸病证于其本气也。三合而得，合之血脉、脏、腑三者，而得其所在也。"

黄帝问于岐伯曰：胀论言无问虚实，工在疾泻，近者一下，远者三下。今有其三而不下者，其过焉在？岐伯对曰：此言陷于肉、肓而中气穴者也。不中气穴，则气内闭；针不陷肓，则气不行；上越中肉，则卫气相乱，阴阳相逐。其于胀也，当泻不泻，气故不下，三而不下，必更其道，气下乃止，不下复始，可以万全，乌有殆者乎？其于胀也，必审其脉，当泻则泻，当补则补，如鼓应桴，恶有不下者乎？

【语译】

黄帝问岐伯：胀病的治疗，不论虚实，关键在于急用泻法，发病时间短的用一次，发病时间长的用三次。现在已针刺三次而胀病还没消去，问题出在哪儿呢？岐伯回答说：这里说的针刺，要刺到肌肉的空隙之间、刺进胀气的穴位。如果刺不中气穴，则病气依然内阻；如果刺不到肌肉空隙之间，则经气仍然不能循行，以致病气上越，扰乱卫气的正常活动，阴阳之气互相争逐。胀病的治疗不见效，是因为应该用泻法的时候没有用泻法，以致病气不能下泄。如果已经刺了三次，病气仍然没有下泄，必须更换针刺的部位，直到病气下泄为止。如果病气再不下泄，就应该从头开始刺治，这样一定能够治愈，哪能不痊愈呢？对于胀病，必须仔细诊察，当泻则泻，当补则补，就像用鼓槌击鼓，鼓就会发出响声一样，病气哪里还有祛除不掉的道理？

【解读】

本段阐述了治疗胀病的原则。《灵枢悬解》注："一下、三下而病去者，此言陷于肉肓而中气穴者也。分肉空隙之处，谓之肉肓。不中气穴，则气反内闭，不陷肉肓，则气不得行，上越而中分肉，则卫气相乱，阴阳相逐，反以益病。其于胀也，当泻而不泻，气故不下。无论虚实，工在疾泻者，泻其血络也。必审其脉，当泻则泻，当补则补，调其经也。此段旧误在《胀论》。"

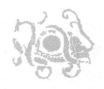

五癃津液别篇第三十六

　　本篇描述了津液的来源与属性，以及转化成不同代谢产物的过程，同时简述了津液不化的病理特征。

　　黄帝问于岐伯曰：水谷入于口，输于肠胃，其液别为五，天寒衣薄则为溺与气，天热衣厚则为汗，悲哀气并则为泣，中热胃缓则唾。邪气内逆，则气为之闭塞而不行，不行则为水胀，余知其然也。不知其何由生，愿闻其道。

　　岐伯曰：水谷皆入于口，其味有五，各注其海，津液各走其道。故三焦出气，以温肌肉，充皮肤，为其津；其流而不行者，为液。天暑衣厚则腠理开，故汗出；寒留于分肉之间，聚沫则为痛。天寒则腠理闭，气湿不行，水下留膀胱，则为溺与气。

【语译】

　　黄帝问岐伯：水谷自口纳入，输送到肠胃，它所化生的津液可分为五种：当外界天气寒冷却穿衣过薄时，津液就会转变为小便与气；当天气炎热穿衣过厚时，就转变成汗液；心情悲伤、哀痛，气并于上时则化为眼泪；当中焦有热、胃气弛缓时，就上泛而为唾液；当邪气内犯时，阳气会闭塞不行，导致津液不能宣化，水气潴留在膀胱而成为水胀。这些现象我虽已了解，但还不知道五液是怎样生成的，希望听你讲讲其中的道理。

岐伯说：水谷都从口入，分别有酸苦甘辛咸五味，各自注入相应的人体四海之中，饮食所化的津液也各行其道，因此，由三焦产生的精气，用来温养肌肉、充实皮肤的叫作"津"；留驻于脏腑的叫"液"。天气炎热时穿的衣服过厚，就会腠理开泄，使人出汗；如果又受了寒邪，寒邪稽留于肌肉之间，将津液凝聚为痰时，就会导致疼痛；天气寒冷时腠理密闭，气滞，不能连续流动，就会向下流向膀胱，变为小便与气。

【解读】

本篇开始叙述了溺、汗、泣、唾等形成的生理机制，指出津液运行出了差错便会产生"水胀"，并指出溺、汗都是通过三焦流布到全身的津液所化生而成的物质。

五脏六腑，心为之主，耳为之听，目为之候，肺为之相，肝为之将，脾为之卫，肾为之主外。故五脏六腑之津液，尽上渗于目，心悲气并则心系急，心系急则肺举，肺举则液上溢。夫心系与肺，不能常举，乍上乍下，故咳而泣出矣。中热则胃中消谷，消谷则虫上下作，肠胃充郭，故胃缓，胃缓则气逆，故唾出。

【语译】

五脏六腑都以心作为它们的主宰，耳为其探听消息，眼为其观察物体，肺是心的宰相，肝是心的将军，脾是较远处的卫士，肾为心司掌远处的事物。所以五脏六腑的津液，都向上渗灌于眼目，当作为君主的心感到悲哀时，气向上并于心，心脉就会紧张，心脉紧张则会肺气上举，肺气上举就会使津液向上泛溢。心脉的紧张、肺气的上举都是忽上忽下的，所以咳喘时就会有眼泪流出。中焦有热邪，则胃中食物易于消化，消化后就会使胃肠发生蠕动，填充扩张，导致胃的活动弛缓，胃弛缓则会气液上逆，变成唾液流出口外。

五谷之津液和合而为膏者，内渗入于骨空，补益脑髓，而下流于阴股。阴阳不和，则使液溢而下流于阴，髓液皆减而下，下过度则虚，虚故腰背痛而胫酸。

五谷的津液汇合后，合成油脂状的物质，由脏腑向内渗灌于骨头的骨髓腔，来补益脑髓，向下流入大腿骨内。如果阴阳不能调和，就会使津液溢出，向下流到生殖器，髓液同时也会减少，流泄过度则会导致真阴虚，从而产生腰背疼痛、小腿酸痛的症状。

【解读】

这部分首先说明泪的来源是五脏六腑的津液，原文中提到了心为君主之官，所以五脏六腑之津液都会上承于心。当人悲伤激动的时候，心带着肺一起上举，使得津液上溢，便有了泪水。毕竟心肺在脏腑中已经处于非常靠上的位置了，上举也有限，所以哭泣的时候人往往都会"大喘气"，这个动作就是在协助心肺降气。

唾，是来源于中焦消化吸收的水谷精气，正常情况下分泌的唾液不会多到从口中流出来，但是胃弱的时候，也就是胃"降"的力量弱的时候，口中就会流出很多唾液，这也就是为什么小孩子很容易流口水。如果孩子长大了依旧很容易流口水，往往说明脾胃不太好。

同样，水谷精微向人体深处传输，注入骨中，就变成了髓。"脑为髓海"，自然，髓液充盈的时候，脑才能更好地工作，这在《灵枢·海论》中比较详细地讲述过。当阴阳不合的时候，也就是统摄的力量与被统摄的物质不合的时候，髓液便会从阴窍流出。髓液泄出过多时，就会出现肾精亏虚的症状，腰背疼，腿酸。

阴阳气道不通，四海闭塞，三焦不泻，津液不化，水谷并行肠胃之中，别于回肠，留于下焦，不得渗膀胱，则下焦胀，水溢则为水胀，此津液五别之逆顺也。

【语译】

如果阴阳气道不通，就会导致四海闭塞，三焦不能疏泻，津液不能宣化，所受的水谷在肠胃中混合，最后离开大肠，停留在下焦，水液将不能渗入膀胱，就会使下焦胀满，水液向外泛溢而形成水胀。这就是津液五种正常的情况和不正常的情况。

【解读】

本段简述了津液不化的病理特征。

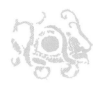

五阅五使篇第三十七

这一篇主要讲述了头面部的望诊方法，包括望五官和望其他区域。五官能够反映五脏的状态，前额、眉心、脸颊等其他部位则能反映气血的充盛与否。望五官的重点在于望鼻，鼻子上可展现与五脏相关的五色，五色在鼻部的分布与脏腑的位置有关。

黄帝问于岐伯曰：余闻刺有五官五阅，以观五气。五气者，五脏之使也，五时之副也。愿闻其五使当安出？岐伯曰：五官者，五脏之阅也。黄帝曰：愿闻其所出，令可为常。岐伯曰：脉出于气口，色见于明堂，五色更出，以应五时，各如其常，经气入脏，必当治里。

【语译】

黄帝问岐伯：我听说刺法中有名叫五官五阅的诊断之法，可以用来观测五气。五气，是五脏的使者，又同春、夏、长夏、秋、冬这五季相配合。请问五脏的情况是怎样反映在面部的呢？岐伯说：五官，就是五脏在面部的反映。黄帝说：我想听你说说五官具体怎样体现五脏的情况，以便把它作为诊断的常规依据。岐伯说：五脏的情况通过脉象反映在寸口，通过五色表现在鼻部，五色交替出现，又与五季相对应，各有其对应的规律。如果邪气从经脉传入内脏，五色就会呈现出异常，就必须治疗对应的内脏。

【解读】

我们都听说过看面相，据说通过面相能知道人的身体状况、性格，乃至未来的命运。至于能不能真的看出命运，这里不做讨论，但有一点是肯定的，那就是通过面相可以了解人的身体情况，包括脏腑、体质、生理、病理乃至性格、气质等等。本篇就告诉了我们观察的方法。五官反映五脏的全部信息，五阅五使就是通过观察五官呈现出的表象，来推断五脏的病变。这属于望诊，在中医四诊中是非常重要的方法。

本段中，岐伯说明了如何通过面部五官来诊察五脏状况。五官指眼、耳、鼻、舌、唇，阅就是察看的意思，此处引申为外候。五阅，就是指可以观察到的、因为内脏变化而产生对应变化的表象，它是通过面部的五官表现出来的。五官五阅之所以能够反映五脏的变化，是因为它与五气相关联，五气指五脏之气，反映到面色上，就是心赤、肺白、脾黄、肝青、肾黑五色。本篇中的五阅指的就是五色的变化以及五脏所主窍穴的状态。五脏有了疾病，五脏之气就会受到影响，五脏之气出现异常，反映在人体外部，就是五官五阅的特异症状。

"五气者，五脏之使也，五时之副也"，为什么说五气是五脏的使者，而且又能和春、夏、长夏、秋、冬五季相配呢？我们知道气是构成天地万物的本源物质，人也是气所构成的，因为有这样一个共同的物质基础，所以人和天地相通、相互作用。也正因为有这个物质基础，"五气"才能成为"五脏之使"。因此，五脏之气沟通人体内外，在内联系脏腑功能，在外反映为五色的变化。正常状态下，五色会反映在人的鼻部，并与季节的变化相对应。春天肝气旺盛，鼻子的颜色偏青；夏天心气旺盛，鼻子的颜色偏赤；长夏脾气旺盛，鼻子的颜色偏黄；秋天肺气旺盛，鼻子的颜色偏白；冬天肾气旺盛，鼻子的颜色偏黑。如果五色出现了异常，就表明五色所关联、对应的内脏可能出现了问题。要注意，这里说的鼻子的五种颜色是相对而言的，不会特别明显。

帝曰：善。五色独决于明堂乎？岐伯曰：五官已辨，阙庭必张，乃立明堂。明堂广大，蕃蔽见外，方壁高基，引垂居外，五色乃治，平博广大，寿中百岁。见此者，刺之必已。如是之人者，血气有余，肌肉坚致，故可苦以针。

【语译】

黄帝说：好。诊察五色只看鼻子就可以吗？岐伯说：如果他五官气色分明，眉间、额头开阔而饱满，才可以通过观察鼻子来看五色。如果他鼻子宽而高，颊侧及耳门显露在外，其肌肉丰满凸起，面部肌肉隆起而方正，耳朵垂珠很长，面部五色正常，五官端正宽阔而匀称，这样的人就能活到一百岁。有这样的表现，给他施用针刺就可治愈。像这样的人，气血有余，肌肉坚实致密，所以能急用针刺法进行治疗。

【解读】

本段中，黄帝提出了一个问题：观察人体脏腑的健康与否，只看鼻子就够了吗？答案是否定的。人的整个面部，都能反映出他的气血状况。阙指眉间，庭指额头，阙庭指的就是眉心和前额。蕃蔽，指的是颊侧。"方壁高基"，其实就是"基墙高以方"，"壁"就是面部的肌肉，"基"就是下颌部的肌肉，壁、基广义上讲就是面部四周的肌肉，狭义则特指耳边四周的肌肉。《灵枢·刚柔寿夭》中曾提到"墙基卑，高不及其地者，不满三十而死"，就是说，如果耳朵四周的肌肉平陷，高度还不及耳前的肌肉，这种人不到三十岁就会死。

同时，"地"还有一种说法是地阁。有一句老话叫"天庭饱满，地阁方圆"，天庭就是额头，额头要丰盈饱满。地阁在哪里？有人说就是下巴，其实地阁应该是指脸的最下方和嘴角宽度相等的下颌部分。所以这句话还可以理解为：如果面部肌肉平陷，还达不到下巴部分的高度，那么这种人不到三十岁就会死。

本段中描述的面相，不仅可以推知有这样面相的人会长寿，还可以推知对这样的人施用针刺就能很容易治愈他的病。因为有这些特征的人气血顺畅调达，肌肉紧实，先天条件优越，抵抗外邪侵袭的能力强，因此可以急用针刺法，而不必担心伤到正气，出现疾病时稍加调理就能健康如初。

黄帝曰：愿闻五官。岐伯曰：鼻者，肺之官也；目者，肝之官也；口唇者，脾之官也；舌者，心之官也；耳者，肾之官也。黄帝曰：以官何候？岐伯曰：以候五脏。故肺病者，喘息鼻胀；肝病者，眦青；脾病者，唇黄；心病者，舌卷短，颧赤；肾病者，颧与颜黑。

【语译】

黄帝说：希望能听你讲一下五官。岐伯说：鼻是肺的官窍，主管呼吸；眼睛是肝的官窍，主管视觉；口唇是脾的官窍，主管受纳水谷；舌是心的官窍，主管辨别味道；耳是肾的官窍，主管听觉。黄帝说：从五官怎么推断五脏的疾病呢？岐伯说：通过五官的表现来推断五脏的病变，比如肺有病，就会表现为喘息急促、鼻翼扇动；肝有病，就会表现为眼角发青；脾有病，就会表现为口唇发黄；心脏有病，就会表现为舌体卷曲短缩、两侧颧骨发红；肾有病，就会表现为两颧和额部发黑、耳鸣、听力下降。

【解读】

本节论述了五官同五脏的关系。按照《黄帝内经》的理论，五官、五色、五脏同属于五行体系，是根据五行属性联系起来的。五行指的是木、火、土、金、水，这个体系非常庞大，可以囊括万事万物。人体则以五行—五脏为核心，构成五大结构功能系统：肝—木—东—春—酸—目—青，心—火—南—夏—苦—舌—赤，脾—土—中—长夏—甘—口—黄，肺—金—西—秋—辛—鼻—白，肾—水—北—冬—咸—耳—黑，当内脏产生病变时，外部的目、舌、口唇、鼻、耳五官，也会发生相应的变化。比如肺病表现为呼吸急促，和鼻对应；肝病表现为眼内角发青，是目的变化。这就是《黄帝内经》讲的"司外揣内"，观察人体外部的变化就可以知道人体内部病变的情况。

黄帝曰：五脉安出？五色安见？其常色殆者如何？岐伯曰：五官不辨，阙庭不张，小其明堂，蕃蔽不见，又埤其墙，墙下无基，垂角去外，如是者，虽平常殆，况加疾哉。

【语译】

黄帝说：有的人脉象是正常的，观其五色也是正常的，为什么一旦得了病就很危重？岐伯说：这类人五官的气色不分明，眉间、额头不开阔，鼻子窄小，两颊和耳门之间的肌肉不饱满，面部肌肉不高、不丰满，下颌部的肌肉平陷，额角下陷，像这样的人，即使平时面色和脉象都正常也有短寿的危险，何况再遇上疾病呢。

【解读】

前文中岐伯说明了"气血有余"之人的面部特征，本段刚好相反，说明了"气血不足"之人的特征。如果一个人眉间、额头狭窄，鼻子窄小，额角下陷，那

张其成全解黄帝内经·灵枢

么他天生的气血就是不足的，本来寿命就短，遇到疾病则预后更为不佳。张介宾说："若此者，部位骨胳（骼）既无所善，则脉色虽平，不免于殆，尚何疾之能堪哉？是以人之寿夭，尤当以骨胳（骼）为主。"他认为这里的外貌描述，重点在于骨骼的坚实完善与否。骨骼是人体气血状况的反映，是先天肾精充足与否的体现，因此通过观察面部骨骼呈现的状态，就能推断出一个人寿命的长短。

黄帝曰：五色之见于明堂，以观五脏之气，左右高下，各有形乎？岐伯曰：腑脏之在中也，各以次舍，左右上下，各如其度也。

【语译】

黄帝说：鼻子所呈现的五色，可以用来观察五脏之气的变化，那么鼻子左右上下各自对应一定的部位吗？岐伯说：五脏在胸腹之中，位置顺序各有不同，因此反映在鼻子的左右上下，也是各自有对应部位的。

【解读】

本篇讲的是五脏之气色在面部显现的部位不同。五色在面部显现的部位与脏腑在胸腹中的位置是有对应关系的。但本篇并没有说明鼻子和五脏对应的具体部位。五脏之气在鼻子显现的位置，如果用易经八卦来说，就是一个后天八卦的方位，也就是五行的方位。简单地说，鼻子的上方对应心，下方对应肾，左边对应肝，右边对应肺，中央对应脾。而五脏之外的器官，在面部也有具体的对应部位，如《灵枢·五色》所说的"庭者，首面也，阙上者，咽喉也"。

中医认为，人体脏腑与体表部位的对应关系，并不局限于面部，任何一个独立的部位，也就是任何一个独立的全息元都能反映五脏的信息，也能反映整个机体生命的信息。比如手掌、脚掌、耳部等，也都与脏腑、肢节对应，它们或按照人体原本脏腑的结构位置，或倒置，将人体结构缩小到一个平面上。可依据某脏腑在该平面中所对应的位置，观察其状态或者进行治疗。

中医认为，有诸内者，必形诸外。本篇主要讲的是头面部的望诊之法。望诊在中医四诊中居于首位，而又以望头面部五官的形态气色为主要内容，因此本篇在临床中有着重要的意义，可与"五色诊"结合来看。其中所体现的"司外揣内"思想，也在中医临床中具有指导意义。

五阅五使篇第三十七

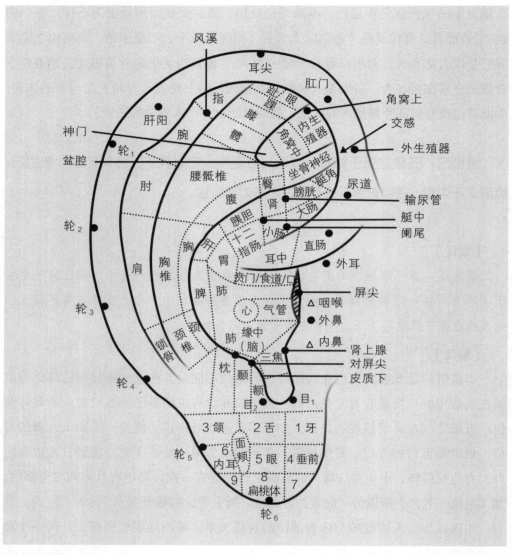

耳部反射区图

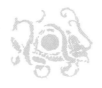

逆顺肥瘦篇第三十八

这一篇主要讨论了不同年龄、不同体质的人所适用的针刺方法。"顺逆"指人体经脉气血的循行顺逆，"肥瘦"指代不同的体质。在本篇最后，又对冲脉的走行进行了较为详尽的说明，并给出了判断冲脉、少阴脉经气顺逆的诊断方法。

黄帝问于岐伯曰：余闻针道于夫子，众多毕悉矣，夫子之道应若失，而据未有坚然者也。夫子之问学熟乎，将审察于物而心生之乎？岐伯曰：圣人之为道者，上合于天，下合于地，中合于人事，必有明法，以起度数，法式检押，乃后可传焉。故匠人不能释尺寸而意短长，废绳墨而起平木也；工人不能置规而为圆，去矩而为方。知用此者，固自然之物，易用之教，逆顺之常也。

【语译】

黄帝向岐伯问道：我听先生你讲授针刺的道理，已经知道很多了，用这些道理去治病，就像箭射中靶子一样见效，没有顽固治不好的病。先生的学问是从谁那里学来的？还是审慎观察事物后自己想出来的呢？岐伯说：圣人所总结的道理，符合天地人的规律，一定要有明确的法则，来确立尺度的长短、模式规矩，然后才能传于后世。所以工匠不能离开尺寸而臆测长短，不用绳墨工具而确定标准，工人不能丢开圆规而画出圆形，离开矩而画出方形。知道运用这个道理，就是顺应了自然规律，灵活地运用这些规律，就能准确衡量判断出什么是正常、什么是反常。

【解读】

本篇的篇名是"顺逆肥瘦"，涵盖经文内容的两个方面，一个方面是针刺的常规原则，另一个方面是怎样根据患者的体态来确定要采用的针刺方法。

针刺有没有明确的常规原则呢？岐伯给出了肯定的回答：针刺要有常则。天地有其自然规律，人体的气血运行也有一定的规律。针刺的法则就是要根据经脉的顺逆以及各人气血情况的不同，来采取最佳的治疗方法。岐伯在这里用木匠之绳墨、规矩，测量用的尺寸等来说明这一法则的必要性，没有绳墨工具，工匠就无法确定木材是平直还是弯曲的；没有尺寸，就无法准确记录长度；没有规和矩，就无法画出标准的方和圆。同理，针刺如果没有依循一定的法则，治疗就会出现偏差。

黄帝曰：愿闻自然奈何？岐伯曰：临深决水，不用功力，而水可竭也，循掘决冲，而经可通也。此言气之滑涩，血之清浊，行之逆顺也。

【语译】

黄帝说：希望听你讲讲，自然之道是怎样的呢？岐伯说：在水深处决堤放水，不必耗费多大的气力就能把水放完。循着地下洞穴疏通水路，就能使水流通畅无阻。这个道理应用在人体就是：人的气有滑涩之分，血有清浊之别，而气血的运行有逆有顺，治疗时应当顺应人体气血运行的自然规律。

【解读】

本节岐伯以水道为例，说明了具体的针刺原则。它的核心就在于顺应人体气血流动的自然规律去采取治疗，这样就会事半功倍，如果违背了这个规律，就往往达不到显著的效果，甚至还会伤及人体的气血，加重疾病，导致祸患。

黄帝曰：愿闻人之白黑肥瘦小长，各有数乎？岐伯曰：年质壮大，血气充盈，肤革坚固，因加以邪，刺此者，深而留之，此肥人也。广肩腋项，肉薄厚皮而黑色，唇临临然，其血黑以浊，其气涩以迟，其为人也，贪于取与，刺此者，深而留之，多益其数也。

【语译】

黄帝说：希望听你讲讲，人的肤色黑白、形体胖瘦、年龄长幼不同，在针刺时是否要遵循各自不同的标准？岐伯说：正值壮年、体质强壮的人，气血充足，皮肤坚实致密，由于感受病邪而需要治疗，针刺治疗这类人时，应采用深刺法，留针时间要长，这是肥壮的人的治疗准则。还有一种人肩、腋、项部宽阔，肌肉瘦薄，皮肤厚而黑，口唇肥大，血色黑而浑浊，气的运行滞涩缓慢，为人贪婪，对这种人，针刺时应刺得深而留针时间长，并增加针刺的次数。

【解读】

本节讨论了形体太过之人的针刺方法。形体太过往往与水湿泛溢有关。颈项属太阳膀胱经，颈项部的肌肉薄、皮厚而黑，意味着太阳寒水过盛。由于水气太过，超出了正常的范围，所以血色黑而浑浊，气的运行滞涩。针刺治疗是通过调节脉气来实现的，因此它的首要原则就是得气，如果气道不通畅，得气就缓慢，针刺发挥作用需要的时间就长，因此需要深刺、久刺，还要增加针刺次数。

黄帝曰：刺瘦人奈何？岐伯曰：瘦人者，皮薄色少，肉廉廉然，薄唇轻言，其血清气滑，易脱于气，易损于血，刺此者，浅而疾之。

【语译】

黄帝说：针刺治疗瘦人的原则又是怎样的呢？岐伯说：瘦的人，皮肤薄而血色浅淡，肌肉消瘦，嘴唇薄，话音轻，血液清稀而气机滑利，气容易虚脱，血容易消耗，因此针刺这样的人，应采用浅刺并且出针速度要快。

【解读】

本节讨论了气血不足之人的针刺方法。针刺作为一种治疗方法，会对人体之气造成一定的消耗。对于普通人而言，针刺所耗的气是十分微不足道的，但对于禀赋不足的人来说，就有损伤气血的危险。因此对这种人进行针刺治疗时，需要浅刺、快速出针。

黄帝曰：刺常人奈何？岐伯曰：视其白黑，各为调之，其端正敦厚者，其血气和调，刺此者，无失常数也。

　　黄帝说：针刺治疗一般人的原则又是怎样的呢？岐伯说：根据其肤色的黑白分别进行调治，对于端正敦厚的人，因其血气调和，针刺时用常规的标准就可以了。

　　【解读】

　　本节讨论了针刺一般人的方法。在描述时，岐伯用了一个形容词：端正敦厚。这是为什么呢？我们知道，凡是性情有所偏颇的人，比如容易发怒的人、思虑过重的人，他们的血气通常都是不够调和平顺的，往往会伤及肝、脾等脏腑。一个血气调和的人，性情必然是平实敦厚的，就像大地一样安稳、中正。端正敦厚这种性格，也常常出现在五行属土的人身上。而对于一般人，针刺要根据其肤色的黑白，分别进行调治，对于端正敦厚的人，因其血气调和，针刺时不违背常规即可。

　　黄帝曰：刺壮士真骨者奈何？岐伯曰：刺壮士真骨，坚肉缓节监监然，此人重则气涩血浊，刺此者，深而留之，多益其数；劲则气滑血清，刺此者，浅而疾之。

　　【语译】

　　黄帝说：针刺治疗身强体壮、骨骼坚硬的壮士，又要依据什么原则呢？岐伯说：壮士骨骼坚硬，肌肉结实，骨节坚而大。这样的人如果性格稳重，那么就会气行滞涩、血液浑浊，针刺应深刺而长时间留针，并增加针刺的次数；如果性格轻敏好动，那么就会气行滑利、血液清稀，应当浅刺而迅速出针。

　　【解读】

　　本节讨论了针刺壮士的方法。壮士，与前文提到的形体太过之人不同。形体太过之人的特征是血气充盈、皮肤紧致，而壮士的特征则是骨骼坚实、肌肉结实。壮士的气血状态还需要通过性格进一步做出判断。这是因为，这类人如果性格沉稳，相对而言，就不会好动。阳的性质是动，是前推、上升，气血运行是要靠阳气来推动的，动生阳，静生阴，阳气靠人体的活动来生发，因此沉稳之人不好动，他的气机走行就是滞涩的；如果性格轻敏而好动，那他的气血流动就会比较滑利。

黄帝曰：刺婴儿奈何？岐伯曰：婴儿者，其肉脆血少气弱，刺此者，以豪刺，浅刺而疾拔针，日再可也。

【语译】

黄帝说：针刺治疗婴儿的原则又是怎样的呢？岐伯说：婴儿的肌肉柔弱，血少气弱，应用毫针浅刺而迅速出针，一天可以针刺治疗两次。

【解读】

本节讨论了婴儿的针刺治疗方法。婴儿、儿童，其生理特性和成年人有两点不同：其一，他们脏腑娇嫩，更容易感受邪气的侵犯，疾病发展的速度快，但同时对治疗的敏感性也更好；其二，他们体禀纯阳，生机蓬勃，在接受治疗后，也能够更快地祛除病邪。所以对婴幼儿进行针刺治疗时，要浅刺、快速针刺，针刺的次数不能太多。

黄帝曰：临深决水奈何？岐伯曰：血清气浊，疾泻之，则气竭焉。黄帝曰：循掘决冲奈何？岐伯曰：血浊气涩，疾泻之，则经可通也。

【语译】

黄帝说：临深决水，应用到针刺方面是怎样的？岐伯说：血液清稀、气行滑利的人，若采用疾泻法，他的真气就会耗尽。黄帝说：循掘决冲，应用到针刺方面是怎样的？岐伯说：血液稠浊、气行滞涩的人，要用疾泻法，就会使经气通畅。

【解读】

本节解释了前文中岐伯提到的两种自然之道（临深决水和循掘决冲）在针刺治疗上的具体应用，总的来说，就是要顺应气血的强弱或滑涩的情况，来调整针刺的手法。可根据人的年龄、体质以及性情的不同，推断机体气血的多少、气机的滑涩等，血清气滑者不宜疾泻，就像在水深处，本来水就有向下流的趋势，再骤然行泻法，就会有真气散竭的危险，应当采用和缓的治疗手法。而血浊气涩者正好相反，需要疾泻来去其实邪。

黄帝曰：脉行之逆顺奈何？岐伯曰：手之三阴，从脏走手；手之三阳，从手走头。足之三阳，从头走足；足之三阴，从足走腹。

【语译】

黄帝说：经脉循行的逆与顺，是什么样的情况呢？岐伯说：手三阴经都是从脏腑向手指循行，手三阳经都是从手指向头部循行，足三阳经都是从头部向足部循行，足三阴经都是从足部向腹部循行。

【解读】

本节讲了人体经脉的走行规律，手三阴经从脏走手，指的是手太阴肺经、手少阴心经与手厥阴心包经，都是从胸中脏腑发端，而分别终于拇指的少商穴、小指的少冲穴、中指的中冲穴。手三阳经从手走头，指的是手阳明大肠经、手太阳小肠经、手少阳三焦经，俱发端于手指，而分别终于头部穴位。足三阳经从头走足，指的是足太阳膀胱经、足阳明胃经与足少阳胆经。三者俱从头部发端，而分别终结于足小趾的至阴穴、足食趾的厉兑穴与足四趾的窍阴穴。足三阴经从足走腹，指的是足太阴脾经、足少阴肾经与足厥阴肝经，分别从足趾端发端，终结于胸腹。这就是经脉气血走行的正常方向，针刺时需要根据病情的不同，注意对经脉之气的迎随，以达到治疗疾病的目的。

黄帝曰：少阴之脉独下行，何也？岐伯曰：不然。夫冲脉者，五脏六腑之海也，五脏六腑皆禀焉。其上者，出于颃颡，渗诸阳，灌诸精；其下者，注少阴之大络，出于气街，循阴股内廉，入腘中，伏行骭骨内，下至内踝之后属而别；其下者，并于少阴之经，渗三阴；其前者，伏行出跗属，下循跗入大指间，渗诸络而温肌肉。故别络结则跗上不动，不动则厥，厥则寒矣。黄帝曰：何以明之？岐伯曰：以言导之，切而验之，其非必动，然后乃可明逆顺之行也。黄帝曰：窘乎哉！圣人之为道也。明于日月，微于毫厘，其非夫子，孰能道之也。

【语译】

黄帝说：足阴经都是上行到腹部的，只有足少阴肾经单独向下走行，这是为什么呢？岐伯说：那不是足少阴经，而是冲脉的旁支。冲脉被称为五脏六腑之海，五脏六腑都受冲脉濡养。冲脉上行的部分，从鼻道上窍出于体表，渗入阳经，灌注入阴经。冲脉下行的部分，注入足少阴的大络，在气冲穴出于体表，沿大腿内侧向下走行，进入膝胭窝中，隐藏于胫骨内侧，向下行到内踝后的跟骨上沿，分成两支；下行的分支和足少阴经并行，将精气渗入肝脾肾三条阴经；前行的分支，潜藏循行，出于跟骨结节的上缘，再向下沿着足背进入足大趾之间，将精气渗注到络脉中来温养肌肉。因此，如果冲脉在下的络脉瘀结，足背上的脉搏就不会跳动，不跳动则会导致经气厥逆，从而出现寒冷的症状。黄帝说：怎样判断冲脉和少阴脉的顺逆呢？岐伯说：用言语引导和询问病人，切按足背部的脉搏进行验证。如果不是少阴脉，足背的动脉是会搏动的，这样就可以明确少阴、冲脉的逆顺了。黄帝说：这真是太重要了！圣人总结出的这些道理，比日月之光还要明亮，比毫厘之物还要精细，除了先生你，谁还能讲得清这样的道理呢。

【解读】

　　本节首先讨论了区别冲脉和少阴脉的方法。冲脉下行的旁支与足少阴脉并行。冲脉是"十二经精血之海"，其气灌溉于三阴经与三阳经，因此说五脏六腑皆受它的滋养。"渗三阴"指的是冲脉下行的别支，又通过少阴脉渗注肝脾两经，因此渗灌了三条阴经。冲脉别络行于足背，没入足大趾之间，温养着足上的络脉与肌肉，如果冲脉别络阻塞，在足背上就摸不到搏动之感了，而足部的肌肉也会变得寒冷。

　　那么，如何判断冲脉和少阴脉的顺逆呢？冲脉下行，而少阴脉上行，当切按足背时，如果能感受到搏动，那就不是少阴脉，而是冲脉之所行。其循行是否正常可以由此判定：足背搏动正常，冲脉别络未有堵塞凝滞的情况，此时如果有异常的症状，就可能是少阴经发病；如果搏动难以摸到，伴有足部肌肉寒冷，那么就可能是冲脉出现问题了。张介宾说："其有素所必动而今则非者，如冲阳、太溪、太冲等脉，当动不动，乃可知其不动者为逆，动者为顺，而其厥逆微甚可以明矣。"足部的冲阳、太溪等穴位，受冲脉温养，又都有搏动的表现，可以通过切按观察其搏动情况，来判断脉气是否正常以及病变的严重程度。

　　本篇从如何判断经脉的顺逆、针刺对象的气血情况等角度讲解了针刺的法则，体现了"因人制宜"的治疗原则，这也是《黄帝内经》中对冲脉走行记载较为详细的一篇。关于冲脉的内容，除本篇外，还可见于《灵枢·五音五味》《灵枢·动输》《素问·骨空论》《素问·痿论》等篇章。

血络论篇第三十九

这一篇主要讲述了奇邪不在经脉的病变特征——血络，列举了刺血络放血时病人昏厥、血出而射、血少浓稠、血质清稀兼有水液、起针而肿、面色苍白、胸中烦闷及出血多而无不适的八种不同情况和产生这些情况的原因。此外，又说明了观察血络的方法以及"肉著于针"的原理。

黄帝曰：愿闻其奇邪而不在经者。岐伯曰：血络是也。黄帝曰：刺血络而仆者，何也？血出而射者，何也？血少黑而浊者，何也？血出清而半为汁者，何也？发针而肿者，何也？血出若多若少而面色苍苍者，何也？发针而面色不变而烦悗者，何也？多出血而不动摇者，何也？愿闻其故。

【语译】

黄帝说：希望听你讲讲奇邪不在经脉的情况。岐伯说：这是络脉有了瘀血。黄帝说：刺血络放血时病人昏倒，原因是什么？放血时出血像喷射一样，是为什么？放出的血量少，并且颜色黑而质地浓稠，是为什么？出的血质地清稀且其中一半是汁液，是为什么？起针后局部皮肤肿胀，是为什么？不管出血量多还是少，病人面色都很苍白，是为什么？起针后病人面色不变但心胸烦闷，是为什么？有人出了很多血但没有感到不适，又是为什么？希望听你讲讲其中的道理。

【解读】

本节中，黄帝列举了针刺后病人出现的七种不良反应和出血多却无不适的症状，一共八种情况，他对此提出了疑问。络，指络脉、孙脉等细小的脉络。奇邪即异常的病变，多由于络脉闭塞，外邪滞留而不能深入经脉所致。张志聪说："血络者，外之络脉、孙脉，见于皮肤之间，血气有所积留，则失其外内出入之机。"他认为血络指的就是由于外邪侵袭导致血液淤滞，从而现于皮肤的络脉、孙脉。

岐伯曰：脉气盛而血虚者，刺之则脱气。脱气则仆。血气俱盛而阴气多者，其血滑，刺之则射；阳气畜积，久留而不泻者，其血黑以浊，故不能射。新饮而液渗于络，而未合和于血也，故血出而汁别焉；其不新饮者，身中有水，久则为肿。阴气积于阳，其气因于络，故刺之血未出而气先行，故肿。阴阳之气，其新相得而未和合，因而泻之，则阴阳俱脱，表里相离，故脱色而苍苍然。刺之血出多，色不变而烦悗者，刺络而虚经，虚经之属于阴者，阴脱，故烦悗。阴阳相得而合为痹者，此为内溢于经，外注于络，如是者，阴阳俱有余，虽多出血而弗能虚也。

【语译】

岐伯说：经脉中气盛而血虚的人，刺络脉放血就会脱气，脱气就会昏倒。经脉中气血都旺盛而阴气较多的人，血行滑而快，刺络放血时血液就会喷射出来。人体的阳气蓄积于络脉之内，长时间停滞而无法外泄，就会导致血色黑、稠浊，所以放出的血也就不会呈喷射状。如果病人刚喝过水，水渗入血络但还没有与血液混合，针刺血络时就会夹杂着汁液。而另一些病人不是刚喝过水，而是体内本来就积留着水液，时间长了就会蓄积成水肿。阴气积聚在阳分，已经渗入络脉，那么阴气就会隐匿在络脉，所以刺络脉时，血还没有流出而气已先行，所以皮肤就会局部肿起。阴气和阳气刚刚相遇，还没有协调的时候，就用泻法，那么就会使阴气阳气一起虚脱，表里相离，因此病人会面色苍白。病人刺络脉出血量多，面色不变而心胸烦闷，是因为刺络脉导致经脉空虚、阴气亏虚。阴阳之邪合在一起，就会形成痹证，邪气在内流溢于经脉，向外又渗入络脉，使得经脉和络脉中邪气有余，对这样的人进行放血治疗时，即使多出些血也不会引起脉虚。

本节对针刺血络出现的晕针、血肿、血箭、血少色黑、血薄色淡、面色苍白胸闷以及滞针等各种情况进行了解释。岐伯主要是从经脉之气血的盛和虚、阴阳的相合和相离的角度进行分析。

由于奇邪的侵袭，络脉中蓄积了瘀血，此时可以采用针刺放血的方法进行治疗，但在此过程中，由于经气的盛衰、营血的多寡、阴阳的失衡等原因，接受针刺后病人出现的情况也不相同。像气血俱盛之人，在阴阳之气平衡或者阴气盛于阳气的情况下，针刺之时血液会喷射而出，这是因为阴气颇多，不至于使阳气煎熬血液。但如果这种人的阳气较多，旺盛的阳气就会煎熬血液，这样针刺后放出的血便是色暗而浑浊的。中医认为，阳主温热而阴主寒凉，显然人体的气血也遵从着这样的规律：阳气盛则热有余，阴气盛则凉而润。"阴阳之气，其新相得而未和合……故脱色而苍苍然。""其新相得"，根据张介宾的说法，指的是病人的血气刚刚被调和，营卫之气刚刚和谐，在这个时候使用泻法就会阴阳俱伤。

黄帝曰：相之奈何？岐伯曰：血脉者，盛坚横以赤，上下无常处，小者如针，大者如筋，则而泻之万全也，故无失数矣，失数而反，各如其度。

【语译】

黄帝说：怎样观察血络呢？岐伯说：血脉邪气亢盛的，血络坚硬、充盈而色红，位置时上时下不固定，小的像针，大的像筋，这种情况下用泻法刺络放血，保证是安全的，但不要违背治疗的常规，如果违背常规，治疗就会适得其反，还会出现上述各种预料中的不良后果。

【解读】

本节提到了观察血络的方法。血络在体表浮现，坚硬发红，这是实邪在内的表现，这个时候就很适合用泻法治疗，通过刺络放血来将邪气泻出体外。中医临床在治疗面瘫及带状疱疹时，也常常采用放血的方式来减轻症状、祛除病邪，这就是针刺放血的实际应用。人身上所浮现的血络，其粗细也是不同的，张志聪认为，血络如针，代表血淤积在孙络，血络如筋的则更为严重，代表血已经淤积到经脉了。

黄帝曰：针入而肉著者，何也？岐伯曰：热气因于针，则针热，热则肉著于针，故坚焉。

【语译】

黄帝说：进针后，肌肉紧紧地裹住针身，是什么原因造成的？岐伯说：这是由于人体内的热气贴在针上，针体随之变热，因此肌肉与针裹在了一起，所以针被肌肉吸附得很紧。

【解读】

本节解释了进针后吸针的现象。吸针，也称滞针，岐伯认为这是由于人体的热气传到针上，发热的针与肌肉绞裹在一起无法分离导致的。一旦针散热变凉，自然也就与肌肉分开了。现代临床多认为滞针是由于患者肌肉过度紧张造成的，一般采取的缓解方式是在针尾进行捻转以放松，同时安抚患者，往往不需多久，针就可以轻松拔出。

本篇对针刺血络时所出现的各种情况进行介绍，并分析产生的原因。人的气血阴阳的状况决定了针刺血络所产生的种种不同情况，只有了解了这些情况的成因，才能避免针刺对人体产生不良后果，从而达到刺血络而治奇邪的目的。

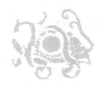

阴阳清浊篇第四十

本篇主要讲述了人体清气与浊气的来源、具体分类、输注部位和针对不同清浊属性之人的具体针刺方法，并论及"乱气"的产生原理，即清气与浊气互相干扰，升降失序，上下异位。

黄帝曰：余闻十二经脉，以应十二经水者，其五色各异，清浊不同，人之血气若一，应之奈何？岐伯曰：人之血气，苟能若一，则天下为一矣。恶有乱者乎。黄帝曰：余问一人，非问天下之众。岐伯曰：夫一人者，亦有乱气，天下之众，亦有乱人，其合为一耳。

【语译】

黄帝说：我听说人体的十二经脉与大地上的十二条河流相对应，这十二条河流的颜色有青、赤、黄、白、黑五种，有的清，有的浊，而人的气血都是一样的，二者是怎么相对应的呢？岐伯说：如果人的气血都是一样的，那么天下万物也可以说是一样的了，怎么还会混乱呢？黄帝说：我问的是一个人的气血情况，并不是问天下众人的情况。岐伯说：一个人体内有逆乱之气，这就好比天下众人之中有作乱之人，都是一个道理。

【解读】

本段开篇就提出，人体的经脉与"十二经水"相对应。十二经水，指的是古代中国划分出的十二条河流，包括清、渭、海、湖、汝、渑、淮、漯、江、河、济、漳。人有十二经脉，地有十二经水，人与天地不仅在数量、种类上相近，在性质上也相近——十二经脉中运行的气血有清浊之分，十二条河流的河水色泽、清浊也各不相同，这段对话体现了《黄帝内经》天人相应的思想。

乱气，指的是人体内清气与浊气升降出现的异常状态，是一种反常的状况。天地之间的人不可能全都品德优良，势必有作乱之人，这和人体内会有乱气的道理是一致的。而无论是天地的运转，还是人身气血的运行，都具有一定的规律，这就是"常"，常就是事物的常理，是自然界的普遍规律。老子说："复命曰常，知常曰明，不知常，妄作凶。"明白天地间规律的人，就是有智慧的；如果不能顺应天地万物的规律而胡作非为，就会产生祸患，比如本篇提到的乱气，就会对身体产生不良影响。

黄帝曰：愿闻人气之清浊。岐伯曰：受谷者浊，受气者清；清者注阴，浊者注阳。浊而清者，上出于咽；清而浊者，则下行。清浊相干，命曰乱气。

【语译】

黄帝说：请你讲讲人身之气的清浊。岐伯说：饮食所化生的是浊气，呼吸的空气所化生的是清气。清气注入属性为阴的五脏，浊气输布于属性为阳的六腑；浊气中的清气，向上出于咽部；清气中的浊气则向下运动。如果清气和浊气相互侵扰，不能正常升降，就叫乱气。

【解读】

本节讲到了人体中清气与浊气的区别，以及各自的输布与运动规律。清气在这里指的是人呼吸所化生之气，浊气指的是食物所化生之气。古人在将事物进行阴阳的划分时，往往将趋向上的、趋向虚的、趋向光明的事物划分为阳，而将趋向下的、趋向实的、趋向阴暗的事物划分为阴。呼吸是与天之气有关的，空气是轻的、透明的，与阳的性质一致，因此称它所化生的气为清气；而吃下的谷物是与大地有关的，是实质的，更偏向阴的性质，因此称它化生的气为浊气。"清者注阴，浊者注阳"说的是清气注入五脏，浊气注入六腑。"五脏者，藏精气而不泄也，故满而不能实。六腑者，传化物而不藏，故实而不能满。"五脏储藏人体精气，因此常满塞而不凝实；六腑传递谷物，因此常凝实而不满塞。五脏与六腑相比，精气无形而精微，水谷有形而夯实，因此五脏属阴，为清气所注；六腑属阳，为浊气所注。

黄帝曰：夫阴清而阳浊，浊者有清，清者有浊，清浊别之奈何？岐伯曰：气之大别，清者上注于肺，浊者下走于胃。胃之清气，上出于口，肺之浊气，下注于经，内积于海。

【语译】

黄帝说：那么清气注入阴，浊气布散于阳，浊中有清气，清中有浊气，又要怎么辨别呢？岐伯说：气的大致区别是这样的，清气向上输注到肺，浊气向下行进入胃。胃中水谷浊气里的清气部分，向上出于口；肺中清气所含的浊气，也可向下注入经脉之中，并且在内积聚于气海。

【解读】

本节主要讲了清浊的再度细分，对上一段中所说的"浊而清者，上出于咽；清而浊者，则下行"进行了具体的解释。阴阳之中复有阴阳，譬如白天为阳，夜晚为阴，而上午为阳中之阳，下午为阳中之阴；上半夜为阴中之阴，下半夜为阴中之阳。同理，人体之气的清浊也可以进一步划分。其中，浊气的轻清部分，会上行至口；清气的重浊部分，下注积聚在气海。杨上善说："注肺清而浊气下注十二海，并积膻中，以为气海，而成呼吸也。"此处十二海指十二经脉，气海指的是膻中。另有一说认为，气海分为上下，上气海为膻中，下气海为丹田，张介宾就持这种观点。我认为这里指的应该是下气海、下丹田。

黄帝曰：诸阳皆浊，何阳浊甚乎？岐伯曰：手太阳独受阳之浊，手太阴独受阴之清，其清者上走空窍，其浊者下行诸经。诸阴皆清，足太阴独受其浊。

【语译】

黄帝说：所有的阳经都是浊气渗注的地方，那么哪一条阳经的浊气最多呢？岐伯说：手太阳小肠经接受阳腑的浊气是最多的，手太阴肺经接受的清气最多，气中属于清气的，都向上行走于头面部的孔窍，而浊气都向下注入各经脉之中。

诸阴经都是清气，但唯独足太阴脾经能够接受浊气。

【解读】

本节讲了清浊之气的分布特点，也就是认为六腑之中小肠秉受的浊气最多，肺秉受的清气最多。张介宾认为，手太阳小肠经在胃之下，水谷在这里分出清浊，而浊者经大肠被排出，因此小肠所秉受之浊气为浊中之浊。手太阴肺经为"华盖"，肺处于身体的最上部，清气的属性是向上的，因此肺所秉受之清气为清中之清，清中之浊下行于诸经。脾与胃相表里，脾承受着胃腑水谷之浊气，以资运化。在阴经当中，足太阴脾经是唯一一个接受浊气的例外。

黄帝曰：治之奈何？岐伯曰：清者其气滑，浊者其气涩，此气之常也。故刺阴者，深而留之，刺阳者，浅而疾之；清浊相干者，以数调之也。

【语译】

黄帝说：清浊之气，应当怎样调治呢？岐伯说：清气滑利，浊气滞涩，这是清气、浊气的正常表现。因此针刺阴脏的病变，应深刺而长时间留针；针刺阳腑的病变，应浅刺而快速出针。要是清气与浊气相互干扰而导致升降失常，就应当根据具体情况，采取适当的方法调治。

【解读】

本节讨论了清浊之气的针刺调治方法。气的性质和病变情况不同，所适用的治疗方法也是不同的。清气属阳，滑利而灵敏，能够敏感地被干预，因此在出现问题时，需要快而浅地针刺；浊气属阴，归之六腑，滞涩而迟钝，因此出现问题时，需要深刺、久刺。当病情复杂多变时，就要仔细分析、灵活应对，而不能墨守成规。我们熟悉的"辨证施治"和"三因制宜"都是这一原则的体现。不同的疾病可能有相同的致病原因，而相同的疾病，其发病机制也可能不同，这就是辨证施治的"辨证"。而"三因制宜"强

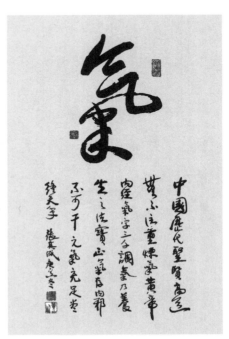

调"因地制宜""因时制宜""因人制宜"，是指在分析疾病产生的多种客观条件的基础上，剖析疾病的成因，并以此作为参考，顺应天时、地利、个人体质的不同，来决定治疗方案。

总之，本篇主要讨论了清浊之气的生成、分布和病变，并据此给出了相应的治疗原则。人身之气繁多，总体上可以划分为清气与浊气，清与浊，体现了人体之气总的运行规律，为一身气之大纲。在诊断疾病和选择治疗方法时，都应该把气之清浊纳入考虑的范围。